Lesebuch der Psychosomatischen Energetik

Band 3

Herausgeber: Reimar Banis

Lesebuch der Psychosomatischen Energetik

Band 3

Herausgeber: Reimar Banis

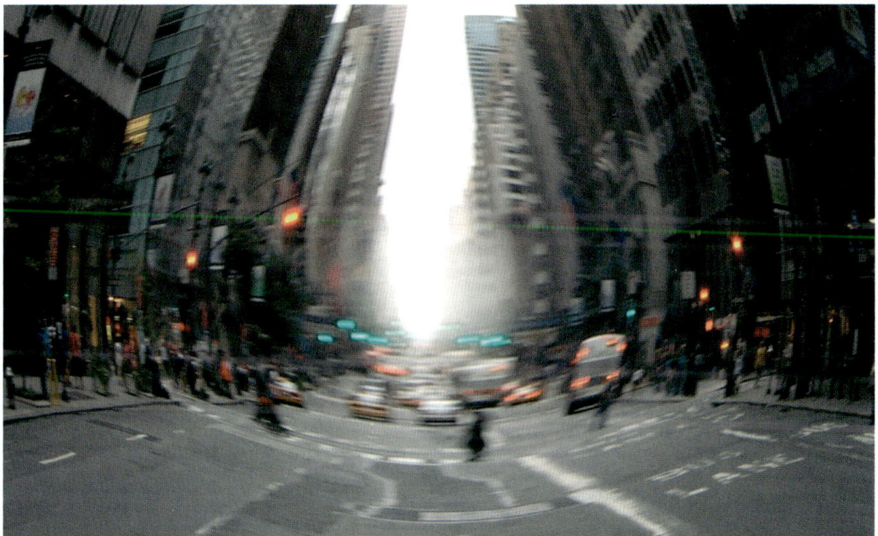

Vorbehaltserklärung und allgemeine Hinweise
Bei der Psychosomatischen Energetik handelt es sich um eine noch nicht wissenschaftlich allgemein anerkannte Methode der Alternativmedizin. Weder der Autor noch der Verlag sind im Fall eines Schadens, der in direkter oder indirekter Weise durch Informationen in diesem Buch verursacht sein könnten, schadensersatzpflichtig. Die Herausgabe erfolgt im Auftrag der Internationalen Gesellschaft für Psychosomatische Energetik (Schweiz).

Lektorat: Prof. Dr. med. Maria Blohmke, München
Hinweis zum Lektorat: Einen Teil der Korrekturvorschläge des Lektorats wurde vom Herausgeber absichtlich nicht übernommen, um den individuellen Stil des jeweiligen Autors besser zur Geltung zu bringen. Eine ungenügende Lektorierung ist in dem Fall dem Herausgeber anzulasten. Es gilt auf Wunsch des Herausgebers die alte Rechtschreibung.

Bildnachweis: © Dr. Reimar Banis, Fiore Tartaglia/Göppingen und teilweise bei den Autoren der jeweiligen Beiträge

Cover: Foto von Frederik Banis© 2006, Straßenszene in Manhattan, die vom Layouter virtuell zu einem Tunnel mit „Searchlight-Effekt" verformt wurde (siehe dazu die Beiträge von Prof. Blohmke und Prof. Niemz).

Satz: CO'MED Verlagsgesellschaft mbH, Jürgen Bücker
Druck: TZ Verlag & Print GmbH, Roßdorf
Printed in Germany

ISBN: 978-3-934672-23-9

Vorwort - Wie wissenschaftlich ist die Psychosomatische Energetik?

Reimar Banis

Nachdem die Herausgabe dieses Lesebuchs in das zehnjährige Jubiläumsjahr[1] der Psychosomatischen Energetik (PSE) fällt, möchte ich an dieser Stelle auf die häufig gestellte Frage der Wissenschaftlichkeit eingehen. Die Frage ist, wie wissenschaftlich überprüft und abgesichert die Psychosomatische Energetik tatsächlich ist. In der Regel verbinden die Frager damit unterschiedliche Absichten, je nach Vorbildung und grundsätzlicher Einstellung zur Komplementärmedizin.

Erfahrungsgemäß interessiert Patienten die wissenschaftliche Reputation einer Methode meist relativ wenig. Wenn ein Patient nach der Qualität eines Verfahrens fragt, will er meist nichts anderes wissen, als ob man damit im allgemeinen eine gute Heilquote hat, speziell wenn es um sein eigenes Krankheitsbild geht. Ein Geschäftsmann unter meinen Patienten äußerte das einmal direkt auf den Punkt gebracht: „Was bekomme ich bei Ihnen für mein Geld?" und genauer „Haben Sie Leute mit meiner Krankheit schon öfter gesund bekommen?" Als Realist war ihm klar, daß man in der praktischen Medizin keine hundertprozentige Garantie auf Heilung geboten bekommt. Ihn interessierte daher letztlich die Frage nach der durchschnittlichen Heilquote beziehungsweise nach meiner Empirie. Natürlich ist das nicht nur der Standpunkt eines nüchternen Geschäftsmannes, denn bei Lichte besehen will niemand, daß man mit seiner Heilung eine Form von Glücksspiel betreibt. Jeder ist interessiert, daß seine Chancen möglichst gut stehen.

---

[1] 1997 wurde die Methode erstmals öffentlich bei der Medizinischen Woche Baden-Baden in einem Vortrag vorgestellt, Titel: "Die psychoenergetische Tiefenstruktur und ihre Therapie - ein neues energetisches Modell".

Einzelerfahrung versus Statistik

Mittlerweile liegen Erfahrungen an vielen tausend Patienten vor, die in zahlreichen Arzt-, Zahnarzt-, Psychologen- und Heilpraktiker-Praxen mit der Psychosomatischen Energetik behandelt worden sind. Die große Zahl mag beeindruckend erscheinen, trotzdem handelt es sich dabei weitgehend um Einzelbeobachtungen (von denen einige in diesem Lesebuch veröffentlicht sind). Solche Erfahrungen sind in wissenschaftlicher Hinsicht bedauerlicherweise wenig geachtet, trotzdem sollte man sie wertschätzen. Patienten wissen meist sehr gut, speziell wenn sie zu einem Naturheilkundler gehen, daß hier ausschließlich mit Empirie in Form von Einzelbeobachtungen gearbeitet wird. Im Gegensatz zur offiziellen Wissenschaft schätzen Patienten die therapeutische Erfahrung ganz außerordentlich. So genießen Therapeuten bei der Bevölkerung ein um so höheres Prestige, je grauer und lichter dessen Haare sind, was letztlich nichts anderes bedeutet, als daß er als besonders erfahren gilt.

Bei der Geringschätzung ärztlicher Erfahrung durch die Universitäten handelt es sich bekanntlich um ein grundsächliches Problem. Das betrifft im Grunde nicht nur die Psychosomatische Energetik, sondern in weiteren Sinn die gesamte praktische Heilkunst, die bekanntlich weitgehend auf derartigen Einzelerfahrungen beruht. Eine über Jahre gewachsene ärztliche Erfahrung hat bekanntlich im universitären Denken keinen großen Stellenwert. Vielen theoretisierenden Professoren gilt die pure Empirie als viel zu subjektiv. Deshalb gibt es leider eine große Kluft zwischen der Medizin, die offiziell gelehrt wird und der, mit der man Menschen tatsächlich gesund macht[2].

Jeder erfahrene Therapeut wird jedoch bestätigen, daß man im Lauf der Berufsjahre ein recht sicheres Gefühl dafür bekommt, was wirklich wirkt und was nicht, womit man bei welchen Krankheitsbildern gute Erfolge hat und bei welchen nicht. Man kann seine Patienten daher aufgrund seines Erfahrungsschatzes meist gut beraten. Natürlich hat jede Behandlung einen ungewissen Ausgang, aber man kann als erfahrener Therapeut doch mit gewissen Wahrscheinlichkeiten operieren, die meist recht zuverlässig einzutreffen pflegen. Ganz besonders gilt das für die Naturheilkunde, die so gut wie ausschließlich auf die Erfahrung des einzelnen Therapeuten angewiesen ist.

[2] Es wird geschätzt, daß in der Universität nur ein Bruchteil der Krankheiten und Störungen behandelt werden, die in der Allgemeinmedizin eine Rolle spielen. Aus diesem Grund haben Hausarzt und Universitätsprofessor schon vom Ansatz her eine meist völlig unterschiedliche Klientel, so daß man von daher begreifen kann, daß sie zu unterschiedlichen Therapieansätzen kommen müssen. Außerdem ist das Therapiekriterium des Hausarztes eher empirisch und subjektiv ausgerichtet, während der Universitätsarzt streng wissenschaftlich vorgeht.

Einkommen und Ansehen

Zuletzt sollten die gelehrten Damen und Herren an den Universitäten natürlich auch bedenken, daß man als niedergelassener Arzt seine Brötchen damit verdienen muß, indem man rein pragmatisch vorgeht. Im rauhen Wettbewerb kann erfahrungsgemäß nur der überleben, der deutliche Erfolge vorzuweisen hat. Man muß für sein Geld also etwas leisten, was viele Menschen wirklich überzeugt und zufrieden macht. Professoren an den Universitäten plagen keine derartigen Finanzsorgen, weil sie Angestellte sind. Man begreift, daß ihnen eine derartige Perspektive normalerweise fremd sein wird. Außerdem sollten Kritiker bedenken, daß die Reputation des Arztes davon abhängt, wie gut seine Ratschläge bei der Mehrzahl der Patienten wirken. Deshalb sollte man schon beim Einschalten des gesunden Menschenverstandes davon ausgehen, daß ein empirisches Vorgehen meist als gut begründet und als sinnvoll gelten kann. Schließlich muß derjenige davon nicht nur leben, sondern geht darüber hinaus das Risiko ein, seinen guten Ruf zu verlieren.

Statistik und Wahrheit

Der Einzelbeobachtung wird in wissenschaftlichen Kreisen bekanntlich relativ wenig Wert zugesprochen, denn dort zählen letztlich nur unabhängige Studien an größeren Patientenzahlen. Man jagt an den Universitäten den Signifikanzen nach und glaubt nur, was sich vom zufälligen Mittelwert deutlich abhebt. Daß dabei nicht immer objektiv und sorgfältig gearbeitet wird, kann man an dem spöttischen Ausspruch erkennen: „Glaube nur der Statistik, die du selbst gefälscht hast." Ich erinnere mich an eine Untersuchung meines Medizinstatistik-Lehrers Prof. Immich von der Universität Heidelberg[3], der bei der Sichtung Hunderter von medizinischen Studien festgestellt hat, daß über 95 % von ihnen selbst minimale Anforderungen an eine saubere Statistik nicht erfüllt haben. Man sollte also Studien nicht blind vertrauen, denn auch dort werden viele Fehler gemacht.

Trotz solcher Einwände möchte ich nicht den Eindruck erwecken, daß man auf die Grundregeln des wissenschaftlichen Arbeitens verzichten sollte. Wir verdanken diesem viele lebensrettende Medikamente und unverzichtbare medizinische Methoden. Natürlich betrifft das nicht nur die Schulmedizin, denn auch Akupunktur oder Homöopathie sind mittlerweile in Studien überprüft worden (und das oft mit positivem Ergebnis). Die Psychosomatische Energetik als junges Verfahren befindet sich derzeit noch in einem weitgehenden wissenschaftlichen Niemandsland, wo es über-

---

[3] Immich, H. : Medizinische Statistik, Schattauer Verlag Stuttgart-New York 1974

wiegend Einzelbeobachtungen gibt. Allerdings gibt es neuerdings mehrere Praxisstudien zur Psychosomatischen Energetik. Solche Praxisstudien gelten in der medizinischen Statistik als erste Hürde auf dem Weg der wissenschaftlichen Anerkennung.

Praxisstudien der Psychosomatischen Energetik

Mittlerweile gibt es zwei Praxisstudien zur Psychosomatischen Energetik, die erfreulicherweise beide annähernd das gleiche Ergebnis erbracht haben (80 % bzw. 85 % Erfolgsquote). Sie wurden in zwei Allgemeinpraxen unabhängig voneinander durchgeführt und fassen die ein bis anderthalb jährigen Behandlungserfolge bei 200 bis 300 Patienten zusammen. Es handelt sich um relativ große Patientenzahlen, die bereits eine recht zuverlässige Aussage erlauben. Die zweite Studie ist in diesem Lesebuch veröffentlicht (die ältere Studie findet sich im Lesebuch Band 1). Sie zeigt mit einer Erfolgsquote von 85 % nach anderthalbjähriger Behandlung, daß die Psychosomatische Energetik bei den gängigen allgemeinmedizinischen Krankheitsbildern eine hohe Wirksamkeit hat.

Zwei weitere Studien sind in Österreich durchgeführt worden. Sie werden in diesem Lesebuch erstmals veröffentlicht. In dem einen Fall (Projekt Schmetterlinge) wurden gesunde, normale Kinder und Jugendliche vorbeugend mit der Psychosomatischen Energetik behandelt, um zu überprüfen, ob deren Verhalten und Schulleistungen damit verbessert werden können. Tatsächlich konnte Frau Paukert das in überzeugender Weise feststellen. In einer zweiten Studie (Jupident) wurden verhaltensgestörte Kinder und Jugendliche mit der PSE behandelt. Auch hier konnte der Studienleiter Dr.Hemsing nachweisen, daß sich das subjektive Befinden, das Verhalten und die Schulleistungen bei den meisten Jugendlichen deutlich gebessert haben.

Doppelblinde Fallgruben und Psychostreß

In der Wissenschaft gelten randomisierte, kontrollierte Doppelblindstudien als der beste Gradmesser für die Qualität einer Methode. Natürlich wäre es gut, schon aus Gründen der wissenschaftlichen Reputation, solche Doppelblindstudien durchzuführen. Doch sie sind prinzipiell aus bestimmten Gründen bei der Psychosomatischen Energetik nicht durchführbar. Der Hauptgrund dafür ist die dringend notwendige Individualisierung, die bei den meisten Naturheilverfahren am Anfang jeder Behandlung steht. Durch die Individualisierung weiß man nicht von vornherein, welcher Patient welches Mittel braucht, sondern muß das richtige Medikament erst austesten. Das macht es auch bei anderen, ähnlich arbeitenden Naturheilmethoden wie der Homöopathie oder den Bachblüten nahezu unmöglich, zu verbindlichen

Aussagen zu kommen, die für jeden Teilnehmer gelten. Doppelblindstudien funktionieren dagegen bei der Stereotypie schulmedizinischer Medikamente sehr gut, bei der man bei einer Krankheit oder Störung immer das gleiche Mittel verabreicht.

Neunmalkluge probieren es bedauerlicherweise immer wieder, individualisierende Naturheilverfahren doppelblind zu untersuchen. Meist handelt es sich um heimliche Skeptiker oder sogar erklärte Gegner der Alternativmedizin. Die Studienleiter, die so etwas Törichtes tun, wissen meiner Einschätzung nach sehr wohl im voraus, daß dabei nichts Gescheites herauskommen wird. Weil genau das ihre Absicht ist, haben sie damit ein leichtes Spiel. Im nachhinein erscheint geradezu perfide, daß sie später vor dem ahnungslosen wissenschaftlichen Kollektiv, das von derartigen Fallgruben nichts weiß, dennoch als Helden dastehen. Sie verkünden stolz: „Seht, welche Scharlatane da am Werk sind! Wir haben doch immer gewußt und können es jetzt sogar doppelblind beweisen, daß solche Naturheilverfahren nichts taugen usw.".

Erfahrungsgemäß verlaufen derartige Untersuchungen nämlich sehr frustrierend, etwa die Studie von Professor Ernst über Bachblüten (2006 unter anderem publikumswirksam in der deutschen Illustrierten „Stern" veröffentlicht). Ich habe dazu einen leidenschaftlichen Verriß geschrieben, der in diesem Lesebuch abgedruckt ist. Die Illustrierte, der ich ihn geschickt hatte, hat ihn bezeichnenderweise nicht veröffentlicht. Mein böser Leserbrief war wohl zu deutlich formuliert, so daß man vermutlich vor dem Leser als Redaktion nicht dumm dastehen wollte[4]. Obwohl ich selbst nicht mehr mit Bachblüten arbeite (früher habe ich das sehr intensiv getan), ist das Vorgehen demjenigen der Psychosomatischen Energetik recht ähnlich. Wegen der engen Verwandtschaft beider Methoden finde ich es opportun, in diesem Buch zu Forschungen Stellung zu nehmen, die sich mit PSE-fremden Methoden beschäftigen.

Ein weiteres unüberwindliches Hindernis für doppelblinde Studien beruht bekanntlich auf der übergroßen psychoenergetischen Labilisierung des Testers. Dazu habe ich in früheren Lesebüchern bereits ausführlich Stellung bezogen. Es handelt sich

---

[4] Fast immer sitzen in den wissenschaftlichen Gremien großer Populärzeitschriften schulmedizinische Hardliner. Sie wirken dort als Gralshüter der Schulmedizin. Ihr Interesse liegt verständlicherweise nicht darin, abweichende Meinungen zur Schulmedizin zu veröffentlichen. Ob sie Zeit haben, Leserbriefe wie den meinen zu prüfen, weiß ich nicht. Sie sind auf jeden Fall dafür verantwortlich, daß in Populärblättern wie der deutschen Illustrierten „Stern" über die Alternativmedizin häufig ausgesprochen negativ und polemisch berichtet wird (siehe etwa der überaus negative Bericht der „Stiftung Warentest" usw.).

um einen Streßzustand, der dem Tester selbst meist völlig unbewußt bleibt, sobald er in ein zu großes allgemeines Klima des Mißtrauens gerät. Dazu gehört erfahrungsgemäß auch der Streß doppelblinder Studien[5]. Sobald der Tester danach wieder in einem ihm wohl gesonnenen Milieu arbeitet, sind seine Ergebnisse auf einmal wieder korrekt. Das heißt, sobald der Wissenschaftler nach dem Desaster des Doppelblindversuches verschwunden ist, funktioniert die Sache plötzlich wieder! Es ist für skeptische Wissenschaftler natürlich schwer einzusehen, daß sie der eigentliche Grund für das Versagen solcher Tests sein sollen.

Heimliche Tests

Manchem kam an dieser Stelle die Idee, ob es nicht möglich wäre, den Energietester auf heimliche Weise zu überprüfen. Obwohl ich das noch nicht getan habe, bin ich trotzdem sicher, daß schon der bloße Gedanke ausreichen dürfte, um den Tester völlig unsicher zu machen. Dazu ein Beispiel: Herr Engelhardt vom Forschungskreis für Geobiologie hat mir von Versuchen Dr. med. Ernst Hartmanns erzählt, bei denen hinter einem Wandschirm eine Versuchsperson negative und destruktive Gedanken hatte, worauf sich das Energiefeld einer anderen Person auf der anderen Seite der Wand völlig verändert hat (die von den Gedanken der Person übrigens nichts wußte). Wenn man sich klarmacht, daß dem Energiefeld des Testers bei der Psychosomatischen Energetik eine wichtige Schlüsselrolle zufällt, begreift man, warum sich negative Gedanken so verheerend auswirken können[6,7] . Sobald ein mißtrauischer Wissenschaftler in der Nähe ist, erscheint es aus energetischer Perspektive denkbar, daß der Tester neben dem Psychostreß zusätzlich in eine Art energetischer Starre verfällt und danach meist nur noch Unsinn testet.

---

5 Man kann das leicht abtun, aber bei Licht besehen hängt ja die Reputation des Getesteten von dem Ergebnis ab! Die Anwesenheit des Wissenschaftlers führt offenbar beim Prüfling zu einem großen unterschwelligen Streß. Es geht also keineswegs um ein Spiel, sondern der Wissenschaftler löst beim Prüfling regelrechte existentielle Ängste aus. Ich kenne nur sehr wenige Energietester, die bei Doppelblindstudien nicht versagt haben (ich gehöre übrigens auch zu den Versagern). Zu den Resistenten gehört beispielsweise der Rutengänger und Wassersucher Hans Schröter, der bei der berühmten Studie von Prof. König („Der Wünschelruten-Report" 1989) zu den wenigen Teilnehmern zählte, die trotz des doppelblinden Ansatzes hochsignifikante Ergebnisse erzielten (mündliche Mitteilung von Hans Schröter).

6 Neben dem energetischen Aspekt dürften auch die Hirnwellen dabei eine Rolle spielen. Psychischem Streß ähnelnde Frequenzen, die beispielsweise eine sogenannte „Mindmachine" aussendet (mit Frequenzen um 13 bis 20 Hz), können die Vital- und Emotionalwerte einer Person drastisch erniedrigen (siehe meine Veröffentlichungen zur Funktionsweise des Reba-Testgerätes).

7 Laut Frau Prof.Blohmke sollte hier auch auf die Versuche des Japaners Emoto über die Beeinflussung von Wasserkristallen durch Gedanken hingewiesen werden (Masuro Emoto: „Wasserkristalle", Koha Verlag 2002)

Placebo und Verum

Skeptiker machen es sich oft einfach und verweisen die gesamte Psychosomatische Energetik kurzerhand ins Land der Märchen. Sie kommen mit dem Placebo-Argument daher, nach dem gemäß dem Bibelwort bereits der „Glaube selig machen soll." Die Erfahrung zeigt aber, daß Placebos in der rauhen Praxiswirklichkeit kaum helfen[8], erstaunlicherweise deutlich weniger, als Skeptiker das für möglich halten. Nach dem Dänen Gøtzsche sind Placebos auf einer Wirkskala von „geholfen/nicht geholfen" sogar praktisch wirkungslos! Das Placebo-Argument kann daher als wenig stichhaltig gelten und die vielen guten Heilerfolge der PSE keineswegs vom Tisch wischen:

Moderne Metastudien wie die von Gøtzsche zeigen, daß es sich eher ganz gegenteilig verhält:

Was nämlich deutlich und immer wieder als Medikament wirksam ist, kann eigentlich niemals ein Placebo sein!

Manche gehen noch weiter und meinen, die PSE sei in Wirklichkeit eine Geistheilung oder eine Art purer Glaubensangelegenheit. Doch Studien zur Wirkkraft von Gebeten sind in letzter Zeit schlecht ausgefallen (wobei man dazu sagen sollte, daß es durchaus in der Vergangenheit auch viele positive Studien gegeben hat[9]). Auch Spontanheilungen sind außerordentlich selten und kommen in weniger als 1:10.000 Fällen vor. Die wissenschaftlich gut dokumentierten und überprüften Heilerfolge etwa im katholischen Wallfahrtsort Lourdes belaufen sich auf ein paar Dutzend Fälle, was angesichts der Millionen, die dorthin hinpilgern, geradezu jämmerlich wirkt. Der Glaube macht demzufolge zwar möglicherweise irgendwann selig, aber vor allem bedauerlicherweise nicht dann, wenn man ihn als Helfer in der Not (etwa als Erkrankter) besonders nötig hätte.

[8] Gøtzsche Peter C und Asbjorn Hrobjartsson: Is the Placebo Powerless?— An Analysis of Clinical Trials Comparing Placebo with No Treatment: New England Journal of Medicine Volume 344:1594-1602.

[9] Literatur bei Larry Dossey: „Heilende Worte", Verlag Bruno Martin 1995

Die Lösung für die Psychosomatische Energetik = Große (multizentrisch erhobene) Fallzahlen und einfachblinde Studien

Erfolgreich verlaufende Pilot- und Praxisstudien stellen bekanntlich eine erste Hürde auf dem Weg der wissenschaftlichen Anerkennung dar. Wenn man an diesem Punkt als Gutmeinender konstatiert, daß die Beweislage eigentlich schon ausreichen sollte und die Psychosomatische Energetik als wirksam einstuft, fragt sich als nächstes, wie man das am besten auf wissenschaftlich fundierte Weise beweisen kann. Um hier weiterzukommen und die wissenschaftliche Gemeinschaft zu überzeugen, bedarf es großer Fallzahlen. Wenn viele Therapeuten unabhängig voneinander zu vergleichbaren Ergebnissen kommen, hat das natürlich eine größere Beweiskraft, als wenn man nur als Einzelkämpfer auf einige Dutzend oder einige hundert Fälle verweisen kann. Normalerweise werden solche Studien an Kliniken durchgeführt, die synonym als „Zentren" bezeichnet werden, weshalb man derartige Studien „multizentrisch" nennt. Eine derartige multizentrische Studie kann man nicht nur in Kliniken, sondern natürlich auch in verschiedenen Praxen durchführen, was wir mit der Psychosomatischen Energetik ab 2007 tun wollen. Jeder zertifizierte Energietherapeut, der an dieser Studie (Online) teilnehmen möchte, ist hiermit herzlich zur Teilnahme eingeladen!

Multizentrische Studien haben zugegebenermaßen einen Nachteil, der mit dem kleinsten statistischen Baustein zusammenhängt, aus denen sie sich zusammensetzen: aus dem Einzelpatient. Dieser wird bekanntlich in wissenschaftlicher Hinsicht immer mit großem Argwohn betrachtet. Man hält alle mit ihm gewonnenen Ergebnisse für letztlich stark subjektiv, also genau genommen für weitgehend wertlos. Daß dies eigentlich traurig ist und an der Realität der praktischen Medizin häufig vorbeigeht, hatte ich bereits erwähnt, trotzdem handelt es sich um eine unverrückbare Tatsache der medizinischen Öffentlichkeit. Ein Ausweg aus dem Dilemma könnte die einfach blinde Testung sein. Sie besitzt zwar nicht die Reputation wie die Doppelblindstudie, hat aber auf der Waagschale der wissenschaftlichen Anerkennung trotzdem ein deutlich höheres Gewicht als jede noch so große Multizenterstudie.

Weshalb es vernünftig ist, die Psychosomatische Energetik auf diese Weise zu überprüfen, außerdem, wie das konkret vonstatten gehen kann, möchte ich kurz beschreiben. Sobald der Tester das richtige Medikament bei einem bestimmten Patienten gefunden hat, entscheidet der „blinde" Zufall, ob der Patient zur Therapie ein Placebo oder ein Verum-Medikament erhält. Als praktisch tätiger Arzt hat man natürlich gegen den einfach blinden Testansatz einen wichtigen Vorbehalt, genauso wie der Patient, der gesund werden will: ein bestimmter Teil der Patienten zieht den Kürzeren, indem ihnen gemeinerweise die Behandlung vorenthalten wird. Ein gewisser Teil der Patienten gehört zu den Verlierern, die mit Placebo abgespeist werden, und wer das ist, bestimmt ausschließlich der Zufall.

Ich kann mir jedoch durchaus einen Versuchsansatz vorstellen, der mir ethisch vertretbar erscheint, nämlich dann, wenn der Therapiewunsch des kranken Kollektivs sehr klein oder gar nicht vorhanden ist, etwa bei Menschen, die nicht damit rechnen, mit der Psychosomatischen Energetik behandelt zu werden, wie z.B. Heiminsassen, Gefängnisinsassen etc. Hier käme erst gar nicht die Gefahr auf, daß die Hälfte der Patienten eben in einer Doppelblindstudie um die Therapie „betrogen" wird, da sie von vorneherein gar keinen Wusch nach einer solchen hegen. Auch wäre die Testfähigkeit des Therapeuten bei diesem Vorgehen nicht beeinflußt, denn er würde nicht im (Unter-) Bewußtsein ein schlechtes Gewissen haben müssen, die Hälfte der ihm Anvertrauten zu betrügen. Die letzte Entscheidung darüber müßte eine medizinische Ethikkommission treffen, die ohnehin bei einem solchen Studiendesign von Gesetzes wegen eingeschaltet werden müßte. Natürlich besteht bei einer solchen Versuchsreihe ein gewisses Risiko für die durchführenden Therapeuten, ihre Mühen kostenfrei und ohne die wirkliche Bereitschaft der Studienteilnehmer einzusetzen. Wenn man als Therapeut jedoch das Ziel vor Augen hat, mit einem positiven Ergebnis der Methode zum Durchbruch zu verhelfen, erscheint mir das Motivation genug zu sein. Der positive Ausgang mehrerer einfach blinder Studien mit genügend großen Patientenzahlen wäre nämlich ein schlagendes Argument für die Wirksamkeit der Psychosomatischen Energetik.

Eine gewisse Sorge habe ich trotzdem bei einer einfach blinden Studie, die mit der unbewußten Streßerzeugung beim Energietester zu tun hat, sobald große Skeptiker in der Nähe sind. Aus diesem Grund würde ich von vornherein verlangen, daß die Versuchsleiter sich aus Gutmeinenden (oder zumindest Neutralen) zusammensetzen sollten, was die Psychosomatische Energetik anbelangt. Wären es dagegen Skeptiker, würde sich deren schädlicher Einfluß vermutlich auf breiter Front durchsetzen, wie viele frühere Tests gezeigt haben, und das Ergebnis von vornherein korrumpieren. Man sieht, daß die subjektive Komponente bei der Überprüfung von Energietests eine ganz entscheidende Rolle spielt und kaum vollständig eliminiert werden kann. Naturwissenschaftlich geschulte Personen müßten umdenken lernen und das Vorgehen nicht von vornherein verurteilen.

Energietests objektivieren

Bei einem völlig anders gelagerten Forschungsansatz könnte man sich mit den Methoden der modernen Hirnforschung (oder ähnlicher Verfahren wie etwa dem Biofeedback) daran machen, den verderblichen Einfluß des Mißtrauens auf den Testvorgang zu untersuchen. Speziell solch ein Ansatz könnte für die Psychosomatische Energetik bei gutem Gelingen den wissenschaftlichen Durchbruch bringen. Einmal würde es helfen, das bislang völlig verschlossene Tor zur Durchführung von Doppelblindstudien zu öffnen. Zum anderen könnte es die gesamte Energietestung (Kinesiologie, Elektroakupunktur, Pulsdiagnose, Rutengehen) auf ein objektives Niveau heben. Das hätte natürlich für viele Menschen einen immensen Vorteil, wenn man nur an die Objektivierung geopathogener Zonen denkt. Daneben könnte es möglicherweise auch für andere Bereiche wie etwa die Unfallforschung nützlich sein (wenn Autofahrer beim Überqueren stark geopathogener Zonen eine Rutenreaktion bekommen und dabei unwillkürlich das Lenkrad herumreißen). Wenn man wirklich begreift, was im Hirn einer Person abläuft, wenn sie energetisch gestreßt wird, würde das einen enormen Fortschritt bedeuten, weil man dann Wege finden kann, um den Streß zu minimieren oder bestenfalls aufzuheben.

Zum Abschluß

Das beste wissenschaftliche Studiendesign nutzt bekanntlich nichts, wenn man nicht eine allgemein anerkannte Institution findet, um überhaut die Chance zu erhalten, dort Forschung zu betreiben. Die bisherigen ernüchternden Studienergebnisse, die man mit Methoden wie der Kinesiologie, Elektroakupunktur usw. gemacht hat, haben leider dazu geführt, daß die Bereitschaft vieler Wissenschaftler in dieser Hinsicht auf den Nullpunkt gesunken ist. Man sollte also nüchtern ins Kalkül ziehen, daß man erst einmal die großen Bedenken und Vorurteile der Wissenschaftler zerstreuen muß, um überhaupt eine Chance für eine derartige Forschung zu bekommen. Ich bin jedoch optimistisch, daß sich gutwillige Wissenschaftler in Zukunft finden werden. Ich hoffe darüber hinaus auch, daß man meine Anregungen und Hinweise beherzigen wird, die dazu mithelfen sollen, die größten Hürden auf dem Weg der wissenschaftlichen Anerkennung zu überwinden.

1. Einführung in die Methode und Ausbildung

Kommentar des Herausgebers zum nachfolgenden Artikel

Der nachfolgende Beitrag wendet sich an jene Leser, die zum ersten Mal von der Psychosomatischen Energetik hören und einen Einstieg suchen. Natürlich ersetzt der folgende Artikel keine richtige Einführung, kann aber schon einmal einen ersten Eindruck vermitteln. Darüber hinaus kann er auch erfahrenen Therapeuten dabei helfen, neue Formulierungen zu finden, um dem Patient die Methode näher zu bringen.

1.1 Der Energie- Check mit der Psychosomatischen Energetik Ein neuer Weg zu ganzheitlicher Behandlung

Ulrike Banis

In der Allgemeinpraxis hat man es mit einer Reihe vollkommen unterschiedlicher Krankheitsbilder zu tun, wie Heuschnupfen, Lumbalgien, Migräne, Schlafstörungen, Erkältungskrankheiten, Depressionen, Ängste, Magendarminfekte oder Malignome.

Die große Herausforderung für den Therapeuten ist es daher, für jeden einzelnen Menschen die individuell passende Behandlungsmethode zu finden. Das war auch für mich lange Jahre ein Problem, denn man sieht seinen Patienten ja nicht an der Nasenspitze an, wie es ihnen wirklich geht – und manche Symptome werden einem darüber hinaus auch gar nicht berichtet. Seit der Entdeckung der PSE (Psychosomatischen Energetik) habe ich dieses Problem nicht mehr, denn die Methode hilft mir nicht nur, innerhalb kurzer Zeit zu erkennen, was meinen Patienten wirklich fehlt, sie verhilft mir auch zu einer punktgenauen Diagnose und zu einer – meist homöopathischen – Behandlung, die zugleich sanft und effektiv ist.

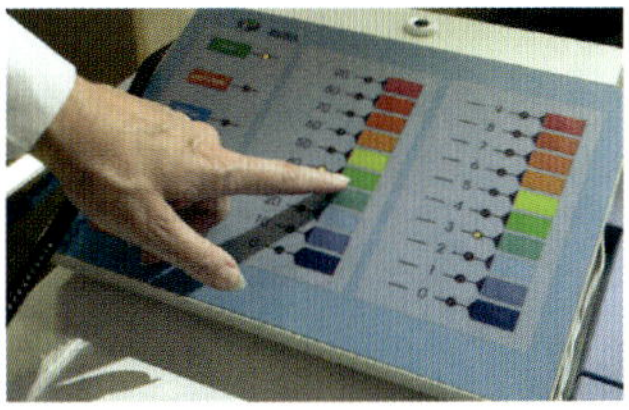

Abb. 1: Reba®-Testgerät

Was hat es mit der Methode auf sich?

Über ein Testgerät (Reba®-Gerät, s. Abb. 1) werden dem Patienten „Geräuschmischungen" gesendet – eine Mischung von neutralen Frequenzen, die den Frequenzen des EEG (Elektroenzephalogramm – eine Möglichkeit, die menschlichen Gehirnwellen zu messen) entsprechen (s.Tabelle 1):

Tabelle 1 Hirnfrequenzen und zugehörige feinstoffliche Ebene (nach Dr. R. Banis)

Frequenzband	EEG- Wellen	Zugehörige feinstoffliche Ebene
1 – 3 Hz	Tiefschlaf (Delta)	Vitalebene – körperlicher Zustand
3 – 7 Hz	Traumschlaf (Theta)	Emotionalebene – seelischer Zustand
7 – 13 Hz	Wachzustand (Alpha)	Mentalebene – Konzentrationsfähigkeit
13 – 30 Hz	Streßzustand (Beta)	Kausalebene – tief unbewußt, spirituell

Über Tippschalter am Gerät kann man nun beim Patienten abfragen, welche „Ladung" seine „Energiebatterien" auf den vier Ebenen haben – immer von 0 % bis 100 % gehend – wobei die Ergebnisse natürlich um so besser für den Betreffenden sind, je höher seine Werte angezeigt werden. Der Therapeut verwendet zur Messung eine energetische Testmethode, die er beherrscht, wie Armtest der Kinesiologie, Einhandrute, EAV, RAC o.a.. In der Praxis zeigt sich immer wieder, daß hohe Energiewerte – auf den Ebenen der Vitalität und der seelischen Befindlichkeit – auch mit Gesundheit und Wohlbefinden einhergehen.

Damit kann man schon eine Gesetzmäßigkeit formulieren:

Krankheit geht immer mit niedrigen Energiewerten des feinstofflichen Feldes einher!

Der Mensch besteht aus unterschiedlichen „Etagen" seines autonomen Nervensystems – dem sogenannten Vegetativum, das sich der Steuerung durch unseren Willen entzieht, und jeder dieser Etagen, die man auch Chakren nennen kann, ist eine bestimmte Hormondrüse zugeordnet. (s.Tabelle 2):

Tabelle 2 Chakren und zugehörige endokrine Drüsen

Chakra	Endokrine Drüse
Chakra 1	Eierstöcken bzw. Hoden
Chakra 2	Nebennieren
Chakra 3	Bauchspeicheldrüse
Chakra 4	Thymus
Chakra 5	Schilddrüse
Chakra 6	Hypophyse und Kleinhirn
Chakra 7	Epiphyse und Großhirn

In jedem dieser Zentren „hausen" nun bestimmte seelische Themen, die man teilweise schon den Redensarten des Volksmundes entnehmen kann, wie „ er hat eine Wut im Bauch", „es hat ihr das Herz gebrochen" oder „es hat ihm die Sprache verschlagen". Durch das Andocken eines seelischen Konfliktes an ein bestimmtes vegetatives Segment wird dessen ungestörtes Funktionieren behindert, und mit der Zeit können sich daraus körperliche und seelische Symptome entwickeln.

Damit ergibt sich die zweite Gesetzmäßigkeit:

Vegetative Zentren sind die „Andockstellen" für seelische Konflikte, und werden von diesen in ihrer Funktion gestört, was zu Krankheiten führen kann.

Seit vielen Jahren weiß ich, daß Krankheitsursachen häufig im feinstofflichen Bereich verborgen sind, und daher mit den Mitteln der konventionellen schulmedizinischen Diagnostik nicht erfaßbar sind. Die „Energieräuber" im feinstofflichen Bereich, die einen Menschen krank machen können, sind:

- **geopathische Belastungen,** die man landläufig als „Wasseradern und Erdstrahlen" bezeichnet,
- **vegetative Blockaden,** d.h. Fehlfunktionen des autonomen Nervensystems im Körper, das sich der willentlichen Steuerung entzieht,
- versteckte **seelische Blockaden,** von denen bereits die Rede war,
- **Herde**, d.h. chronische unterschwellige Organbelastungen, z.B. wurzeltote Zähne, chronisch vereiterte Mandeln oder eine gestörte Darmflora.

Alle diese Energieräuber kann ich im „Energie-Check" der Psychosomatischen Energetik erfassen, und mit geeigneten homöopathischen Mischungen behandeln.

Jeder, der sich schon einmal mit der klassischen Homöopathie befaßt hat, weiß, daß man mit dieser Methode das einzelne Mittel suchen wird, das am besten zu den Beschwerden des Patienten paßt. Dieses Mittel wird dann meist auch nur einmalig verabreicht, um dem Körper einen Impuls zur Selbstheilung zu vermitteln.

Nach Wochen oder gar Monaten wird dann geprüft, ob die Beschwerden des Patienten immer noch vorhanden sind, und ob dieser eventuell ein weiteres Einzelmittel benötigt.

Die homöopathischen Medikamente, die in der Psychosomatischen Energetik zum Einsatz kommen, sind hingegen Komplexmittel, komponiert aus verschiedenen Inhaltsstoffen in unterschiedlicher Potenzhöhe. Warum ist dies notwendig? Der Grund liegt darin, daß ein seelischer Konflikt im feinstofflichen Feld des Patienten eine Art energetisches „Eigenleben" führt – zwar an das vegetative Segment des Patienten über eine „Nabelschnur" verbunden, aber ansonsten relativ eigenständig, und nur aufs eigene Überleben bedacht – vergleichbar einem Vampir oder Dämon. So verfügt ein seelischer Konflikt über eigene Lebenskraft – nämlich über die Vitalität, die er zuvor dem Patienten geraubt hat, er hat emotionale Energie, sozusagen „gute Laune" – während der Patient diese nicht mehr hat und eher depressiv oder verstimmt ist, der Konflikt hat sogar etwas Bewußtheit – allerdings reichen seine geistigen Fähigkeiten nur soweit, um sein eigenes Konfliktprogramm am Leben zu erhalten, und in der Biographie des Menschen immer wieder in unterschiedlicher Verkleidung zur „Aufführung" zu bringen.

Und nicht zuletzt ist ein Konflikt eben auch im Unterbewußtsein des Patienten mehr oder weniger tief eingegraben, manchmal aus einer aktuellen Situation heraus entstanden, zuweilen aber auch schon sehr alt. Daher ist es entsprechend schwieriger und langwieriger, wenn es um seine Auflösung geht. Diese Eigenschaften eines seelischen Konflikts machen es schwer, ihn „einzufangen" – denn ein seelischer Konflikt besteht aus unterschiedlichen Gefühlskomponenten, die er je nach Bedarf ändern kann. Auf diese Art entgeht er der Therapie, sofern nur ein einziges homöopathisches Einzelmittel verwendet wird.

Die Verwendung unterschiedlicher Potenzen dient dazu, den Konflikt auf allen Energie-ebenen zu „erwischen", ihn quasi mit einem „Gatter" an Medikamenten zu umstellen, damit er nicht mehr entwischen kann. Das Prinzip, aus unterschiedlichen Einzelmitteln den gemeinsamen Nenner herauszufiltern, und diese Einzelmittel dann zu einer Mixtur zusammenzufügen, die mehr ist als die Summe der Bestandteile, zieht sich wie ein roter Faden durch alle Rezepturen der Psychosomatischen Energetik. Alle Tropfen enthalten deshalb auch einen potenzierten Organanteil, damit die Tropfen da hinkommen, wo sie wirken sollen. Die Mischungen haben aber auch noch einen anderen, sehr erwünschten Nebeneffekt: Sie wirken deutlich schneller als ein Einzelmittel, und verursachen dabei keine der gefürchteten Erstverschlimmerungen.

Da die Rezepturen überwiegend aus höheren Potenzen bestehen, können die emotionalen und geistigen Ebenen leichter erreicht werden. Dort erleichtern die Tropfen der Seele lebhafte und erinnerbare Träume, so daß der Patient anhand seiner Traumprotokolle auch bewußt wahrnehmen kann, um welche Themen, Enttäuschungen, Kränkungen oder Traumen es seiner Seele geht. Gar nicht selten berichten Patienten, daß ihnen im Traum Begebenheiten aus ihrem Leben wieder „eingefallen" sind, die sie längst als erledigt und verarbeitet betrachtet hatten – zumindest auf der Ebene ihres Alltagsbewußtseins.

Da der Konflikt ähnlich einem Eisberg eine energetische Substanz hat, kann man mit dem Energie-Check auch mitverfolgen, wie die Energie, die im Konflikt gespeichert ist, während der wochenlangen Behandlung nach und nach kleiner wird – erkennbar am Kleinerwerden der Werte, die man mit dem Reba-Gerät messen kann.

Zeitgleich werden die Energiewerte des Patienten stetig besser, so daß man schlußfolgern kann, daß die Energie über die „Nabelschnur", die den Patienten und den Konflikt verbindet, wieder zum Patienten zurückkehrt. Psychologisch geht es darum, den zuvor „verdrängten" Gefühlsinhalt nach und nach in die bewußte Gefühlswelt eines Menschen zu integrieren, um runder und authentischer zu werden. Freud sprach vom Unbewußten, C.G. Jung vom Schatten, die Schamanen kennen die Dämonen im Energiefeld des Patienten, wir sprechen von den Konflikten – alle Begriffe meinen aber daßelbe: Den Anteil eines Menschen, der abgespalten ein Eigenleben führt, zu erlösen. Im übrigen stellt dieser Vorgang auch ein häufiges Motiv in den Volksmärchen dar.

Kommentar des Herausgebers zum nachfolgenden Artikel

Ebenso wie in der Psychoanalyse eine Selbsterfahrung vorgeschrieben ist, wird in der Ausbildung zum „Zertifizierten Energietherapeuten"[10] eine eigene Therapie-Erfahrung des Therapeuten verlangt. Im Gegensatz zur Psychoanalyse, bei der die Eigen- oder Lehranalyse ausschließlich um den psychischen Apparat kreist, geht es bei der Eigentherapie des Energietesters vordringlich erst einmal um das Reinigen des eigenen Energiesystems. Die Psyche wird dabei natürlich auch beeinflußt, aber bekanntlich auf indirekte Weise, was einen ebenso eleganten wie kraft- und zeitschonenden Zugang zur psychischen Transformation darstellt. Daß es sich dabei keineswegs immer um einen Sonntagsspaziergang handelt, haben uns viele Therapeuten im nachhinein bestätigt. Die Psychosomatische Energetik wirkt, und das oft recht kräftig! Natürlich hat die Psyche des Testers bei der Psychosomatischen Energetik auch eine gewisse Bedeutung, wenn es beispielsweise um die Vermittlung der Therapieergebnisse geht, um das Aufbauen eines tragfähigen Arzt- Patienten- Verhältnisses, ebenso auch um das empathische Hineinversetzen in die Situation des Kranken. Doch im Gegensatz zur Psychoanalyse und Psychotherapie ist ein gutes Energiesystem für den Tester viel ausschlaggebender als seine seelische Situation (die natürlich unbestritten auch ihren Stellenwert hat).

Ein Beispiel: wer als Tester selbst eine Erdstrahlbelastung am Schlafplatz hat, kann das bei seinen Patienten erfahrungsgemäß nicht mehr objektiv feststellen – meist testet er dann nur noch ganz selten oder gar keine Geopathie. Der Tester sollte also möglichst keine oder nur wenige starke Energiestörungen haben, genauso wie der Psychotherapeut keine großen seelischen Probleme besitzen sollte (zumindest nicht solche, die seine Objektivität behindern). Darüber hinaus wird die Testqualität des Testers um so besser, je mehr sein Energiesystem von schwerwiegenden Blockaden befreit wird. Dazu gehören in erster Linie die seelischen Konflikte, die das Energiesystem erfahrungsgemäß am stärksten belasten. An diesem Punkt hat die Eigentherapie der Psychosomatischen Energetik eine gewisse Ähnlichkeit mit der Lehranalyse der Psychotherapie, weil auch der PSE Therapeut – genauso wie der Psychotherapeut – frei von größeren seelischen Blockaden sein soll.

Anfänglich klingen solche Postulate natürlich sehr schön, während die Realität häufig ganz anders aussieht. Bei der Ausbildung zur Psychosomatischen Energetik findet man immer wieder Kollegen, die selbst erhebliche psychoenergeti-

[10] Beim zertifizierten Energietherapeuten handelt es sich um den intensiv geschulten und geprüften Anwender der PSE. Im nächsten Kapitel sind Details zu den Ausbildungsbestimmungen nachzulesen.

sche Konflikte haben, was sogar für Kollegen mit viel Selbsterfahrung, Lehranalyse in der Biographie usw. zutrifft, worauf ich im folgenden Beitrag näher eingehe. Wenn man Therapeuten testet, erwartet man bei ihnen von vornherein gute Energiewerte. Meist handelt es sich ja um durchschnittlich gesunde Menschen ohne ernsthafte Krankheiten, sollte man meinen.

Ich bin jedoch überrascht, um nicht zu sagen, manchmal geradezu entsetzt, wie viele Therapeuten mit sehr schlechten Energiewerten durchs Leben gehen, speziell solche, die noch nie mit der Psychosomatischen Energetik behandelt worden sind[11]. Oft ist der Doktor energetisch genauso krank oder kränker als seine Patienten! Manchmal gewinnt man den Eindruck, der Helferberuf unterstütze dessen Energiearmut auf eine verhängnisvolle Weise, die an Süchtige erinnert. Bei besonders energiearmen Kollegen habe ich nämlich den Eindruck bekommen, daß sie deswegen so fanatisch an ihrer Berufstätigkeit hängen und beispielsweise kaum Urlaub machen (können), weil sie die Nähe zu ihren Patienten geradezu brauchen, um sich immer wieder energetisch bei denen aufzutanken. Man nennt ein solches Verhalten „Vampirismus", wobei es bei energiearmen Patienten natürlich ebenso vorkommt wie bei Therapeuten.

Hinter den schlechten Energiewerten der Therapeuten stecken meist viele Konflikte, die der Reihe nach aufgelöst werden müssen, damit der Heiler wieder ins Lot kommt und selbst genug Energie zur Verfügung hat. Insofern unterscheidet sich die Therapie von Therapeuten nicht von denen bei Patienten. Viele Therapeuten kennen ihre Konflikte aber bereits von früheren Gesprächstherapien. Hier zeigt die Erfahrung, daß es keineswegs immer ausreicht, über Konfliktinhalte bloß zu reden, etwa in einer zurückliegenden Selbsterfahrung, sondern die Konflikte sollten energetisch aufgelöst werden. Manchmal macht das viele Darüber-Reden alles im Gegenteil noch viel schlimmer, weil das gedankliche Kreisen dem Konflikt mehr Energie zuführt. Viele Konflikte befinden sich darüber hinaus in einem wortlosen Bereich, der durch eine übliche Gesprächstherapie und Selbsterfahrung nicht erreicht werden kann. Die Psychosomatische Energetik hat hier den Vorteil, selbst solche Konflikte aufzuspüren und auflösen zu können.

Darüber hinaus ist es natürlich besonders bei Therapeuten aufschlußreich, sich mit den jeweiligen Konfliktinhalten zu beschäftigen, denn sie verraten einiges

---

[11] Im Unterschied dazu finde ich bei willkürlich herausgegriffenen Menschen, die nicht zu den Therapeuten gezählt werden können, viel häufiger energetisch normale Werte. Therapeuten scheinen sich, was die eigenen Energieblockaden angeht, getreu dem Spruch zu verhalten, daß der Schuster bekanntlich die schlechtesten Schuhe hat. Natürlich findet man auch bei Therapeuten immer wieder etliche energetisch Gesunde, aber eben prozentual deutlich weniger, als dem Durchschnitt entspricht (der meiner Schätzung nach bei über 60 %-70 % liegt, wenn man Werte oberhalb von 80 % vital und/oder emotional als normal ansieht).

über deren unbewußte Motive. Dazu gehören solche, die für die eigentliche Berufswahl wie für spätere Berufskrankheiten (Burnout) oder berufstypische Eigenheiten (überstarker Altruismus) verantwortlich sind. Der folgende Beitrag geht näher auf solche Therapeuten-spezifische Konflikte ein. Löst man sie auf, zeigt die Erfahrung, daß die Betroffenen ihre persönliche Autonomie danach viel besser wahren und sich von inneren, durch das eigene Gewissen diktierten Zwängen befreien können. Es gelingt ihnen danach besser, überzogene Ansprüche abzuwehren, etwa durch (oft äußerst subtil vorgehende!) ausbeuterische Personen, seien es Patienten oder wer auch immer.

Für den Therapeut lohnt es sich daher in doppelter Hinsicht, sich von seinen eigenen Blockaden zu befreien: erstens testet er danach besser und zweitens hat er sein Leben besser in der Hand. Außerdem kommt hinzu, daß man sich danach leichter in seine Patienten einfühlen kann. Man kann darüber hinaus authentischer Rede und Antwort stehen, wie die Psychosomatische Energetik wirkt, wenn man es am eigenen Leib erlebt hat. Das wäre ein weiterer guter Grund, der für eine Eigentherapie des Therapeuten spricht.

1.2 Therapeuten und ihre seelischen Konflikte

Reimar Banis

Im Volksmund heißt es: „Der Schuster hat die schlechtesten Schuhe." Therapeuten haben bekanntlich viele Störungen, die sich statistisch in erhöhter Suchttendenz, diversen psychischen Problemen, Verhaltensstörungen usw. zeigen, wenn man sie mit den Werten der Durchschnittsbevölkerung vergleicht. Da ich in den letzten Jahren durch Seminare und Einzeltestungen zahlreiche Therapeuten untersuchen konnte, fiel mir bald auf, daß sie überzufällig häufig bestimmte Konflikte haben. Darüber möchte ich im Folgenden anhand typischer Einzelfälle berichten, einmal, weil es dem Leser als Selbsterkenntnis dienlich sein kann, zum anderen, weil die gleichen Themen natürlich auch bei Patienten eine Rolle spielen.

Bei etlichen Therapeuten haben die Emotionalmittel 10 („... mehr haben wollen, ständig unzufrieden, machtbesessen ...") und 11 („... im Innersten unzufrieden, hungrig nach guten Gefühlen, Süchte ...") getestet. Interessanterweise zeigt sich der Konflikt Nr. 10 bei kultivierten und gebildeten Menschen oft in einem Bildungshunger, etwa in Form ständiger Seminarbesuche, einer übergroßen Bibliothek, einer auffälligen spirituellen und intellektuellen Geltungs- und Besitzsucht usw., dagegen meist nicht wie beim Durchschnittspatient in materieller Gier, das heißt in vermehrter Nahrungsaufnahme (Adipositas) oder übertriebenem Wunsch nach landläufigen Besitztümern (Haus, Auto).

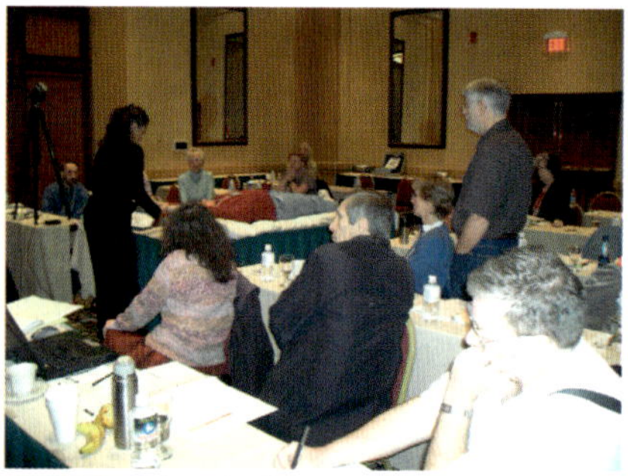

PSE Seminar in Scottsdale/ Arizona
Januar 2005

Beim Konflikt Nr. 11 liegt meist ein quälendes Frustrationsgefühl vor, daß durch alle möglichen Manöver in Schach gehalten und kompensiert werden soll. Das geschieht zum einen in der gesellschaftlich hochgeachteten Form der Arbeitssucht (Workaholic) oder aber auch anderer, gesellschaftlich verurteilter Süchte wie Alkoholismus, Anorexie usw., aber auch hier subtil und meist sehr gut versteckt. Man findet den Konflikt häufig in Form einer geradezu symbiotischen Kumpanei, die den Therapeuten mit dem Patienten verbindet. Der Zweck für den Frustrierten besteht darin, durch das enge Therapiebündnis besonders viel gute Gefühle und Zuwendung zu bekommen.

Ausgesprochen häufig findet man bei Therapeuten Konflikte, die mit Angst und Isolierung zu tun haben. Etliche der klassischen Symptome des Helfer-Syndroms finden sich hier widergespiegelt:

1. die Angst zu versagen und nicht gut genug zu sein,
2. durch die Nähe zum Patienten der eigenen Isolierung zu entgehen.

Es erscheint paradox, daß der Therapeut, dessen Aufgabe es sein sollte, beruhigend und entängstigend auf den Patienten einzuwirken, selber unbewußt unter Angst und Unruhe leidet. Ebenso merkwürdig erscheint ein Konflikt mit dem Thema der Isolierung bei einem Menschen, der einen dermaßen sozialen Beruf wie den des Arztes gewählt hat. Das oszillierende Verhältnis von Nähe und Distanz gehört jedoch ganz wesentlich zum Handwerkszeug des Arztes. Wer seine Patienten nicht kritisch-distanziert betrachten und empfinden kann, der stellt entweder Fehldiagnosen und wählt falsche Therapien, oder es fehlt die nötige emotionale Distanz, die verhindert, durch Mitleiden am Patientenschicksal womöglich selbst Schaden zu nehmen.

Häufig werden mit Angst einhergehende Berufe und Hobbys von Menschen ausgeübt, die selbst große Angstkonflikte haben. Dazu gehören etwa Rennfahrer, Stuntman oder Extrembergsteiger. Bekanntlich ist kaum ein gesellschaftliches Gebiet so angstbesetzt wie der Arzt- und Zahnarztbesuch. Die höchste Steigerung findet die Angstkomponente beim Notarzt, der mit Blaulicht um jede Sekunde kämpft, und ganz generell bei jeder lebensbedrohenden Erkrankung, wo der Arzt als Herr über Leben und Tod empfunden wird. Der Therapeut ist dabei mit seiner eigenen unbewußten Angst in die ganze Dynamik verstrickt und betreibt bei seiner beruflichen Notwendigkeit, Ruhe und Übersicht zu bewahren, im Grunde eine Form der Selbsttherapie.

Ein weiterer häufiger Konfliktinhalt bei Therapeuten ist die „Unruhe, mental übersteuert ..." (Emvita 22) Den Konflikt findet man bei Geistesarbeitern, die ihren Organismus durch mentale Ordnungs- und Disziplinierungsprogramme häufig weit schlechter behandeln, als sie beispielsweise ihr Haustier behandeln würden. Hinzu kommt, daß die übertriebene Kopflastigkeit von Geistesarbeitern zu einer energetischen Disharmonie führt, indem der Mentalapparat übersteuert wird. Beim Konfliktthema „hilflos, ausgeliefert" (Emvita 3) führt die Berufsausübung als Arzt mit seiner Machtfülle und Omnipotenz zu einer Kompensation eines unbewußten Seelenthemas, beim dem sich der Arzt eigentlich „völlig hilflos" fühlt.

Zuletzt möchte ich das Konfliktthema des „Falsch Denkens" (Emvita 28) abhandeln, das mit einfachen Worten relativ schwer erklärt werden kann. Man findet es relativ häufig bei Menschen, die ihren Lebensunterhalt mit geistiger Tätigkeit verdienen. Ich betrachte das Thema als einen Mißtrauenskonflikt aufgrund karmischer Enttäuschungen, wo für den Betreffenden in einem früheren Leben in einer sehr traumatischen Situation ein ganzes Weltbild zusammengebrochen ist. Damals, etwa als Frühchrist, hatte er nämlich tatsächlich falsch gedacht. Zumindest ist das seine unbewußte Sterbephantasie, die er ins nächste Leben mitnimmt und die beispielsweise lauten kann: „Hätte ich nicht an Jesus geglaubt, wäre ich jetzt nicht ans Kreuz genagelt worden." Solche Menschen haben danach ein gestörtes Urvertrauen, welches sich entweder in einem unbewußten Suchen nach letzten Wahrheiten zeigen kann, ebenso aber auch umgekehrt in einer besonders zynischen und rationalen Haltung, nach dem Motto „So wie damals lasse ich mich nie mehr hereinlegen. Ich glaube fortan gar nichts mehr!"

Damit möchte ich die Besprechung der Konflikte beenden. Das Fazit der Testung vieler Kollegen war, daß hinter der heilen Fassade des Arztberufes nicht selten eine latent unheilvolle Psychodynamik schlummert, die sich zwar durch Kompensationsmechanismen wie Aufopferung, extremen Arbeitseinsatz, Freundlichkeit usw. positiv für den Patienten auswirkt, den Therapeuten selber jedoch auf Dauer schädigt. Die unbewußte Dynamik des Therapeuten führt nämlich fatalerweise dazu, daß er seine ureigensten Bedürfnisse nicht mehr richtig wahrnimmt, etwa, wann man mit der Arbeit aufhören muß, damit es nicht zum Burnout kommt.

Zum Schluß möchte ich noch erzählen, was mit den Kollegen geschehen ist, die ihre seelischen Konflikte mit der PSE aufgelöst haben. Die Triebfeder der Berufsausübung war ja jetzt nicht mehr von falschen, neurotischen Impulsen irregeleitet, sondern von der spontanen Liebe zum Beruf und der urmenschlichen Freude am Helfenwollen bestimmt. Viele Kollegen haben von einer veränderten Arbeitsauffassung berichtet, indem sie deutlich mehr auf sich und ihre Bedürfnisse achten und zum ersten Mal nein sagen konnten, was ihnen vorher ungeheuer schwer gefallen war. Dazu entdecken viele Therapeuten zum ersten Mal, wie wichtig ein ausgefülltes Privatleben als Ausgleich zum Beruf sein kann.

Kommentar des Herausgebers zum nachfolgenden Artikel

Aus dem ersten Absatz der nachfolgenden Ausbildungsbestimmungen der Psychosomatischen Energetik wird ein wesentliches Denkmodell sichtbar, auf dem die PSE beruht: ***daß es nämlich nur eine medizinische Wahrheit gibt.***

Das hat einmal ganz praktische Konsequenzen für die tägliche Ausübung der PSE, indem beispielsweise ein allopathisches Medikament oft gleichberechtigt (oder manchmal sogar an erster Stelle) neben Naturheilmedikamenten stehen kann. So hat die jahrzehntelange Erfahrung gezeigt, daß es zur Hochdrucksenkung im allgemeinen in der Naturheilkunde nichts Vergleichbares zu den Allopathika gibt. Im Grunde ist das natürlich eine Binsenweisheit. Niemand wird eine Malaria oder einen Knochenbruch anders zu heilen versuchen als mit schulmedizinisch anerkannten Medikamenten. Es gibt also eine Logik des wissenschaftlichen Pragmatismus, dem Kranken keine Experimente zuzumuten, sondern ihm den einfachsten, verläßlichsten und zugleich möglichst schonenden Weg zur Heilung zu empfehlen.

Mit genau der gleichen Logik kann man den Sachverhalt umkehren, nämlich in den Fällen, bei denen die Schulmedizin zurückstehen sollte: es gibt nur einen guten Weg bei der Sanierung einer Geopathie, nämlich das Verstellen des Bettplatzes (statt ein Schlafmittel zu verordnen)! Genauso gibt es meiner Meinung nach nur einen vernünftigen Weg, psychoenergetische Konflikte aufzulösen, nämlich mit der Psychosomatischen Energetik. Natürlich ist solch ein Standpunkt derzeit nicht auf breiter medizinischer Front durchsetzbar, sondern beschränkt sich auf den kleinen Zirkel der Anhänger der Psychosomatischen Energetik. Das hat genau betrachtet den banalen Grund, weil es in der naturwissenschaftlichen Medizin bis heute keine feinstoffliche Energie, letztlich genau genommen sogar keine Seele gibt. Demzufolge besteht auch keine Pflicht, einen schlechten Bettplatz oder einen störenden psychoenergetischen Konflikt auf eine bestimmte Weise zu behandeln. Trotzdem bin ich mir sicher, daß es irgendwann möglich sein wird, objektiv nachzuweisen, daß Krebskrankheiten an bestimmten Bettplätzen häufiger sind als anderswo und es deshalb zwingend notwendig ist, einen gestörten Bettplatz zu verlegen. Genauso führen viele Behandlungserfolge der Psychosomatischen Energetik irgendwann zu einem Erklärungsnotstand der wissenschaftlichen Medizin, denn man kann die Masse der Erfolge ab einem gewissen Quantum nicht mehr als pure Phantasie abtun, sondern muß nachschauen, woher sie kommen.

Als Pioniere der feinstofflichen Medizin können wir natürlich nicht abwarten, bis die Wissenschaft unser Vorgehen akzeptiert hat. Das hatte ich bereits im Vor-

wort dieses Lesebuchs zur Sprache gebracht und bin überzeugt, daß unsere täglichen Behandlungserfolge im derzeitigen Frühstadium der wissenschaftlichen Überprüfung erst einmal Beweis genug sind. Auf der anderen Seite sollten die Anwender der Psychosomatischen Energetik nicht auf den Fehler verfallen, den man bei manchen konkurrierenden Methoden sehen kann, wo gewissermaßen ein Wolkenkuckucksheim jenseits der offiziellen Wissenschaft eingerichtet wird. Genau diese pragmatische und realitätsnahe Überzeugung soll in den nachfolgenden Ausbildungsbestimmungen zum Ausdruck kommen, daß nämlich nur eine wissenschaftliche Wahrheit existiert, genauso wie es nur einen optimalen Weg zur Heilung gibt.

1.3 Auszug aus den Ausbildungsbestimmungen

Reimar Banis

Die Psychosomatische Energetik (PSE) betrachtet sich als Ergänzung zu anderen Methoden der Schulmedizin, Energiemedizin und Psychotherapie. Wir akzeptieren die wesentlichen Inhalte und Vorstellungen der Schulmedizin, etwa bei einer Krebserkrankung, wo wir zur Operation und anderen bewährten schulmedizinischen Verfahren raten, oder bei psychiatrischen Krankheiten, wo allopathische Medikamente nicht selten unverzichtbar sind. Wir sind auch offen für alle naturheilkundlichen und energiemedizinischen Alternativen, sofern sie sich in der Praxis bei der Mehrzahl der Anwender bewähren. Kurz gesagt versuchen wir eine seriöse, wissenschaftlich fundierte und praxisnahe Medizin zu lehren.

Wir sind weltanschaulich nicht gebunden und haben eine liberale und aufgeklärte Grundhaltung. Wie wir alle wissen, reichen Naturwissenschaft alleine und ein bloß rationales Vorgehen nicht aus, um die Bedürfnisse unserer Patienten zu erfüllen, speziell wenn es um Sinnfragen geht. Wir meinen deshalb, daß eine spirituelle Ausrichtung ein wichtiges Merkmal einer neuen ganzheitlichen Heilkunde darstellt, die den Mensch in eine höhere Ordnung eingebunden sieht. Das ist auch Teil der Ausbildung (speziell im Intensivseminar), ohne daß wir dezidiert vorschreiben wollen, was der Einzelne hierzu denkt (weshalb wir weltanschauliche Sekten und alle Dogmatismen ablehnen). Von den Teilnehmern erwarten wir diesbezüglich die gleiche Toleranz und Offenheit.

Wir sind auch offen für alle naturheilkundlichen und energiemedizinischen Alternativen, sofern sie sich in der Praxis bei der Mehrzahl der Anwender bewährt haben. Kurz gesagt versuchen wir eine seriöse, wissenschaftlich fundierte und praxisnahe Medizin zu lehren.

Energiemedizinisch fordern wir bestimmte Voraussetzungen, die sich bewährt haben. So lehnen wir Mentaltesten ab, weil es die meisten Tester überfordert. Ebenfalls sind wir gegen eine alleinige Konfliktentkoppelung, etwa durch Psychokinesiologie (PK), Farbbrillen usw., außer als Überbrückung im Notfall oder wenn begleitend eine PSE-Therapie durchgeführt wird. Wir sind auch gegen „virtuelle" Heilung, etwa Abschirmen von Geopathien durch Symbole oder von Krankheiten durch Aufschwingen von Informationen, weil es auf Dauer erfahrungsgemäß meist nicht tiefgreifend und lange genug wirkt. Das gilt auch für die Therapie von Konflikten, wo wir ein strenges, stark genormtes Verfahren empfehlen, das sich teilweise über mehr als ein Jahr hinziehen kann (siehe die lege artis – Therapie der PSE, wie sie in den Büchern der Psychosomatischen Energetik dargestellt wird). Die Therapie mit der PSE erfordert deshalb sowohl vom Therapeuten als dem Patienten Disziplin und Geduld.

Ausbildungskonzept

Es hat sich in vielen Jahren ein genormtes Ausbildungskonzept bewährt. Zur Ausbildung gehören Schulungen mit einem festgelegten Tagesprogramm und das Benutzen bestimmter Powerpoint-Präsentationen und Seminarskripte. Das Konzept wird ständig verbessert und jeder kann Vorschläge dazu machen.

Ausbildung zum zertifizierten Energietherapeuten

Jede Heilmethode ist letztlich nur so gut wie die Therapeuten, die sie anwenden. Deshalb haben wir für die Ausbildung in Psychosomatischer Energetik einheitliche Standards aufgestellt. Die Ausbildung erfolgt berufsbegleitend und besteht aus:

1. zwei Seminaren (Basis- und Fortgeschrittenen-Seminar),
2. zwei Übungstagen zum Austesten der eigenen Konflikte sowie der Vertiefung der praktischen Testfähigkeiten (jeweils nach dem B- und eines nach dem F-Seminar),
3. und einem viertägigen Intensivseminar mit schriftlicher und praktischer Prüfung,
4. Nachweis einer Eigentherapie mit PSE (individuell als Einzeltherapie). Die Eigentherapie sollte durch einen zertifizierten Energietherapeuten gemacht werden.

Die Kurse sollen als Turnus (Minimum ein Jahr) besucht werden, um zwischen den einzelnen Ausbildungsschritten genügend praktische Erfahrung zu sammeln. Jeder Teilnehmer erhält zu Beginn einen Ausbildungs-Paß und weist durch Testate und Stempel seine Ausbildung nach.

Ausgebildet werden dürfen **ausschließlich** Personen mit Erlaubnis zur Ausübung der Heilkunde (Ärzte, Heilpraktiker, heilpraktische Psychotherapeuten, Naturärzte), die in ihrem Beruf aktiv tätig sind oder demnächst damit beginnen. Wer eine andere Qualifikation hat, sollte bei seiner Behörde nachfragen, ob er die Heilkunde ausüben, Diagnosen stellen und therapieren darf. Wenn das behördlich bejaht wird und derjenige uns das nachweist, darf er auch die PSE Ausbildung mitmachen. Die Ausbildung schließt mit einer schriftlichen und praktischen Prüfung ab (beim Intensivseminar). Der Geprüfte hat dabei nachzuweisen, daß er die wichtigsten Lerninhalte der Psychosomatischen Energetik praktisch anwenden kann. Anschließend erhält er ein Zeugnis als „zertifizierter Energietherapeut".

Zertifizierte Energietherapeuten sollten sich nach der Ausbildung weiterschulen. Es bestehen verschiedene Arbeitskreise zur individuellen Schulung (identisch mit den Gruppen für Übungstage). Derzeit findet jährlich ein Expertentreffen statt. Zusätzlich wird auf der Medizinischen Woche Baden-Baden ein Vortragstag in Psychosomatischer Energetik veranstaltet, bei dem Referenten aus ihrer Praxis berichten und neue Erfahrungen und Lerninhalte vermittelt werden.

Im Online-Therapeutenverzeichnis und bei Anfragen werden wir zukünftig nur noch zertifizierte Energietherapeuten weiterempfehlen. Wir bemühen uns, den „zertifizierten Energietherapeuten" bei den Krankenkassen zu legalisieren und eine Erstattung unserer Honorare zu erwirken. Das gelingt jedoch nur bei Einhaltung gewisser Standards (Ausbildungsrichtlinien, klinische Studien usw.). Damit wird die Therapie im Endeffekt für wesentlich mehr Menschen bezahlbar und der einzelne Therapeut profitiert natürlich ebenfalls davon.

Kommentar des Herausgebers zum nachfolgenden Artikel

Der nachfolgende Beitrag enthält so wichtige und grundsätzliche Anregungen, daß ihn jeder angehende PSE Therapeut unbedingt lesen sollte. Selbst für mich als erfahrenem alten „Hasen" enthält er viele wichtige Hinweise. Natürlich wendet man das Meiste als versierter Therapeut ohnehin an, was Frau von Wolff empfiehlt, doch selbst für Experten lohnt es sich bekanntlich, das eigene Tun gelegentlich zu reflektieren. Weil sich der folgende Beitrag um ein zentrales Thema der Aus- und Fortbildung dreht, habe ich ihn im gleichnamigen Oberkapitel der „Ausbildung" einsortiert. Als gewiefte Kommunikationsexpertin und erfahrene Psychotherapeutin verrät uns Frau von Wolff auf kompetente und gleichzeitig humorvolle Weise, welche Qualitäten und Kniffe der Patientenführung im Praxisalltag wirklich notwendig sind. Das gilt natürlich speziell für den heiklen Grenzbereich, in dem die Psychosomatische Energetik operiert.

Bekanntlich ist die Psychosomatische Energetik eine Kurz-Psychotherapie, will also im kurz gehaltenen Gespräch das Problembewußtsein des Patienten wecken (nämlich während der 20-30 Minuten, die dafür normalerweise im Anschluß an die Anamnese und Testung zur Verfügung stehen). Auf der anderen Seite will sie die Eigenverantwortung des Patienten stärken, indem der Schwerpunkt auf das Handeln und das Sein gelegt wird. Es wird dabei vom Patient stillschweigend erwartet, daß etwas bei ihm passiert, aber der Therapeut verlangt möglichst nichts Konkretes oder stellt gar etwas in Aussicht.

Man kann in Anlehnung an den chinesischen Weisen Laotse formulieren, der die eigenartige Paradoxie des weisen Handelns begriffen hatte, „daß im Nichtsagen bereits alles gesagt ist." Der Therapeut tut bei der Ausübung der Psychosomatischen Energetik bestimmte Dinge nicht oder wenn, dann nur sehr behutsam und wohldosiert, und gerade da liegt sein Geheimnis. Der Therapeut sollte nicht zuviel reden und beispielsweise Konfliktinhalte zu intensiv erklären, weil der Konflikt sonst schlimmstenfalls aktiviert wird. Der Therapeut darf natürlich auch nicht Schulmeisterei betreiben, weil das meist nur Widerstände erzeugt. Das Unbewußte des Patienten weiß in der Realität sehr gut selbst, was tatsächlich notwendig ist. Auf dem Weg dahin sind einige Klippen zu umschiffen. Dafür sind erstaunlicherweise allein die Tropfen und Globuli der Psychosomatischen Energetik zuständig, der Rest passiert weitgehend von alleine.

Heilung wird aus dieser Perspektive zu einer Gratwanderung zwischen Bewußtem und Unbewußtem, zwischen Widerstand und Kooperation, zwischen aktivem Helfen und passivem Geschehenlassen, das durch zu heftiges Interagieren von Seiten des Therapeuten, durch falsch gewählte Worte, eine ungeschickte Gestik und manch anderes behindert werden kann. Kurz gesagt geht es bei der Arbeit mit der Psychosomatischen Energetik weitgehend um ein Wie, nämlich um eine bestimmte Qualität der Berufsausübung. Mir kommt es bei der kritischen Selbstanalyse meiner Praxisarbeit so vor, daß es oft viel wichtiger ist, **wie** ich die Psychosomatische Energetik vermittle als das, **was** ich tue, das heißt konkret, wie gut ich die Technik beherrsche (das WAS setzen die Patienten nämlich stillschweigend voraus).

Beim WIE spielen die authentische Empathie, das heißt, sich ehrlich in den Patienten einzufühlen und seine Probleme zu den eigenen zu machen, sowie die spätere Vermittlung der Testergebnisse die wichtigste Rolle. Der Patient muß von seinem Therapeuten bekanntlich das Gefühl vermittelt bekommen, es ernst mit ihm zu meinen, ihn zu verstehen und dazu eine gute Lösung seiner Probleme anbieten zu können. Zusätzlich braucht der Therapeut darüber hinaus die Gewißheit, was Kritiker gerne übersehen (die das alles nur als Placebo abtun wollen), daß die von ihm praktizierte Methode später auch tatsächlich wirkt. Genau diese Wirkung ist es nämlich, auf die das ganze Bemühen abzielt, und man sollte nicht versäumen darauf hinzuweisen, daß es vor allem die Heileffekte sind, die später auf konkrete Weise das Vertrauen rechtfertigen, daß der Patient zu Anfang in seinen Therapeuten gesetzt hat.

Daneben gibt es zugegebenermaßen auch viele nonverbale Signale, etwa die weiße Berufskleidung und das professionelle Aussehen einer Praxis, die keinesfalls unterschätzt werden sollten (ich bemühe mich übrigens, beide Faktoren in meiner Praxis zu realisieren, die letztlich recht „mühelose" Werbeträger sind). Doch das Äußere alleine bringt es nicht, denn bekanntlich gibt es supermoderne Praxen mit strahlend weiß gekleidetem Personal, die schlecht laufen und chaotische, trotzdem gutgehende Einzimmerpraxen, die von saloppen Jeansträgern betrieben werden. Das Entscheidende sind die ehrliche und freundlich-neutrale Menschlichkeit, die Professionalität des Anwenders (wie kompetent er wirkt, wie souverän er Probleme anpackt) sowie seine Fähigkeit, sich in den Patienten einzufühlen und ihm das natürlich auch zu vermitteln. Genau um diese Qualitäten geht es, die meist der eigentliche Schlüssel zum Erfolg sind. Unter „Erfolg" verstehe ich dabei zur Klarstellung sowohl den Therapieerfolg, den der Patienten erlebt, genauso wie den kommerziellen Erfolg der Praxis, die der Praxisinhaber für sich verbucht.

1.4 Therapeutisch fruchtbare verbale und nonverbale Kommunikation zur Vermittlung der PSE-Testergebnisse

Karin von Wolff

Man sollte dem anderen die Wahrheit wie einen Mantel hinhalten, daß er hineinschlüpfen kann, und sie ihm nicht wie einen nassen Lappen um die Ohren schlagen.
(Max Frisch, Tagebücher)

Das erste Mal, daß mir bewußt auffiel, daß man mit Sprache erstaunliche Dinge erreichen kann, war während meiner Abiturfeier: Alle Schülerinnen und ihre Eltern waren in freudiger Erwartung versammelt, als die Direktorin mit ihrer Ansprache begann und mit getragener Stimme sagte: „Liebe Eltern, Sie dürfen jetzt nicht weinen ..." Bis dahin hatte wahrscheinlich niemand daran gedacht zu weinen, aber im selben Moment flossen die Tränen – nicht nur bei den Müttern – einige räusperten sich, Nasen wurden geputzt. Später in meiner Arbeit als junge Narkoseärztin fiel mir auf, daß es einen großen Unterschied machte, ob man dem Patienten, der auf die Narkoseeinleitung wartet, sagte: „Sie brauchen keine Angst zu haben" (das schien nicht sehr wirkungsvoll zu sein) oder ob man ihm mit ruhiger Stimme sagte: „Seien Sie ganz ruhig, wir alle hier passen gut auf Sie auf, während Sie schlafen, und es wird bestimmt alles gut gehen."

Mein beruflicher Weg führte mich dann in eine ganz andere Richtung: Ich kam in Kontakt mit der Hypnose, die ich zunächst für die Anästhesie und Schmerztherapie einzusetzen gedachte. Aber dann faszinierte mich die Psychotherapie vor allem in Kombination mit der Hypnose nach Milton Erickson so sehr, daß ich eine mehrjährige Weiterbildung in diesen Bereichen absolvierte und mich vor 15 Jahren als Psychotherapeutin niederließ.

Nun gehörte der Einsatz der Sprache wie auch der nonverbalen Kommunikation zu meinen wesentlichen Werkzeugen, und eine wichtige Aufgabe war es, dem Patienten auch unangenehme Dinge so zu vermitteln, daß er sie annehmen konnte. Bezüglich der Hypnose ist vermutlich jedem klar, daß es nicht nur wichtig ist, **was** man dem Patienten sagt. Sondern der Kontakt muß auf eine Weise gestaltet werden, daß der Patient sich so wohl fühlt, daß er sich auf diese besonders von Vertrauen abhängige Therapieform einlassen kann. Darüber hinaus wird jedem, der sich intensiver mit dem Thema Hypnose befaßt, deutlich, daß Sprache **immer** suggestiv ist, d.h. daß man damit zumindest gefühlsmäßig Realitäten erzeugt, denen der andere sich nur begrenzt entziehen kann. Sie alle kennen das aus dem Alltag: Wenn Sie in der Zeitung lesen oder im Radio hören, daß das Polareis so massiv schmilzt, daß zur Mitte unseres Jahrhunderts der Meeresspiegel um 10 oder 20 cm angestiegen sein wird – können Sie dann ganz unberührt davon bleiben oder müssen Sie daran arbeiten, sich von einem beklemmenden und ängstlichen Gefühl frei zu machen? Interessant daran ist ja, daß wir in solchen Situationen auf eine Fiktion reagieren, von der niemand weiß, ob sie tatsächlich eintritt und ob er sie erleben wird. Im positiven Sinne kennen Sie die suggestive Wirkung der Sprache z.B., wenn für ein bevorstehendes freies Wochenende herrliches Wetter vorhergesagt wird.

Nachdem ich 10 Jahre ausschließlich psychotherapeutisch gearbeitet hatte, orientierte ich mich Ende der 90er Jahre zusätzlich in den Bereich der Naturheilverfahren, die dann zum Schwerpunkt meiner Arbeit wurden; die Psychotherapie machte zunächst einen kleineren Teil meiner Arbeit aus. Somit rückte das bewußte Umgehen mit Kommunikation und Sprache etwas in den Hintergrund, aber im Zusammenhang mit der Psychosomatischen Energetik wurde mir wieder bewußt, wie wichtig es ist, dem Menschen die Wahrheit auf eine fruchtbare Weise nahezubringen.

Wann ist eine Kommunikation fruchtbar? Im therapeutischen Kontakt ist sie es dann, wenn der Patient das, was ihm gesagt wird, annehmen kann und es für sich auf gute Weise – d.h. therapeutisch – nutzt. Das wird er umso eher tun, je mehr er sich richtig gesehen, verstanden und akzeptiert fühlt. Nun ist es ja so, daß es bei der PSE um Konflikte geht, d.h. unangenehme Themen, die einen Menschen mehr oder weniger belasten, aber auch beschämen können, wenn ihm vermittelt wird: „Das ist dein Problem!" Also sollte ich als Therapeut(in) mich bemühen, es dem Patienten so zu vermitteln, daß er sich weder bloßgestellt noch abgelehnt, angegriffen oder in seinem Wert in Frage gestellt fühlt. Ob mir das gelingt, hat selbstverständlich auch mit meiner inneren Einstellung zu tun, mir nützt aber die liebevollste und toleranteste Einstellung wenig, wenn ich sie verbal oder nonverbal nicht „rüberbringen" kann. Andererseits ist es natürlich so, daß ich dem Patienten auch bei der technisch tollsten Kommunikation mitteilen würde, wenn ich ihn insgeheim verurteilen oder ablehnen würde – vermutlich kommunizieren wir unsere Einstellung nonverbal, ob wir wollen oder nicht. An solchen negativen Gefühlen muß jeder Therapeut arbeiten, aber ich gehe davon aus, daß es uns im normalen Berufsalltag in der Regel gelingt, den meisten Patienten eine wohlwollende therapeutische Haltung entgegenzubringen.

Also wie kann ich die Kommunikation fruchtbar gestalten?

Grundsätzlich ist es so, daß ein Mensch sich umso leichter auf einen Kontakt einläßt, je mehr die Kommunikationsmuster ihm entsprechen. Dabei ist wichtig zu wissen, daß der allergrößte Teil der Kommunikation nonverbal abläuft und daß Untersuchungen zufolge in den ersten 7 bis 10 Sekunden der wesentliche erste Eindruck voneinander entsteht (in denen man meistens gerade eben Blickkontakt aufgenommen und gesagt hat: „Guten Tag, nehmen Sie bitte Platz."). Man kann einen guten Kontakt umso leichter herstellen, wenn man sich dem Gegenüber mit seiner Körperhaltung, Mimik, Sprechgeschwindigkeit, Lebhaftigkeit usw. zumindest tendenziell anpaßt. Achten Sie einmal bewußt darauf, wie ähnlich sich Menschen nonverbal verhalten, die gerade in einem guten innigen Kontakt sind, v.a. ein verliebtes Paar.

Der nonverbale Teil der Kommunikation ist den meisten Menschen – auch den Therapeuten – relativ wenig bewußt. Die Kommunikation beginnt – abgesehen von eventuellem vorhergehendem Telefonkontakt – mit der Begrüßung. Vor allem beim Erstkontakt ist es sehr wichtig wahrzunehmen, ob der Patient eher ein offener oder ein schüchterner Mensch ist. Bei einem scheuen Menschen sollte man sich selbst auch zurückhaltender geben als bei einem kommunikationsfreudigen, der z.B. beim Hereinkommen eine Bemerkung macht, daß ihm die Praxis gut gefällt oder daß er Schwierigkeiten hatte, einen Parkplatz zu finden usw. In der Regel wird man sich dann erst mal gemeinsam hinsetzen und klären, worum es geht. Wenn ein Schreibtisch zwischen mir und dem Patienten steht, vielleicht noch mit einem Computer darauf, sind die nonverbalen Kommunikationsmöglichkeiten natürlich viel eingeschränkter als wenn man sich einfach gegenübersitzt und nur eine Karteikarte auf dem Schoß hat. Auf jeden Fall ist es hilfreich, sich dem Patienten ein wenig im Verhalten anzupassen und sich z.B. bei einer sehr verklemmten Person nicht betont flapsig und lässig zu geben, sondern zurückhaltend und korrekt. Auch Lächeln ist nicht für jeden Menschen gut, um einen guten Kontakt herzustellen. Es gibt Menschen, die sich nicht „ernst genommen" fühlen, wenn man sie zu sehr anlächelt – vor allem, wenn es dabei um ernste Dinge geht. Am einfachsten ist es, sich auch da dem Patienten anzupassen, dabei aber authentisch zu bleiben.

Dieses Sich-Anpassen nennt man in der Hypnose „Pacen", das heißt so viel wie „Mitgehen" und gilt als Grundvoraussetzung für einen guten Rapport, eine fruchtbare Kommunikation. Man sollte aber das Pacen in Grenzen halten: Es ist nicht sinnvoll zu versuchen, z.B. mit einem Jugendlichen auf dessen übliche Weise zu kommunizieren. Das würde mit großer Sicherheit schief gehen und man würde das Gegenteil dessen erreichen, was man will, weil das Gegenüber einen nicht mehr ernst nähme. Eine Grundregel ist, authentisch zu bleiben. Für ein gutes Pacen genügen oft Nuancen.

Dies gilt natürlich auch für die Sprache. Man sollte sich bemühen, die Sprache des anderen zu sprechen, d.h. ich spreche mit einer Bäuerin anders als mit einer Lehrerin oder einem Informatiker. Im Zweifelsfall drücke ich mich immer eher einfach aus – d.h. ich spreche Deutsch – aber bei einem Menschen, der sehr zum Ausdruck bringt, wie intellektuell er ist, sollte man auch einige Fremdworte benutzen, damit er sich „gepaced" fühlt und damit er uns für einen kompetenten Therapeuten hält.

Ich möchte noch auf eine sprachliche Besonderheit eingehen, weil sie so überaus wichtig ist: das Wörtchen „nicht". Unser Verstand begreift die Bedeutung dieses Wortes, während unser Unbewußtes – das bekanntermaßen mehr Macht über uns hat als unser Verstand – damit Schwierigkeiten hat. Vermutlich kennen Sie alle eine solche Übung wie: „Bitte denken Sie jetzt nicht an einen Rasenmäher!" Die Erkenntnis, daß bei uns immer das ankommt, was wir gesagt bekommen, auch wenn ein „nicht" im Satz enthalten ist, wird im allgemeinen wenig umgesetzt. Man hört sehr oft: „Vergessen Sie nicht" oder „Denk einfach nicht daran" usw. Das ist natürlich nicht absolut zu sehen – sonst würde kein Mensch seine eigene Kindheit überleben, in der ihm ständig gesagt wird: „Paß auf, daß du nicht … (runterfällst, vors Auto läufst, usw.)" Aber die Wahrscheinlichkeit für das entsprechend suggerierte Verhalten steigt. Mein Mann erzählte mir eines Tages, daß eine junge Helferin seiner Praxis an dem Tag zu spät zur Arbeit gekommen war, weil sie auf der Hinfahrt einen kleinen Unfall hatte. Sie habe dann berichtet: „Seltsam: Jeden Morgen sagt mein Vater: ‚Einen schönen Tag, mein Kind, und komm gesund wieder.' Heute Morgen hat er gesagt: ‚Paß auf, daß du keinen Unfall baust."

Daraus folgt, daß man sich bemühen sollte, Dinge positiv auszudrücken. Es ist besser zu sagen, daß etwas „gut" oder zumindest „ziemlich gut" ist als das häufig Gesagte: „ … nicht schlecht!" So bringt es auch relativ wenig, einem Menschen mitzuteilen, daß er wegen irgendeiner Sache „keine Schuldgefühle haben muß". Besser wäre es, ihm z.B. zu sagen: „Ich kann Ihre Gefühle gut verstehen, aber es wäre hilfreich, wenn Sie sich davon freimachen würden. Was geschehen ist, ist geschehen, aber Sie können daraus für die Zukunft etwas Positives lernen. Und Menschen machen nun mal Fehler."

Für den Fall – der auch bei mir vorkommt -, daß man etwas doch auf ungute Weise formuliert hat nach dem Motto: „Denken Sie nicht ständig an Ihr Problem" gibt es ein einfaches Hilfsmittel, um den sprachlichen Fehler auszugleichen: das wunderbare Wort „sondern". Damit kann man einem Satz dann doch noch eine gute suggestive Wirkung geben, indem man z.B. anfügt: „sondern wenn Sie bemerken, daß Sie an das Negative denken, konzentrieren Sie sich auf den Lösungssatz und nehmen damit dem Problem Energie weg." Als geübter Therapeut kann man die Besonderheit mit dem Wort „nicht" natürlich auch umgekehrt nutzen: Wenn man sich vergegenwärtigt, daß beim anderen unbewußt die Botschaft immer ohne das Wörtchen „nicht" ankommt, kann man auf sehr elegante Weise etwas suggerieren. Man kann einem Patienten beispielsweise sagen: „Sie müssen nicht unbedingt merken, wie Ihr Konflikt langsam, aber stetig kleiner wird" oder „Sie werden sich vielleicht nicht kontinuierlich besser fühlen, aber trotzdem schmilzt Ihr Konflikt".

Für mich wie vermutlich für die meisten besteht eine PSE-Sitzung aus 3 Teilen:
1. Vorgespräch 2. Untersuchung 3. Besprechung der Ergebnisse

Ich versuche immer zu erreichen, daß der Patient sich schon über die Methode informiert hat, indem ich ihm z.B. nach der Terminvereinbarung (die ich immer selbst treffe) einen Flyer schicke. Wenn ich mir ausnahmsweise im Laufe einer Sitzung mit einem uninformierten Patienten – der vielleicht wegen etwas ganz anderem zu mir kommt – überlege, möglichst sofort die PSE anzuwenden, sage ich dem Patienten, daß ich mit einer sehr guten energetischen Methode arbeite, die ich für ihn für äußerst sinnvoll halte. Wenn er positiv reagiert, erkläre ich ihm kurz, worum es dabei geht. Wenn er sich aber eher abwehrend verhält, verschiebe ich die Testung, gebe ich ihm einen Flyer und bitte ihn, sich den mal in Ruhe durchzulesen und vielleicht auch mal ins Internet zu schauen. Es ist wichtig, daß der Patient zumindest eine vage Vorstellung hat, worum es dabei geht, und daß er dazu Ja sagt, denn sonst ist er vermutlich sehr angespannt, was die Untersuchung und die ganze Kommunikation erschwert und möglicherweise auch die Ergebnisse verfälscht.

In der Regel kommt also mein Patient informiert und mit dem konkreten Auftrag zur PSE. In einem meistens kurzen Vorgespräch kläre ich ab, ob es noch Fragen gibt und erkläre beim ersten Mal den Armlängenreflextest. Ich sage dem Patienten, daß ich während der Untersuchung wenig rede, um mich besser konzentrieren zu können, daß er aber selbstverständlich mitteilen darf, falls ihn irgendwas stören sollte. Außerdem teile ich ihm mit, daß ich die eigentliche Testung „blind" durchführe – d.h. daß ich bewußt nicht hinschaue, welches Teströhrchen ich in das Gerät stecke -, um mich davor zu schützen, mich selbst durch meine Ideen zu manipulieren. Das hat sich bewährt, damit ich nach der Testung sagen kann: „Ich habe mir das nicht ausgedacht, sondern Ihr Körper hat auf die entsprechende Testampulle reagiert, also wird etwas dran sein."

Nach diesen Vorbereitungen bitte ich den Patienten zum Untersuchungsplatz und beginne mit der Testung. Wissen Sie, wie Sie den Patienten daran hindern können, sich entspannt untersuchen zu lassen? Mir ist das ein- oder zweimal passiert, nachdem ich gehört hatte, wie wichtig es ist, sich entspannt und mit möglichst neutralen Gedanken testen zu lassen, weil Gedanken an etwas sehr Bewegendes das Testergebnis beeinflussen können. Ich sagte das also auch meinem Patienten, woraufhin dieser sich total verkrampfte. Das war so eine Suggestion wie: „Liebe Eltern, Sie dürfen jetzt nicht weinen ..." oder: „Bitte denken Sie nicht an einen rosa Elefanten mit grünen Tupfen", was schlagartig das auslöste bzw. verstärkte, was vermieden werden sollte. Zum Glück begriff ich das schnell und änderte es dahingehend, dem Patienten so etwas zu sagen wie: „Geben Sie Ihre Arme einfach ab, Sie haben jetzt frei. Lassen Sie mich einfach arbeiten und entspannen Sie sich, so gut das von alleine geht. Vielleicht denken Sie an etwas Schönes." Die Worte „vielleicht" und „einfach" sind wunderbare indirekte Suggestionen, die dem Patienten das Gewünschte nahe bringen, ohne ihn unter Druck zu setzen.

Nach der Testung bitte ich den Patienten wieder an den Gesprächsplatz und beginne mit dem Erklären der Ergebnisse. Dafür ist es außerordentlich wichtig zu begreifen, was diese Situation für den Patienten bedeutet – zum Glück kennen wir das ja alle aus eigener Erfahrung, allerdings mit dem Unterschied, daß wir den Untersucher häufig näher kennen als unsere Patienten uns, und daß wir uns in der Regel „gleichrangig" fühlen. Viele Patienten sehen in uns Therapeuten jemanden, der keine oder zumindest keine großen Probleme hat und sie schämen sich oft für ihre Schwierigkeiten. Und das, wofür man sich schämt, möchte man gern verbergen. Gleichzeitig gibt es für die meisten Menschen nichts Interessanteres als die eigene Person, so daß sie sehr neugierig und gespannt sind. Auf jeden Fall sollte man als Untersucher im Hinterkopf haben, daß der Patient sich durchschaut und „nackt" fühlen kann, weswegen man behutsam mit ihm umgehen sollte – aber auch nicht **zu** behutsam, denn damit würde ich ausdrücken, daß es tatsächlich etwas gibt, wofür der Patient sich schämen könnte oder sollte.

Meine Erfahrung ist die, daß die Menschen sich in aller Regel durch die Energie-Meßwerte sehr gesehen fühlen und auch erleichtert, daß sie sich so erschöpft, niedergeschlagen, unkonzentriert usw. fühlen **dürfen**, wie es der Fall ist. Wenn jemand einen niedrigen Mentalwert hat, sollte man das berücksichtigen, indem man langsam spricht und nicht zu viel redet und sich zwischendurch vergewissert, ob er das Gesagte verstanden hat. Ganz wichtig ist es, Festschreibungen zu vermeiden, die man daran erkennt, daß sie mit „Sie sind" beginnen, z.B. „Sie sind depressiv". Besser sind vage Formulierungen wie: „Es sieht so aus, als ob ..." oder: „Könnte es sein, daß Sie sich momentan körperlich nicht sehr energievoll fühlen?" Worte wie „in der letzten Zeit", „momentan", „seit einiger Zeit" usw. deuten darauf hin, daß es sich um etwas Vorübergehendes handelt und nicht um etwas Unveränderliches wie die Augenfarbe oder die Blutgruppe.

Der Kausalwert hat den ganz großen Vorteil, daß man dadurch einen Hinweis bekommt, wie offen der Mensch wahrscheinlich für esoterische und spirituelle Aspekte ist. Ich persönlich halte mich allerdings ziemlich bedeckt, was meine eigenen Ansichten über solche Themen angeht. Ich drücke mich bei solchen Punkten gerne vage aus, so daß der andere damit das machen kann, was er auf seinem Hintergrund will und sich nicht mit meinen Ansichten auseinandersetzen muß. Wenn z.B. durch den Kausalwert des Konflikts die Frage der Wiedergeburt angerissen wird, drücke ich mich gerne in etwa so aus: „Es gibt Menschen, die sagen, bei so einem hohen Kausalwert stammt der Konflikt aus einem früheren Leben. Ich weiß das natürlich nicht, aber auf jeden Fall ist er schon sehr alt. Manchmal entstehen ja Konflikte auch vor der Geburt." So eine Aussage ist auch ein „Testballon", durch den ich sehe, wie der Mensch reagiert. Natürlich muß jeder Therapeut für sich entscheiden, wie viel er von seinen eigenen Überzeugungen preisgibt. Das hängt sicherlich von vielen Faktoren ab und ist für einen Heilpraktiker in der Großstadt etwas anderes als für mich als Ärztin auf dem Land.

Da die Patienten zu mir bekanntermaßen als einer Psychotherapeutin kommen, sind sie darauf eingestellt bzw. erwarten, daß ich ihnen etwas über die Zusammenhänge erzähle. Ich erkläre, daß ich die Energie auf vier verschiedenen Ebenen gemessen habe, die ich kurz beschreibe, nenne dann die so genannten „Normalwerte" und zeige dem Patienten anschließend seine Ergebnisse. Ich mache es gerne so, daß ich den Bereich des Testbogens abdecke, der sozusagen noch nicht dran ist, damit der Patient sich auf das konzentriert, was ich ihm mitteile. Wenn er schon unten einen Konfliktnamen liest, ist er vermutlich innerlich damit beschäftigt, hört kaum noch zu und baut möglicherweise schon eine Blockade auf.

Mir persönlich ist es wesentlich angenehmer, die Chakrablockaden und vor allem die Konflikte zu benennen, seit ich die neuen, weniger mißverständlichen Definitionen von Frau Banis kenne. Ich finde es sehr viel einfacher, jemandem seinen Konflikt Emvita 26 mit „das Leben als Kampf" zu erklären als mit „Haben über Sein stellen", weil Ersteres mir neutraler erscheint und weniger leicht als Negativbewertung verstanden werden kann.

Wenn ich einen Konflikt gefunden habe, von dem ich vermute, daß es dem Patienten evtl. schwer fallen könnte, ihn zu akzeptieren, arbeite ich vor allem beim „PSE-unerfahrenen" Menschen gerne mit folgenden Metaphern: „Sie müssen wissen, daß wir bei dieser Methode mit Homöopathie arbeiten, und Homöopathie läßt sich physikalisch erklären. Anders als in der Chemie, in der Kochsalz Kochsalz ist und Traubenzucker Traubenzucker, handelt es sich in der Homöopathie um Schwingungen, und ein und dieselbe Schwingung kann bei verschiedenen Menschen eine andere Bedeutungen haben – aber es gibt ein gemeinsames Oberthema. Physikalische Phänomene sind z.B. Wärme oder Regen, und Sie wissen, wie unterschiedlich Wärme oder Regen sein können." Ich drücke mich grundsätzlich ziemlich vage aus und sage: „Das Oberthema lautet so und so – ich weiß nicht, ob Sie damit etwas anfangen können." Ich erwarte und verlange von meinen Patienten keine Stellungnahme oder gar „Offenbarungen" und teile das auch so mit. Meine Erfahrung ist allerdings die, daß die meisten ganz gerne über das sprechen, was ihnen zu dem Testergebnis einfällt – vor allem, wenn sie es nicht müssen.

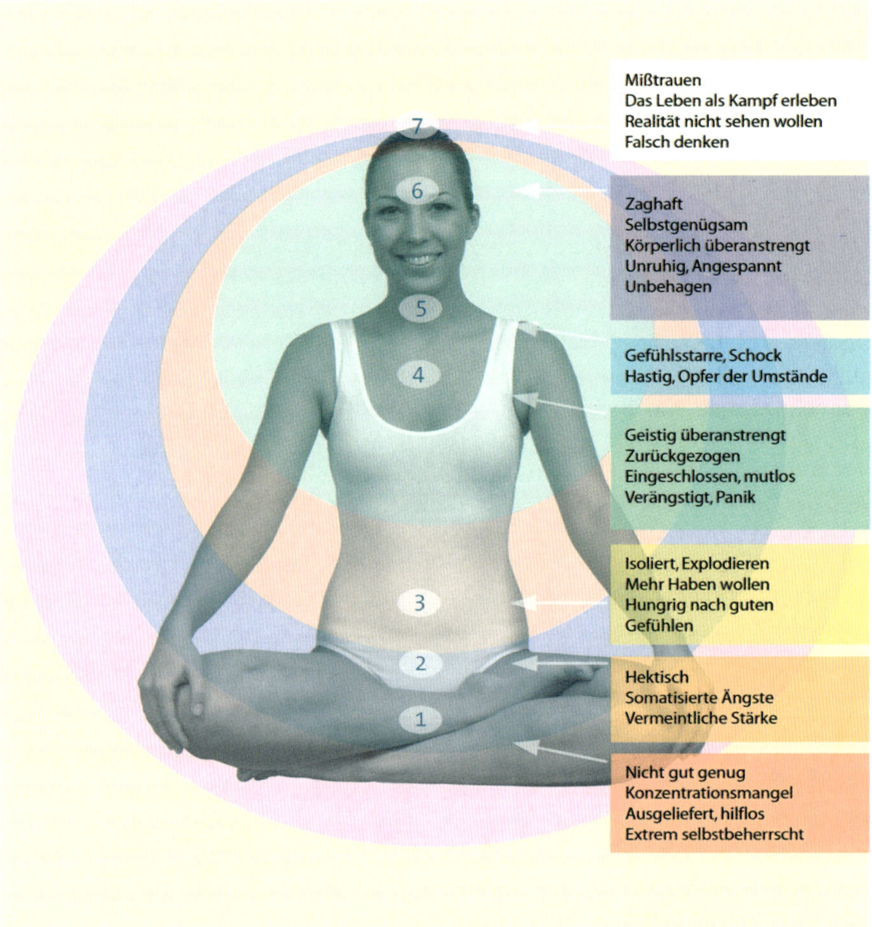

Die 28 Konfliktthemen der PSE und die zugehörigen Energiezentren

Wenn ein Patient sich sehr wenig mit dem Getesteten identifizieren kann und es sich um einen großen, alten Konflikt handelt, erkläre ich ihm, daß man in solchen Fällen unbewußt vielleicht schon sein Leben lang gegen dieses Thema ankämpft, so daß man nur noch das Ergebnis des Kampfes sieht und den Konflikt kaum noch spürt, der einen dazu gebracht hat – trotzdem ist er noch da. Bei Konflikten mit sehr hohen Kausalwerten sage ich auch gerne: „Der Konflikt ist so alt, daß Sie sich wahrscheinlich gar nicht ohne ihn kennen und daß Sie erst merken werden, daß Sie ihn hatten, wenn er verschwunden ist." Meiner Erfahrung nach können die Patienten sich dann ganz gut darauf einlassen.

Bei manchen Konflikten, wenn ich schon Widerstand erwarte (z.B. beim Konflikt „Mißtrauen"), sage ich gerne präventiv, also im vor hinein bewußt suggestiv so etwas wie: „Ich bin neugierig, was Sie dazu sagen – manchen Menschen fällt es gerade bei diesem Thema nicht leicht, es für sich zu akzeptieren."

Ich habe auf die Broschüre der Patienteninformation in bekannter Weise einen großen Konflikt gezeichnet, der mit einer Art Nabelschnur aus einem Chakra Energie abzapft. Dieses Bild zeige ich dem Patienten und erkläre ihm, wie sich der Konflikt je nach Thema und damit Schwingung an das Chakra andockt, das am besten dazu paßt. Dadurch wird das Ganze im wahrsten Sinne des Wortes anschaulich. Ich finde es auch bei späteren Konsultationen sehr hilfreich, ein solches Bild griffbereit zu haben, weil sich meiner Erfahrung nach viele Patienten nicht mehr so gut daran erinnern können, wie das war mit dem Energieabzapfen und mit dem Potential, das sich aus der Energie der Person und der Energie des Konflikts zusammensetzt.

Anhand eines solchen Bildes kann man auch gut veranschaulichen, was die Behandlung mit Chavita und Emvita bewirkt („der Konflikt zieht Ihnen da die Energie ab und mit dem Chavita geben wir wieder Energie ins System hinein" und „das Emvita ist das Mittel, das den Konflikt abschmilzt"). Ich glaube, daß außerdem die Akzeptanz für den Lösungssatz größer wird, wenn man den Konflikt sozusagen sieht und gesagt bekommt: „Sie können selber noch etwas dazu beitragen, daß der Konflikt geschwächt wird und Sie können Ihrer Seele damit zusätzlich Impulse geben, wie es werden soll." Ich gebe die Anregung mit, den Satz auf ein Kärtchen zu schreiben und sich auf den Nachtisch zu stellen oder an den Badezimmerspiegel zu kleben. Eine schöne indirekte Suggestion ist es zu sagen: „Sie müssen den Lösungssatz nicht ständig bewußt lesen. Wenn Sie das Schild sehen, sind Sie unbewußt damit in Kontakt und er entfaltet seine Wirkung, denn Sie wissen ja, was darauf steht." Den meisten Menschen leuchtet es beim Betrachten des Bildes außerdem gut ein, daß sie einen Konflikt „füttern", wenn sie sich intensiv mit seinen Themen beschäftigen und daß sie ihn schwächen, wenn sie ihre Aufmerksamkeit auf die Lösung richten.

Bezüglich des Lösungssatzes halte ich es so, daß ich dem Patienten sage, daß Frau Dr. Banis für jeden Konflikt einen Vorschlag für einen Lösungssatz entwickelt hat und bitte, diesen einmal auf sich wirken zu lassen, ob der Satz ihm passend vorkommt. Wenn nicht, erarbeite ich möglichst eine passende Affirmation zusammen mit dem Patienten, damit er sie richtig formuliert – denn auch hier gilt es natürlich, positiv zu formulieren!

Zum Thema „Risiken und Nebenwirkungen" handhabe ich es so, daß ich von mir aus grundsätzlich nichts darüber sage, weil nachgewiesenermaßen die Wahrscheinlichkeit von Nebenwirkungen steigt, wenn sie möglicherweise in Aussicht gestellt (d.h. suggeriert) werden. Auf der Rückseite des Testprotokolls, wie man es von Rubimed bekommt, gibt es ja eine Reihe Anmerkungen zur Behandlung, die sprachlich hervorragend formuliert sind und wunderbare Suggestionen enthalten wie z.B.: „Ihre Beschwerden können trotz der Behandlung zunächst weiter anhalten, bevor sie weniger werden." Wenn ich explizit nach Erstverschlimmerungen oder Nebenwirkungen gefragt werde, sage ich, daß die Behandlung fast immer problemlos abläuft, aber daß es sich natürlich um Arbeit für die Seele und das Energiesystem handelt, die man manchmal auch merkt. Sollte es einmal „vorübergehend" (eine ganz wichtige Suggestion!) zu heftigeren Beschwerden kommen, sind diese ein gutes Zeichen im Sinne von „es tut sich was". Der Patient sollte dann Kontakt mit mir aufnehmen, damit man evtl. an der Dosierung der Medikamente etwas ändert oder sich für einen Testtermin verabredet und überprüft, ob begleitend z.B. Bachblüten hilfreich wären.

Zum Abschluß sage ich dem Patienten – ganz bewußt suggestiv -, er solle sich überraschen lassen, was sich in den nächsten Wochen und Monaten positiv verändern wird, wobei er wissen müsse, daß Heilung nicht immer geradlinig verläuft und nicht immer gleich spürbar ist (man beachte den bewußten Einsatz des Wortes „nicht"). Eine sehr schöne lösungsorientierte Intervention, die nicht von mir stammt, habe ich sehr gerne von einer anderen PSE-Therapeutin übernommen: Man kann dem Patienten – natürlich nur nach positiver Testung – die entsprechende Emvita-Ampulle in den Yin-Bereich legen, ihn bitten, mal hinzuspüren, ob er schon etwas von dem Zielzustand spüren kann und ihm den Lösungssatz dabei vorlesen, evt. noch so etwas sagen wie: „So könnte es sich anfühlen, am Ziel angekommen zu sein ..."

2. Theoretischer Hintergrund, Philosophie, Allgemeines

Kommentar des Herausgebers zum nachfolgenden Artikel

Prof. Harthun hat sich im zweiten Band des Lesebuchs der PSE darum verdient gemacht, Hinweise darauf zu geben, auf welchen physikalischen Grundlagen die Wirkung des Reba-Testgerätes beruhen kann[12]. Im folgenden Artikel entwickelt er ein modernes physikalisches Weltbild, das den Mensch als von Energie und Information durchströmtes Wesen sieht. Es handelt sich dabei um ein Modell, das den Vorstellungen der Psychosomatischen Energetik völlig entspricht. Besonders fasziniert hat mich dabei die Aussage, daß die moderne Physik offenbar auf so etwas wie eine Selbstorganisation der Materie gestoßen ist. Ich hatte davon zuvor noch nichts gehört und finde das natürlich eine sensationelle Nachricht! Zuerst kommt einem dabei unwillkürlich Platos Vorstellung einer Welt der vorgeformten Gedanken in den Sinn, nach dessen Vorgaben die Schöpfung aufgebaut sein soll.

Bestimmte Experimente, bei denen beispielsweise eine mit Sand bestreute Fläche durch bestimmte Musik zu ganz charakteristischen Formen führt[13], weisen in die gleiche Richtung (siehe auch Hans Jennys „Kymatik"). Man denke auch an die wunderbare Ordnung, die sich beispielsweise in physikalischen Phänomenen wie dem Regenbogen zeigt (siehe hierzu Veröffentlichungen über harmonikale Ordnung, etwa vom kalifornischen Mathematiker Michael S. Schneider). Schon beim Betrachten einer Sonnenblume muß man zugeben, daß hier eine höhere Ordnung

[12] Mittlerweile bin ich Prof. Harthuns Ratschlag gefolgt und spreche nicht mehr länger von „Skalarwellen", wenn von der physikalischen Wirkungsweise des Reba-Testgerätes die Rede ist. Laut dem Physiker Herrn Harthun handelt es sich bei Skalarwellen auf aktuellem Wissensstand um eine reine Hypothese, so daß es zu diesem Zeitpunkt schlicht unklug wäre, sich auf eine rein spekulative Energie zu berufen. Statt dessen arbeiten beim Reba-Testgerät zweifellos Kräfte, die, wie jeder Anwender weiß, real existieren. Die offene Frage ist bloß, wie man sie vernünftig erklären kann? Die dabei wirksamen elektromagnetischen Kräfte sind viel zu schwach, so daß man damit den Wirkeffekt nicht ausreichend erklären kann. Es existiert also nach wie vor ein unbekannter Faktor X.

[13] Der deutsche Physiker Ernst Chladni hatte mit der Vorführung der von ihm 1787 entdeckten Klangfiguren am französischen Hofe großen Erfolg. Napoleon soll gesagt haben: „Der Chladni läßt uns die Töne sehen." Cladni strich mit einem Geigenbogen Metallscheiben an, die mit Pulver oder Sand bestreut waren, wodurch die Schwingungsvorgänge sichtbar gemacht wurden (siehe auch die entsprechende Abbildung).

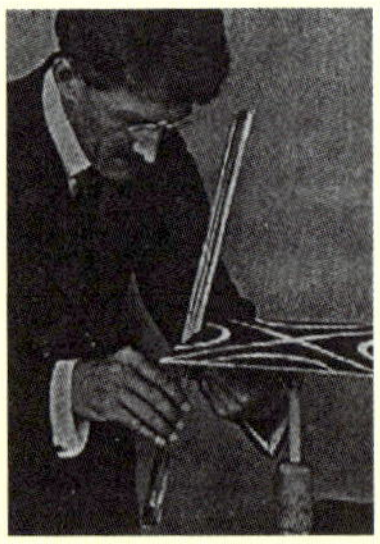

Klangstrukturen durch Geigenbogen, der eine mit Sand bestreute Fläche je nach Klang unterschiedlich verändert.

am wirken ist. Offenbar kommt die Schöpfung nicht aus dem Nirgendwo, und es formt sich der Schöpfungsprozeß auch nicht in chaotischer Weise, sondern er konstruiert sich aus bereits vorgebildeten Formbildern, wodurch harmonikale Ordnungen sichtbar werden. Was diese Formbilder wiederum letztlich ausmacht, entzieht sich unserer Kenntnis, aber es ist schon einmal eine faszinierende Entdeckung, daß es sie überhaupt gibt.

Eine andere ungeklärte Frage im Bereich des Naturwissenschaftlichen betrifft das Wesen der feinstofflichen Energie. Es hat in der Vergangenheit viele Forscher gegeben – man denke nur an Wilhelm Reich mit seinem Orgon oder die Forscher der sogenannten Nullpunkt-Energie, deren Protagonisten behaupten, die eigentliche Natur der Lebensenergie bereits entschlüsselt zu haben. Bei ehrlicher Betrachtung sind das jedoch alles nur Vermutungen und Phantasien geblieben, denn die Lebenskraft läßt sich bis heute nicht objektiv messen. Prof. Harthun weist ihr physikalisches Wesen daher auf salomonische Weise dem Transzendenten zu. Damit befinden wir uns in einem Bereich außerhalb der herkömmlichen Naturwissenschaft, bei der man vorschnell zu der Ansicht kommen kann, die Welt des Objektiven sei damit beendet. Trotzdem gibt es auch im Bereich des sogenannten Transzendenten durchaus bemerkenswerte Ansätze der modernen Physik, Spiritualität und Naturwissenschaften auszusöhnen. In dem Zusammenhang verweise ich auf den Beitrag des Physikers Niemz am Ende dieses Lesebuches, der sich mit den Zusammenhängen von Relativitätstheorie und Nahtod- Erfahrungen beschäftigt.

Harthuns folgender Beitrag ist vor allem deshalb für die Psychosomatische Energetik so wichtig, weil er auf die Zusammenhänge zwischen dem Lebendigen und der Information hinweist (siehe hierzu auch die Bücher von Marco Bischof über „Biophotonen"). Offenbar besitzen wir Menschen in Form der Lebensenergie eine Speichermöglichkeit für Informationen, vergleichbar der Festplatte beim Computer. Informationen scheinen dabei den Stoffwechsel zu modulieren, so wie Software die Hardware steuert. Man muß präzisierend dazu sagen, daß vor allem dissonante Informationen materiell störend wirken, indem sie den Zell-Stoffwechsel beeinträchtigen. Dissonante Informationen haben darüber hinaus ebenfalls eine Störwirkung auf das Geistige, also auf die Seele – man hat damit also eine psychosomatische Doppelwirkung. Mittels der Information als gestaltender Kraft und ihrer Auswirkung, die sowohl auf Seele wie Körper wirkt, kann man das wahre Wesen der Psychosomatik viel besser verstehen. Vor allem kann man solche Störungen viel besser behandeln, sobald man durchschaut hat, daß es sich dabei letztlich um nichts als um dissonante Informationen handelt (die daher mit „Informationsmedizin" behandelt werden können).

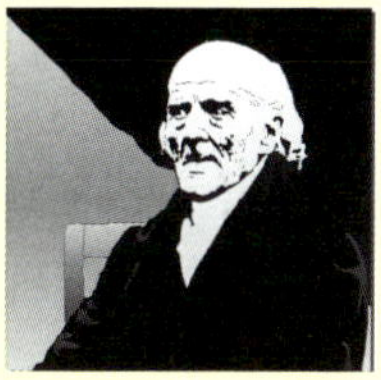
Samuel Hahnemann als alter Mann

Bekanntlich war Hahnemann der erste, der mittels der Homöopathie eine Handlungsanweisung entwickelt hat, um die gestörten Informationsfelder des Kranken zu behandeln. Homöopathie enthält bekanntlich keineswegs Nichts, wie Skeptiker argwöhnen, sondern heilsame Information! Wichtig ist zu begreifen, daß Hahnemann dabei das gesamte Energiefeld einer Person behandelt. In der Psychosomatischen Energetik gehen wir einen Schritt weiter und behandeln nicht mehr das gesamte Energiefeld, sondern bestimmte regionale dissonante Felder, die mit den seelischen Konflikten identisch sind. In der modernen Sprache der Informationstechnologie würde man in Analogie von Viren und Trojanern reden. Sobald man solche Störfaktoren beseitigt hat, kommt das ganze System danach meist von selbst in Ordnung.

2.1 Der Mensch, von Energie und Information durchströmt

Norbert Harthun

Die Vorgänge im menschlichen Körper sind von ungeheurer Vielfalt, welche zur Bildung entsprechender Spezialdisziplinen geführt hat. Allen Vorgängen gemeinsam sind energetische Prozesse, häufig verbunden mit Informationsverarbeitung. Daher wird einiges Grundlegendes zu „Energie" und „Information" dargestellt. Im Bestreben, weiterhin Gemeinsames aufzuführen, wird der Strömungsaspekt hervorgehoben und in diesem Zusammenhang werden „Selbst"-Organisation" und „Fließgleichgewicht" als wesentliche Merkmale des Körpers erläutert. Zum Schluß wird, auf diesem Fundament aufbauend und vom Strömungsgesichtspunkt ausgehend, eine allgemeine „energetische Lebensströmung als Informationsträger" gefolgert.

Verschafft man sich im Sinne einer „Vergleichenden Naturwissenschaft" einen gewissen Überblick, so erkennt man in Spezialdisziplinen eine Vielfalt von Einzelergebnissen mit imponierend hohem Niveau, die in vielen Fällen unverbunden nebeneinander stehen und im Wesentlichen aus analytischem Vorgehen resultieren. Es ist, wie wenn man viele Puzzle-Stückchen hat und darauf verzichtet, sie zusammenzusetzen. „Energie" und „Information" sind bei genauem Hinschauen an allen Phänomenen beteiligt, sind also, um im Sinne einer Synthese vorzugehen, die geeigneten Führer durch den „Wildwuchs" der Spezialisierungen.

Ein kurzer Exkurs zu „Energie" und „Information"

Für den praktischen Gebrauch reicht die Kurzbeschreibung der Physik:
Energie ist die Fähigkeit, Arbeit zu erbringen. (Sie hat Mengencharakter)

Das Gemeinsame bei allen Energien ist die Vorstellung von Feldern, welcher Art auch immer. Teilchen lassen sich nach Einstein als Feldkonzentrationen auffassen und mit „Feld" ist ein physikalischer Raum gemeint, der „vielfältige, komplexe Strukturen annehmen kann." [5]. [1]

Ein anschauliches Beispiel dafür ist jedem bekannt, nämlich die Tatsache, daß Eisenteilchen in der Umgebung eines Magneten von diesem angezogen werden. In der Nähe des Magneten liegt eine andere „Raumqualität", ein anderer „Raumzustand" vor als in größerer Entfernung. Der Magnet hat den umgebenden Raum strukturiert, er hat ein „Feld" erzeugt, in diesem Fall ein Magnetfeld.

Allgemein zur Feldvorstellung findet man bei Einstein: "Was unseren Sinnen als Materie erscheint, ist in Wirklichkeit nur eine Zusammenballung von Energie auf verhältnismäßig engem Raum. Wir können die Materiekörper auch als Regionen im Raum betrachten, in denen das Feld außerordentlich stark ist...Ein durch die Luft geworfener Stein ist in diesem Sinne ein veränderliches Feld, bei dem die Stelle mit der größten Feldintensität sich mit der Fluggeschwindigkeit des Steines durch den Raum bewegt. In einer solchen neuen Physik wäre kein Raum mehr für beides: Feld und Materie; das Feld wäre als das einzig Reale anzusehen" [6]. [2]

Für unsere Zwecke ist eine tiefere Veranschaulichung sinnvoll. Und zwar paßt die Vorstellung einer Strömung sehr gut. Wir handeln dann auch im Sinne der altgriechischen Weisheit „panta rei – alles fließt" (= strömt).

Der Begriff „Strömung" als interdisziplinärer Leitfaden

Eine zweidimensionale Modellvorstellung für eine Energieströmung, die sich zum Stein verdichtet – in Anlehnung an Einstein – zeigt Bild 1. Die Strömung rollt sich zu einem Wirbel auf und strömt aus seinem Zentrum wieder heraus.

Die Wirbelform aber bleibt bestehen!

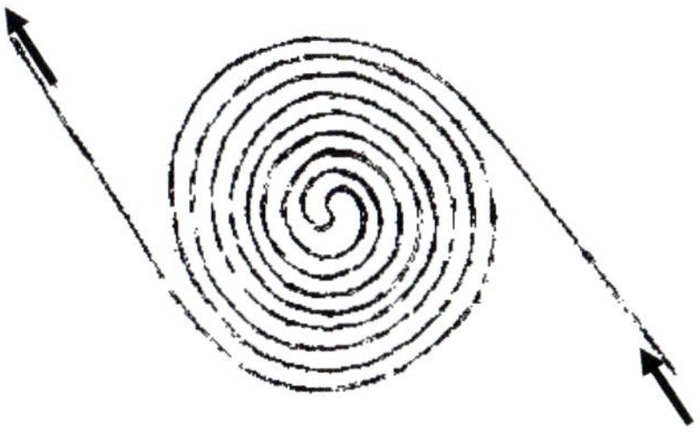

Bild 1: Zweidimensionales Modell für eine (Strömungs-)Feldverdichtung

Die im Bild 1 gezeigte „Umkehrspirale" findet sich interessanterweise auch in der Mythologie: "Die Umkehrspirale ... wurde zum Ritual einer religiösen inneren Wandlung. Man muß annehmen, daß dies offenbar einer aus dem Urwissen stammenden Vorstellung entspricht ... Es handelt sich wahrscheinlich um den im minoischen Kreta entstandenen Kulttanz ... immer auf einer Linie, führt der Weg zur Mitte. Der kunstvolle Gruppentanz brachte die Tänzerinnen und Tänzer in Pendelbewegungen von links (Gegenuhrzeigersinn), der Todesrichtung, nach rechts (Uhrzeigersinn), der Sonne und so wieder dem Leben entgegen. In der Mitte war man zur Kehrtwendung gezwungen und kam in der Folge als ein «Neugeborener», als Verwandelter, wieder heraus." Komplexere Verwandte sind die bekannten Labyrinthe [8]. [3]

Kommen wir zur Information! Der Begriff ‚Information' wird seit langer Zeit umgangssprachlich in Verbindung mit der menschlichen Kommunikation sowie mit Wissen und Kenntnissen gebraucht, und es herrscht eine gewisse Verwirrung.

Uns reichen allgemeingültige Kurzcharakterisierungen. Information kann auch „strömen", sie wird z.B. weiter gereicht bzw. übertragen. Sie ist ebenso wie „Energie" eine abstrakte, abgehobene „Worthülse", die in der Realität von Fall zu Fall erst mit Inhalt versehen werden muß!

Was man im Alltag unter „Information" versteht, ist eine Mischung objektiver und subjektiver Gegebenheiten. Wenn jemand aus dem Rundfunk-Lautsprecher eine Meldung über meßbare Schallwellen (objektiv) mit dem Ohr empfängt, so dekodiert sein Gehirn das Muster des Gehörsystems und dem Menschen erschließt sich der Sinn des Gesagten – oder auch nicht, wenn es sich z.B. um eine unbekannte Sprache handelt. Der ganze Vorgang ist also eine objektive und subjektive Angelegenheit.

Syntaktische Information: Zählbare (meßbare) Unterschiede (Einzelheiten)

Wie wir beim Beispiel „Rundfunkmeldung" sahen, entsteht semantische Information erst „hinter der Stirn" und ist erfahrungsgemäß mit Erwartungen und Empfindungen verbunden. Dies läßt sich sehr hübsch an einer bestimmten Art von Witzen zeigen, sprachlich in die Irre führen, um anschließend eine völlig unerwartete Bedeutung zu offerieren und amüsierte Verblüffung auszulösen. Das soll an zwei Beispielen gezeigt werden:

Ober: „Möchten Sie den Fisch blau essen?"
Gast: „Nein, bitte servieren Sie erst das Essen, dann die Getränke!"

Treffen sich zwei Sportler. Sagt der eine: „Du ich mach' jetzt Bogenschießen!"
Darauf der andere: „Klasse, geradeaus finde ich schon total schwierig."

In Analogie zur syntaktischen Information kann man die semantische Information folgendermaßen beschreiben:
Semantische Information: (Subjektiv) erkannter Zusammenhang (Ganzheit)

Vernetzung von Energie und Information

Nach dem Ausflug in „sprachliche Höhen" kommen wir wieder auf den Boden der physikalischen Realität, wo wir ein überschaubares Beispiel für Vernetzung von einem Energie- und einem Informationssystem finden. Beide kommen in zahlreichen Variationen im menschlichen Körper vor.

(Syntaktische) Information ist ohne Energie nicht realisierbar, denn letztere ist zum Erzeugen (und Transport) von Unterschieden unbedingt erforderlich. Diese enge Verknüpfung macht das Verständnis der Vorgänge im menschlichen Körper oft sehr schwierig. Nun gibt es aber ein allgemein bekanntes Beispiel, welches die Vernetzung und auch wesentliche Unterscheidungsmerkmale vor Augen führt: Der Blutkreislauf. In ihm wird Energie transportiert, z.B. die Nahrungsversorgung des Körpers und Information, z.B. Hormone.

Energie- und Informationsstrom können teilweise vernetzt sein, sind aber qualitativ verschieden.

Es ist wichtig, diese zwei unterschiedlichen Qualitäten (bei beiden handelt es sich zwar um Mengen, aber unterschiedlicher „Sorte"), von Fall zu Fall stets gut auseinanderzuhalten.

Das Phänomen „Selbst"-Organisation

Vor einigen Jahrzehnten entdeckten die Physiker auch an „unbelebten" Systemen die so genannte „Selbst"-Organisation offener Systeme durch Energiezufuhr, nämlich Aufbau komplexer Strukturen „aus dem Nichts", was eine Sensation war. Da die Physik einen Zustrom der hierzu nötigen Information nicht kannte bzw. kennt, kam es zur Worthülse „Selbst"-Organisation.

Einstein hat ein Universal-Feld als einzig Reales angesehen, in dem „Materie (als) eine Zusammenballung von Energie auf verhältnismäßig engem Raum" erscheint (s.o.). Von Information, die für Strukturierung sorgt, konnte damals nicht die Rede sein, da sie noch nicht im Blickfeld der Physiker lag, die mit dem Energiebegriff derzeit genug zu tun hatten. Es bietet sich heute konsequenterweise an, die zur Strukturierung erforderliche Information zu beachten und sie im Materie-bildenden Feld zu vermuten!

Steckt die Information zur Strukturierung im Materie-bildenden Feld? Also keine „Selbst"-Organisation?

Lebende Systeme sind die besten Beispiele für Energie-durchflossene Systeme, die sich „selbst" organisieren (Gene). Ob sie sich wirklich „selbst" organisieren? Genau an dieser Stelle stößt man auf den Unterschied zwischen materialistischer und idealistischer Auffassung: dominiert Stoff oder Geist? Eine Frage der Weltanschauung, die hier nicht ausführlich diskutiert werden kann. Aber dafür kann man einige Überlegungen aufgrund realer Erfahrungen anstellen.

Offenes System und Fließgleichgewicht: einfaches Modell

Für Energie-durchflossene Systeme gibt es einen charakterisierenden Fachbegriff: „Offene Systeme". Nimmt man einen Behälter, bei dem gleich viel Flüssigkeit ein- wie ausfließt, so hat man eine anschauliche Vorstellung (Bild 2).

Beim Menschen als „offenem System" ist das sichtbarste Beispiel dafür die Nahrungsaufnahme und -„entsorgung", eine Grundbedingung für den Stoffwechsel. Durch das „System Mensch" fließt ein Stoffstrom. Dieser Stoff führt dem Menschen Energie zu und verläßt ihn strukturell verändert nach einiger Zeit der „Zwischenspeicherung".

Das Aufrechterhalten von Fließgleichgewichten ist ein wesentliches Merkmal von Lebewesen.

„Strukturelle Veränderung" ist der vornehmere Ausdruck für: „Nimm Apfel und mach' Mensch daraus", und ganz allgemein sind damit im Körper Auf- und Abbau von Unterschieden jeglicher Art verbunden, bei denen entsprechende Energie und passende Information notwendig ist.

Und woher kommt diese Information? Wenn eine Wunde verheilt, so kann man vermuten, daß die erforderliche Information aus der unmittelbaren Umgebung kommt – man denke an Biophotonen. Woher aber kommt die Information, die den Menschen dazu veranlaßt, sich als „er selbst" zu fühlen, obwohl in seinem Körper ein Stoffwechsel in rasender Geschwindigkeit stattfindet und nach einigen Jahren praktisch jedes Molekül ausgetauscht wurde? Oben wurde die Information dem „universellen Feld" nach Einstein zugeschrieben, in dem wir alle „schwimmen".

Um an dieses Feld angekoppelt zu sein, bedarf es der Resonanz des Körpers. Erst dann strömt Energie in den Körper. Diese subtile Energie ist gleichzeitig ein Informationsträger. Bisher hat sie sich allen Meßversuchen entzogen, und es ist daher zulässig, sie dem Bereich der Transzendenz zuzuordnen (das jenseits des Bereichs der sinnlichen Erfahrung Liegende, das Jenseits; Bibliographisches Institut & F. A. Brockhaus AG, 2004).

Bei dieser Betrachtung sind materielle Körper sehr „dynamische Gebilde", sie sind Strömungsformen einer subtilen, Information-tragenden Energie aus der Transzendenz, die sich in unserer Realität manifestieren (siehe das Modell in Bild 1).

Energie und Information aus der „Transzendenz" bildet unsere Realität.

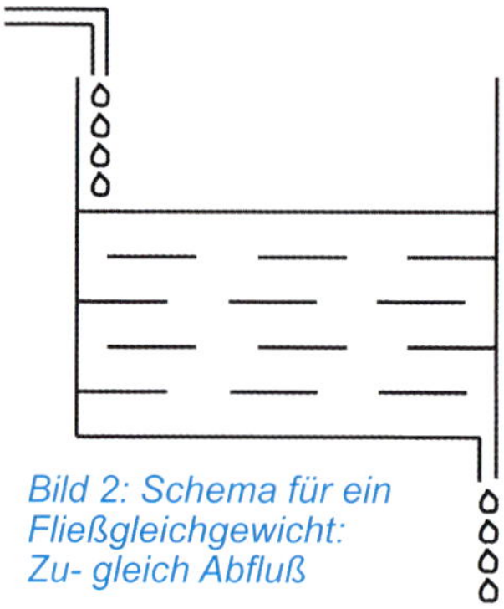

Bild 2: Schema für ein Fließgleichgewicht: Zu- gleich Abfluß

Bezogen auf den Menschen bedeutet diese Auffassung, daß von seiner Resonanzfähigkeit die Energiemenge abhängt, die ihn durchströmt, populär mit „Lebenskraft" oder Vitalität bezeichnet. Und zweitens dürfte seine geistige und körperliche Gesundheit, sein Grad der Strukturierung, von der Art und Menge der Information abhängen, die er dem subtilen Energieträger aus der Transzendenz entnehmen kann. Um ein Wort aus der Nachrichtentechnik zu gebrauchen: Was und wieviel kann er „dekodieren"?

Nun kennt man sehr „ätherische" Menschen, die anscheinend nicht besonders vital, also energetisch unterversorgt, dafür aber hochsensibel und feingeistig sind. Das Gegenteil begegnet einem auch recht oft .... In beiden Fällen ist das Verhältnis von einströmender Energie und dekodierter Information nicht im Einklang – „der Mensch ist nicht in seiner Mitte". Es bietet sich an, die Psyche nicht nur als das seelisch-geistige Leben des Menschen im Gegensatz zum körperlichen Sein aufzufassen, wie es die Psychologie tut. Sinnvoller erscheint eine ganzheitliche Sicht, so wie sie der Begriff „Psychosomatik" schon vertritt, nämlich bei der Erfassung eines Menschen die beiden Begriffe Energie und Information in ihrem Verhältnis zueinander als „Psyche" zu betrachten. Hier liegt in der Erforschung der Feinheiten noch ein großes Potential für Praxis-Erfahrungen und einer daraus folgenden Synthese der Kenntnisse.

Literatur

Jodl, H.: Felder; Akad. Verlagsges., Wiesbaden, 1976, S. 32

Einstein, A.; Infeld L: Die Evolution der Physik; rowohlts deutsche enzyklopädie, 1966

Hartmann, Hans; Mislin, Hans: Die Spirale im menschlichen Leben und in der Natur, Gewerbemuseum Basel, 1985; Ueli Ott: Spiral-Aspekte in der Religion (Ausstellungskatalog 18.6.-15.9.1985), S. 79-80

Kommentar des Herausgebers zum nachfolgenden Artikel

Das nachfolgende Umfrage-Ergebnis möchte ich in diesem Lesebuch veröffentlichen, obwohl es ursprünglich im Rahmen des Qualitätsmanagements der Herstellerfirma Rubimed in Auftrag gegeben wurde. Ein Grund dafür ist, daß dem Reba-Testgerät natürlich eine ganz zentrale Stellung im Rahmen der Psychosomatischen Energetik zukommt. Die tägliche Arbeitsweise mit dem Gerät ist daher im Grunde genau genommen nichts anderes als das Arbeiten mit der Psychosomatischen Energetik. Wenn die Herstellerfirma daher nach der Zufriedenheit mit dem Gerät gefragt hat, ergeben sich daraus in gleicher Konsequenz Fragen zur Zufriedenheit mit der Methode. Da es in diesem Lesebuch um die Fortbildung der Anwender geht, ist deren Urteil über die Methode natürlich etwas ganz Zentrales. Weil auf dem Fragebogen außerdem die Möglichkeit gegeben war, sich individuell zu der Testmethode zu äußern, habe ich einige der Antworten so eindrücklich gefunden, daß sie allgemein mitgeteilt gehören.

2.2 Umfrage zur Psychosomatischen Energetik

Reimar Banis

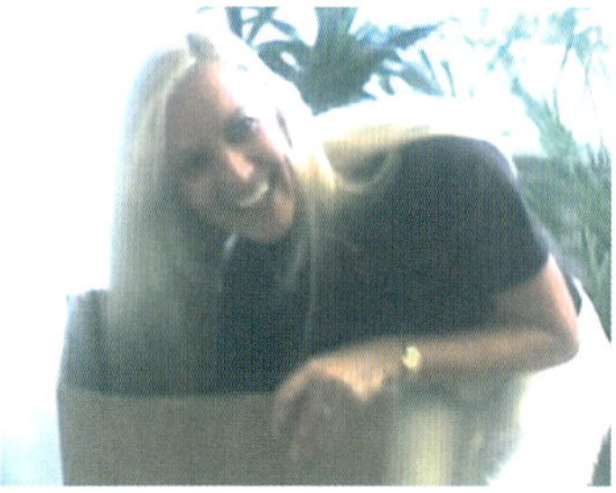

Caroline Wijnja vom Rubimed Team beim Ziehen des Gewinners der Umfrage

Für viele Kollegen ist die Psychosomatische Energetik (PSE) zu einem unverzichtbaren Bestandteil ihrer täglichen Arbeit geworden. Das spiegelt sich in einer Umfrage, die im Auftrag der Herstellerfirma Rubimed AG vor kurzem unter Besitzern des Reba-Testgerätes durchgeführt wurde. Es ging dabei um die Zufriedenheit mit der PSE und dem Reba-Testgerät im Rahmen des Qualitätsmanagements, das die Rubimed AG intern durchführt. Normalerweise verschwinden solche Umfrageergebnisse unveröffentlicht in irgendwelchen Aktenordnern. Als Inaugurator der Psychosomatischen Energetik und Mitentwickler des Reba-Testgerätes finde ich es aber lohnend, das Umfrageergebnis sowie individuelle Aussagen auf den Umfragezetteln zu veröffentlichen.

Über die Hälfte der Befragten hat geantwortet (n = 211), was für Umfragen dieser Art ein sehr gutes Ergebnis darstellt. Vorwegnehmen möchte ich, daß das Gesamtecho außerordentlich positiv war.

	Stimme völlig zu	**Stimme zu**	**Neutral**	**Lehne ab**	**Lehne völlig ab**
Das Reba-Testgerät ist für mich ein wichtiges Hilfsmittel bei der täglichen Praxisarbeit	78 %	18 %	3.5 %		
Die Bedienung ist einfach und logisch.	87 %		13 %		
Das Reba-Testgerät ist für mich unverzichtbar.	70 %	19 %	10 %	0.5 %	
Die Handhabung des Gerätes ist mühelos.	83 %	15 %	1 %		
Die Gebrauchsanweisung ist gut verständlich.	66.5 %	25 %	4.75 %		
Mit der Psychosomatischen Energetik als Testsystem komme ich gut zurecht.	83 %	15 %	1.4 %		

Das Gesamtfazit lautet: für mehr als drei von vier Therapeuten ist das Reba-Testgerät ein wichtiges Hilfsmittel in der täglichen Praxis. Zwei von drei Therapeuten bezeichnen es sogar als unverzichtbar. Besonders positiv werden Fragen nach der Logik der PSE und der Handhabung beantwortet. Insgesamt zeigt sich, daß das Reba-Testgerät mehr und mehr zu einem unverzichtbaren Basisgerät in vielen komplementärmedizinischen Praxen wird.

Besonders eindrücklich waren individuelle Kommentare, die in einem Kasten unterhalb der Umfrage hineingeschrieben werden konnten.

Einige Bemerkungen möchte ich herausgreifen:

„Seitdem ich auf dem Gebiet der Psychosomatischen Energetik ausgebildet wurde, hat sich mein Wirkungsfeld enorm erweitert und vertieft. Dieses Verfahren ist mittlerweile in meiner Praxis zum wichtigsten Therapieverfahren geworden, weil ich somit in kürzester Zeit die Ursachen von Blockaden und Konflikten zielsicher feststellen und behandeln kann! Wir danken den Erfindern! Rebagerät bewährt sich optimal für Diagnostik und Therapie auf allen Ebenen."

„Ich arbeite für die universitären psychiatrischen Dienste der Universität B. und für eine Klinik für Suchtkrankheiten in K. Für mich ist das Gerät ein Muß, der Erfolg motiviert mich."

„Es ist eine Super-Therapieform. Danke für die Erfindung!"

„Vielen Dank für diese wunderbare Methode!!!"

„Bin begeistert und arbeite sehr viel mit den PSE."

„Ohne Gerät geht nichts mehr!"

„Seit ich vor 2 Jahren mit der PSE begonnen habe, sind täglich 4-6 Klient/Innen für PSE in meiner Praxis, dies aus der ganzen Schweiz. Viele von ihnen sind nicht krank, sondern möchten spirituell wachsen. Bei Krankheiten sind sensationelle Erfolge möglich. Ganz herzlichen Dank an Dr. Banis für ihre fantastische Methode."

„Inzwischen kommen 95 % meiner Kunden/Patienten wegen der PSE!!"

„Ich arbeite seit 14 Jahren als Heilpraktiker und erlernte „unzählige Methoden". Die genialste Methode ist für mich jedoch die PSE. Ich könnte mir meine Arbeit ohne diese Methode nicht mehr vorstellen!"

„Ich finde die Testung mit dem Reba-Testgerät genial. Da ich nicht ausschließlich mit der PSE arbeite, habe ich jederzeit die Möglichkeit alles zu testen, ob Therapieverlauf (auch wirkend bzw. nach der Akupunktur), Allergene, Nahrungsmittel oder von den Patienten mitgebrachte Medikamente. Meine tägliche Praxisarbeit wäre ohne das Reba-Testgerät deutlich schwieriger und auch bestimmt weniger erfolgreich und überzeugend."

„Es ist aus meinem Praxisalltag nicht mehr wegzudenken, erleichtert, vertieft die Arbeit. Die Patienten erleben sich gut aufgehoben, erhalten ein ganz anderes Wahrnehmungsempfinden zum eigenen „Energiehaushalt".

„Die Psychosomatische Energetik ist für mich inzwischen zur Basistherapie geworden!"

„Ich bin als homöopathische Allgemeinärztin sehr begeistert von der Einfachheit und Wirksamkeit der Methode."

„Die Methode hat den Erfolg in meiner Praxis sehr gesteigert."

„Es ist wunderbar zu sehen, wie vor allem Kinder sich verändern und wieder aus ihren Augen strahlen. Bin so froh, diese Methode für mich entdeckt zu haben."

„Eine Super-Vereinfachung meiner z.T. sehr anstrengenden Praxisarbeit."

„Die Erfahrung hat gezeigt, daß meine Patienten sich nach, teilweise schon während der Therapie erheblich besser fühlen, ausgeglichener und belastbarer sind. Allerdings kann ich von einer Therapiezeit von mindestens einem ¾ Jahr bis ca.1 ½ Jahren ausgehen."

„Seit dem Einsatz des Reba-Testgeräts hat sich die Anzahl der männlichen Klienten in meiner Praxis erhöht. Die Testung und das Testprotokoll sind überzeugend."

„Ein depressives Mädchen sagte im Verlauf der Behandlung zu ihrer Mutter: ‚Das ist ja eine göttliche Medizin für mich'."

„Die Methode ist fantastisch, ich arbeite fast ausschließlich damit, weil sie so gute Resultate liefert und die Menschen sichtbar und spürbar in ihrer persönlichen Entwicklung weiter bringt."

„Das Reba-Testgerät ist einer der wenigen sinnvollen energetischen Test- und Diagnosegeräte, klar in der Aussage und für den Befund."

„Langjährige Patienten (Praxis seit 20 Jahren) sind plötzlich mit Hilfe des Gerätes ‚psychologisch' ansprechbar."

„Obwohl ich sehr viel manuell in meiner Praxis tätig bin, ist das Reba-Testgerät bei Rezidiven (WS-Problemen) ein verläßlicher Partner bezüglich der Blockaden-Findung. Ich bin sehr dankbar, daß es dieses wunderbare Gerät gibt."

„Die Ergebnisse dieser Testmethode faszinieren mich immer wieder aufs Neue."

„Reba-Testgerät ist nun schon mehr als 5 Jahre täglich in Gebrauch und noch nie ‚ausgestiegen'."

„Die PSE revolutioniert meine Praxisarbeit mehr und mehr; ich habe den Eindruck, daß ich vieles, was ich bisher gemacht habe, nicht mehr brauche. Komme mit dem Gerät viel zuverlässiger und schneller zum Kern der Nöte (ob physisch oder psychisch) eines Menschen. Manchmal (ziemlich oft) erlebe ich im Nachgespräch bzw. der Testbesprechung mit dem Patienten ‚heilige' Momente."

„Ich gebrauche das Testgerät wirklich täglich und bin von der Psychosomatischen Energetik hellauf begeistert."

„ Je länger ich damit arbeite, um so überzeugender bin ich geworden!"

„Das Rebagerät ist wirklich ein tolles Hilfsmittel. Man bekommt schnell Klarheit und die Entscheidung fällt leicht, auf welcher Ebene behandelt werden muß (körperlich und emotional). Die Patienten vertrauen und wissen, daß es mit den „blauen Tropfen" schnell wieder gut wird. Danke!"

Hervorheben möchte ich, daß es sich bei der Mehrzahl um erfahrene Therapeuten handelt, die in der Regel neben der Psychosomatischen Energetik zahlreiche andere Verfahren beherrschen. Das macht die lobenden Worte um so bemerkenswerter. Der Allgemeintenor lautet, daß andere Methoden meist mehr und mehr in den Hintergrund rücken, wenn man einmal angefangen hat, mit der Psychosomatischen Energetik zu arbeiten. Das bedeutet auf der anderen Seite keine Abwertung konkurrierender Verfahren, sondern einfach ein gezieltes Arbeiten auf einer übergeordneten Ebene. Beispielsweise verschwinden viele rheumatische Beschwerden, wie etwa Lumboischialgien oder Zervikobrachialgien, wenn man die zugrundeliegenden psychoenergetischen Blockaden gelöst hat. Man spart deshalb nicht nur Zeit, indem man Rückfälle verhütet, sobald man an der Wurzel der Beschwerden ansetzt, sondern bekommt dauerhafte Heilerfolge.

Als Inaugurator der Methode hat mich besonders die anhaltende Begeisterung beeindruckt, die aus den Zuschriften spricht. Denn viele Kollegen, die sich so enthusiastisch geäußert haben, wenden die Methode bereits seit einigen Jahren an. Es handelt sich bei der Psychosomatischen Energetik also keineswegs um eine Eintagsfliege, sondern ganz im Gegenteil um ein Verfahren, daß viele Kollegen um so mehr überzeugt, je länger sie es anwenden. In persönlichem Gespräch mit versierten Anwendern wird mir immer wieder gesagt, daß die Psychosomatische Energetik zwar am Anfang schnell zu erlernen und einfach anzuwenden sei, aber mit längerer Erfahrung immer mehr an Tiefendimension gewinnt und immer komplexere Seiten zeigt. Es wird einem deshalb als Anwender nie langweilig, und die Faszination der Methode hält nicht nur an, sondern scheint sich mit der Dauer der Anwendung zu steigern.

Ich bin überzeugt, daß man diese Begeisterung als ein ganz wichtiges Attribut einer erfolgreichen Methode ansehen kann. Denn nur wenn mich eine Methode überzeugt und mir Freude bereitet, kann ich den Patienten mit meiner Begeisterung anstecken. Ich kann dazu auf dieser Basis auch frustrierende Phasen oder sogar Rückschläge viel besser durchstehen, die es natürlich auch bei der Psychosomatischen

Energetik gibt. Besonders faszinierend ist dabei der „heilige Moment", von dem in einer Zuschrift die Rede ist, wenn man den Patient mit seinem Konfliktthema in den tiefsten Bereichen seiner Seele ansprechen kann. Diesen Moment erlebt man besonders dann, wenn der Zentralkonflikt bei einer Sitzung aktiv testet und anschließend besprochen wird. Jeder, der solche Momente als Therapeut erleben darf, spürt, wie wichtig es ist, daß wir unsere Patienten und uns selbst von solchen alten Blockaden befreien. Insofern ist die Psychosomatische Energetik weit mehr als nur eine Heilmethode, sondern in gewisser Weise ein tief wirksames Programm, eigentlich eine freiheitliche und sehr lebendige Geisteshaltung, die ins Soziale ebenso wie ins Spirituelle hineinwirkt. Sie stellt die Möglichkeiten, die jemand aus sich heraus entfaltet, und ebenso die Würde des Individuums in den Mittelpunkt ihres Therapiekonzepts.

Kommentar des Herausgebers zum nachfolgenden Artikel

Im folgenden Beitrag versucht Herr Viehweger, die Psychosomatische Energetik in einen größeren Zusammenhang zu stellen, bei dem die Theorie des „Global Scaling" ganz im Vordergrund steht. Der folgende Beitrag beschäftigt sich aber nicht nur mit Theorie. Am Beispiel der Osteoporose macht Herr Viehweger als Orthopäde deutlich, daß eine bloße Substitution keineswegs zum Ziel führen muß. Ein ganzheitliches Denken führt oft viel weiter, etwa, indem man die schlechte Energie- und Stoffwechselsituation des Osteoporose-Kranken berücksichtigt. Diese wiederum hängt erfahrungsgemäß oft eng mit einer Geopathie und Konflikten zusammen, so daß die Psychosomatische Energetik hier eigentlich (wie so oft) am Anfang der Behandlung stehen sollte.

Bei dem weitgespannten Bogen seiner Gedanken kommt Herrn Viehweger auch auf das wichtige und zentrale Problem des freien Willens zurück. Ich finde es sehr lobenswert und wichtig, daß ganzheitlich denkende Menschen wie Herr Viehweger das Postulat des freien Willens hervorheben und gegenüber solchen Naturwissenschaftlern verteidigen, die ein materialistisches und extrem reduktionistisches Weltbild haben. So behauptet der Hirnforscher Wolfgang Singer, „das Bewußtsein sei eine emergente Eigenschaft von Hirnprozessen". Bekanntlich soll der freie Wille demzufolge eine Fiktion sein, die uns ein Neuronengewitter im Kopf vorspielt[14]. Der gewitzte Philosoph Jürgen Habermas hat Singers Logik in einer Diskussion ad absurdum führen können, indem er argumentierte, dann wären die Gedanken von Singer doch auch von absolutistischen Neuronen vorgegeben. Daraufhin fiel Singer nichts mehr ein, denn letztlich ist es eine Logik, die sich in den Schwanz beißt und in der Absurdität endet!

Man sieht an dem ganzen Gelehrtenstreit, daß es hierbei um sehr Grundsätzliches in bestimmten Weltbildern geht. Wenn man solche Gedanken weiterdenkt, handelt es sich keineswegs bloß um Theoretisiererei. Man landet unversehens bei der praktischen Anwendung, ob es sich um Freisprüche vor Gericht oder pädagogische Konzepte handelt. Meine Position ist dabei ganz eindeutig: Erstens ist für mich das Bewußtsein das Primäre gegenüber der Materie. Im späteren Kapitel über Spiritualität und Nahtoderfahrungen wird dieses Argument wieder aufgegriffen. Ohne das Primat eines individuellen und selbstbestimmten Bewußtseins, das in gewisser Unabhängigkeit agiert, erscheint mir jedes Nach-

[14] „Der freie Wille ist nur ein gutes Gefühl" Das Weltbild des Hirnforschers Wolf Singer (Direktor des Max Planck-Instituts für Hirnforschung in Frankfurt/Main) gefährdet die Grundlage des menschlichen Zusammenlebens - warnt der Philosoph Jürgen Habermas. Denn: Singer hält unsere Vorstellung von einem freien Willen für eine Illusion aus: Ein Interview von Markus C. Schulte v. Drach am 25.4.2006 in der Süddeutschen Zeitung.

denken über den tieferen Sinn des Lebens in der Absurdität zu enden. Aber auch die Würde des Einzelnen scheint mir nur dann gewahrt zu bleiben, wenn man ihm eine gewisse Autonomie vom Diktat des Materiellen und die grundsätzliche Freiheit einer Wahl zugesteht.

Natürlich klärt das Primat des Geistigen immer noch nicht das verflixte Problem gewisser Notstände und Ausnahmesituationen, wenn es um Ausnahmen der Schuldfrage geht. Doch obwohl Konflikte, Drogen, extreme emotionale Zustände usw. unser Bewußtsein einengen und unseren Handlungsspielraum zeitweise begrenzen (juristisch spricht man von „verminderter Zurechnungsfähigkeit"), geschieht das praktisch nie vollständig, so daß immer ein gewisser Rest des freien Willens erhalten bleibt. Die Psychosomatische Energetik teilt daher nicht die Auffassung vieler moderner Sozialpsychologen, Psychiater usw., die – politisch korrekt mit dem heutigen Zeitgeist – aus Tätern in letzter Konsequenz so gut wie immer Opfer machen. Ganz klar plädiere ich für die Realität einer persönlichen Schuld, die normalerweise immer erhalten bleibt, wenn man von seltenen Grenzfällen absieht.

Man kann das auch positiv formulieren, indem man auf die Würde des Einzelnen abhebt, dessen Willensentscheidung streng genommen immer erhalten bleibt. Man kann daraus auch eine Ethik der Menschenrechte ableiten, was ja schon Immanuel Kant im Sinne hatte, als er das Recht des einen durch das Recht des anderen abgegrenzt hat. Beschränkt man das Recht des anderen durch die eigene Willensäußerung zu sehr, setzt man sich ins Unrecht, es sei denn, ein Sonderfall ermächtigt einen dazu, beispielsweise bei der Zwangsbehandlung eines suizidgefährdeten Menschen. Ansonsten endet bekanntlich die Freiheit des einen bei der des anderen. Dabei ist die Vorstellung eines freien Willens ganz wesentlich, sei es in der Politik oder wo auch immer.

2.3 Philosophische Gedanken zur Psychosomatischen Energetik

Rainer Viehweger

Philosophie bedeutet wörtlich Liebe zur Wahrheit. Wahrheit ist immer subjektiv, weil sie sich aus unseren Wahrnehmungen, Gefühlen, Erfahrungen und Denkmustern zusammensetzt. Darauf baut das persönliche Weltbild jedes Menschen auf. Die Zeit erscheint dafür reif, daß sich jeder für ein ganzheitliches Weltbild entscheidet. Ständig vergleichen wir unsere Wahrnehmungen mit den im Gehirn abgespeicherten Mustern über die Welt und treffen auf Grund dieser Vergleiche unsere Entscheidungen. Die Frage nach dem Sinn des Lebens, nach dem Woher, Wozu und Wohin wird für das Überleben immer wichtiger. Die bisherige Ansicht, der Mensch sei eine komplizierte Maschine, ist nicht haltbar, da sie das Leben sinnlos macht.

In den Naturwissenschaften finden heute tief greifende philosophische Veränderungen statt. Dabei handelt es sich um eine Bewußtseinsrevolution. Es gibt keine reinen physikalischen Prozesse. Der Untersucher ist in das Experiment eingebunden, und er beeinflußt den Fortgang des Experimentes mit seinem Bewußtsein. Bewußtsein ist etwas Kosmisches. Die wahrgenommene Realität ist eine Wahrscheinlichkeitsfunktion.

Wir brauchen offenherzige, optimistische Menschen mit einem ganzheitlichen Weltbild, um die gewaltigen Aufgaben zu lösen, die die Globalisierung und die Verknappung der fossilen Energiequellen mit all ihren Folgen mit sich bringen. Atomspaltung zur Energiegewinnung kann keine Alternative sein. Die Ereignisdichte nimmt ständig zu. Alte Auffassungen überleben sich sehr schnell. Die Anpassung an neue Gegebenheiten gestaltet sich oft sehr schwierig. Ganzheitlich eingestellte Menschen werden nicht mehr aus persönlichen Machtinteressen heraus handeln können.

Auch in der Medizin finden wir zunehmend Polaritäten. Einerseits beklagen wir die Kostenexplosion, auf der anderen Seite nehmen die chronischen Krankheiten ständig zu. Immer mehr Gelder werden für die Krebsforschung bereitgestellt. Im Deutschen Ärzteblatt vom Oktober 2005 wird dargelegt, daß beim metastasierten Mammakarzinom trotz aller Anstrengungen auf dem Gebiet der Chirurgie, Chemotherapie und Bestrahlung keine Lebensverlängerung erreicht werden konnte(2). Alternative Heilmethoden werden verunglimpft, wie man das am Beispiel der Homöopathie im letzten Jahr deutlich erkennen konnte. Auf der anderen Seite suchen immer mehr Menschen nach alternativen Methoden zur Schulmedizin, da bei chronischen Erkrankungen keine Heilung angeboten wird. Die Medizin der Zukunft kann nur ganzheitlich sein. Dazu bedarf es einer ganzheitlichen Weltanschauung aller Beteiligten, der Patienten und der Therapeuten. In der Zukunft dürfen wir uns nicht mehr von Teilwahrheiten blenden lassen, die lineares Denken mit sich bringt. Voraussetzung für ganzheitliches Denken ist fließende Energie, Energieaustausch. Um den Energieaustausch unseres Organismus und des gesamten Universums besser verstehen zu können, ist es notwendig, sich mit Global Scaling zu befassen.

Global Scaling ist ein Naturphänomen. Global Scaling beschäftigt sich mit dem logarithmisch skaleninvarianten, hyperbolisch fraktalen Aufbau des Universums. Es werden die Maßstäbe und Häufigkeitsverteilungen betrachtet. Ursache für die harmonikalische Verteilung der Maßstäbe im Universum sind die Eigenschwingungen der Materie auf energetisch niedrigstem Niveau. Es gilt das Prinzip der kleinsten Wirkung. Mit geringstem Aufwand wird das Maximale erreicht. Das ist intelligent. Scaling ist ein Begriff aus der Hochenergiephysik und wurde Ende der 60er Jahre erstmals benutzt für die Beschreibung der Verteilung der Elementarteilchen innerhalb des Atomkerns.

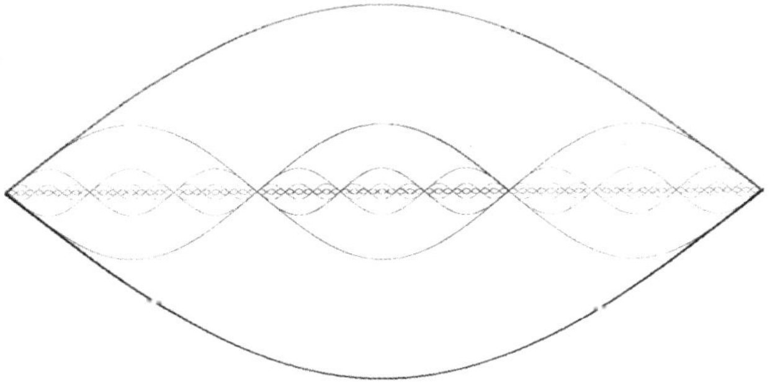

Zur Erklärung dieses Naturphänomens Global Scaling wurde 1982 von dem Physiker Dr. rer. nat. Hartmut Müller erstmalig die Global Scaling Theorie vorgestellt, die es möglich macht, das Phänomen mathematisch zu beschreiben[15].

Global Scaling soll die bisherige Wissenschaft ergänzen, denn bisher wurden gewaltige Mengen an Meßwerten zusammengetragen, von denen die meisten nach Global Scaling analysiert werden können. Mit Global Scaling lernen wir, die Welt maß-

[15] Eine kurze Definition von Global Scaling: „Im Gegensatz zu den heute überall in der Naturwissenschaft verwendeten linearen Maßstäben für alle beliebigen physikalischen Größen wird in der Theorie des Global Scaling angenommen, der in der Natur tatsächlich verwendete Maßstab sei nicht linear, sondern in erster Näherung logarithmisch und bei noch genauerer Betrachtung zusätzlich fraktal hyperbolisch unterteilt."

stäblich zu betrachten, das heißt, logarithmisch zu denken. Die meisten natürlichen Prozesse unterliegen dem multiplikativen Gestaltungsprinzip. Deshalb ist eine lognormale Verteilung zu erwarten. Sehr wichtige Beispiele aus der Natur sind die Eichung unserer Sinne, des Gehörs, des Tastsinnes, des Geschmacks, des Geruchs und des Sehvermögens. Unsere Sinne müssen derart geeicht sein, da die Natur so aufgebaut ist.

Auch das Reba-Testgerät ist logarithmisch geeicht, um eine gute Resonanz zu erreichen.

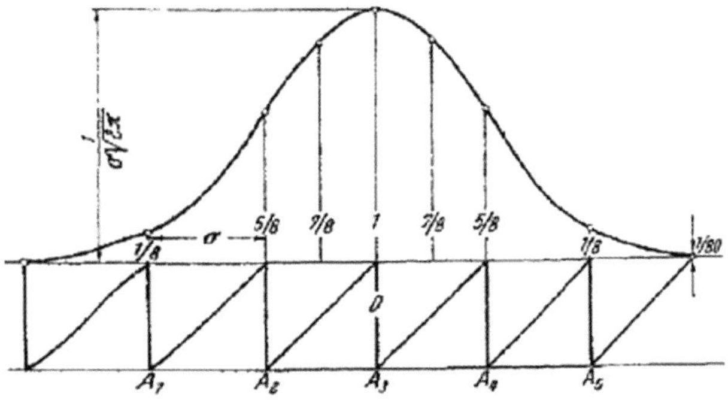

Der Zusammenhang der Gauß'schen Standard-Normalverteilung mit den festen Abständen einer arithmetischen Reihe nach Gebelein & Heite (1950).

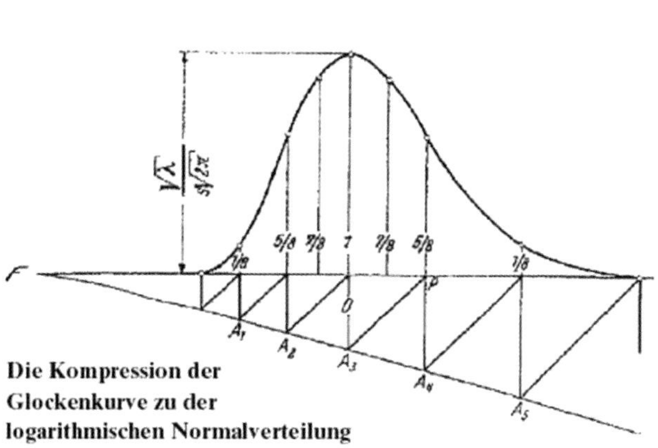

Die Kompression der Glockenkurve zu der logarithmischen Normalverteilung verursacht durch die geometrische Reihe. Quelle: Gebelein & Heite, (1950).

Die wichtigste Eigenschaft von Eigenschwingungen ist, daß sie fraktal sind. Dadurch entsteht ein fraktales Wellensystem – das System der Eigenschwingungen des physikalischen Vakuums und der Materie. Die Verteilung der Eigenschwingungen wird durch die Müller-Menge – das Fundamentale Fraktal– auf der logarithmischen Zahlengeraden dargestellt. Alle Prozesse im dreidimensionalen linearen Raum entfalten sich daraus. Eichmaße sind die superstabilen Eigenschaften des Protons.

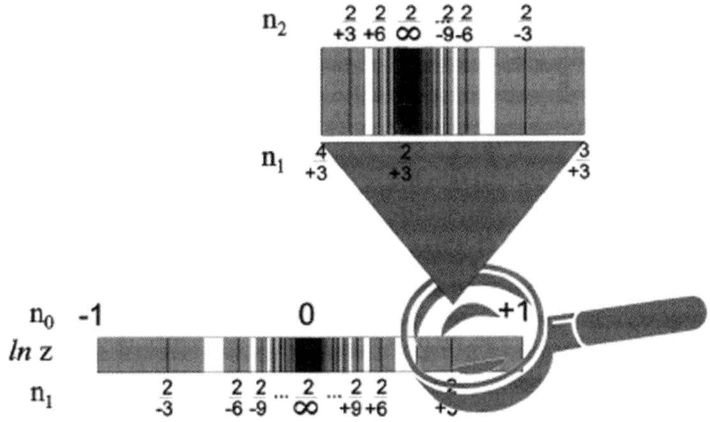

Das Fundamentale Fraktal

5 Hertz sind die Hauptresonanzfrequenz unseres zentralen Nervensystems. 5 Hertz belegen auf der logarithmischen Geraden der Frequenzen den Knotenpunkt -54 [ln 5Hz/1,4254869 x 1024 Hz (=Eigenschwingungsfrequenz des Protons) = -54]. Dieser Knoten ist sehr mächtig, da er einen direkten Bezug zum Proton hat und so mit vielen anderen wichtigen Schwingungsprozessen in Wechselwirkung steht. Daraus folgt, daß Prozesse, die mit Bewußtsein zu tun haben, in kosmischen Maßstäben stattfinden. Der Mensch wird mit seiner wichtigsten Resonanzfrequenz im unmittelbaren Universum in das Zentrum des Weltbildes gerückt, nicht geo-, helio-, galakto- oder metagalaktozentrisch, wo der Mensch am Rande keine Rolle spielt. Seine Eigenresonanzfähigkeit betreffend übertrifft der Mensch alles andere im Universum. Diese Eigenschaft sollten wir der heutigen Wissenschaft hinzufügen.

5 Hertz sind ein Knotenpunkt, eine Grenzfrequenz. Unter 5 Hertz haben die Schwingungen andere Eigenschaften als über 5 Hertz. Im EEG finden wir das Spektrum der Theta-Wellen von 3,5 – 7 Hz, wo Träume und Phantasien stattfinden. Es entspricht der Emotionalebene. Die Schwingungen dieser Ebene bewegen sich um 5 Hz. Un-

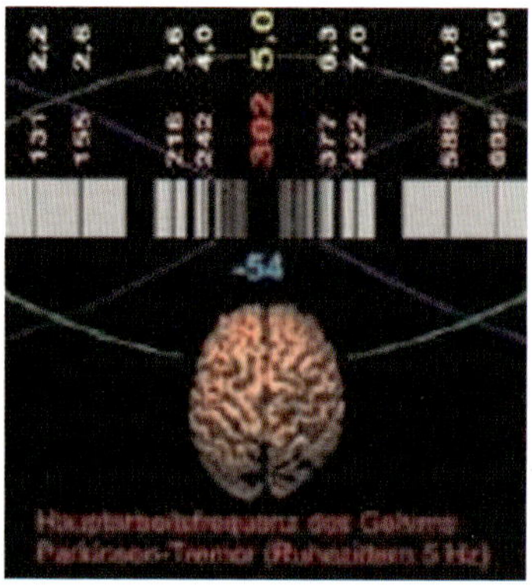

ter 5 Hertz befinden sich Frequenzen, mit denen unser Gehirn im Schlaf arbeitet, über 5 Hertz befinden wir uns im Wachzustand.

In der Nähe von Knotenpunkten liegende Meßwerte haben bestimmte Eigenschaften. So finden wir einen hohen Austausch von Energie und Information, eine hohe Energiewandlungsfähigkeit, Turbulenzen und Fluktuationen. Im Knoten wird das Spektrum unendlich dicht, Chaos tritt auf. Es besteht eine hohe Eigenresonanzfähigkeit.

Wir sprechen davon, daß wir durch Träume Ereignisse unseres Lebens verarbeiten, integrieren, umwandeln. Während der Behandlung mit den Tropfen der PSE träumt man vermehrt und intensiver.

Berechnungen nach Global Scaling sind praktisch unmittelbar relevant, weil die Eigenschwingungen der Materie höchste Priorität genießen, da Materie nach energetischer Effizienz strebt. Daraus leitet sich auch die Selbstheilungskraft her.

Über Global Scaling läßt sich die Dimension der PSE erkennen. Die PSE verbessert die Eigenresonanzfähigkeit unseres ZNS. In Kenntnis von Global Scaling wird sogar die kosmische Dimension sichtbar. Weitere Analysen nach Global Scaling im Rahmen der PSE scheinen sehr sinnvoll.

Am Beispiel der Osteoporose möchte ich auf die möglichen Fehler eingehen, die wir mit unserer schulmedizinischen linearen Betrachtungsweise machen können, wenn wir uns rein mit Substitutionen von fehlenden Stoffen beschäftigen. Laut Definition ist die Osteoporose gekennzeichnet durch die Verminderung der Knochensubstanz und Knochenstruktur mit erhöhter Frakturanfälligkeit. Risikofaktoren für die Entwicklung der Osteoporose sind Bewegungsmangel, Rauchen, Alkohol, überwiegende Ernährung mit Fast Food, genetische Disposition, weibliches Geschlecht. Als Basistherapie werden 1-1,5 g Kalzium pro Tag und Vitamin D3 gegeben. Die weitere Therapie setzt sich zusammen aus Hemmung der Oskeoklasten, der Stimulierung der Osteoblasten mit verschiedenen Stoffgruppen. Weiterhin werden Analgetika gegeben und der Bewegungsmangel soll aufgehoben werden durch Gymnastik und Spazierengehen. Physikalische Therapie und Krankengymnastik werden eingesetzt.

Das lineare Denken äußert sich in diesem Beispiel vor allem in der Kalziumgabe. Die Osteoporose ist ein Symptom einer Stoffwechselerkrankung mit kataboler Verschiebung des Zellstoffwechsels des lebendigen knöchernen Gewebes als Folge einer streßbedingten katabolen Stoffwechselsituation des gesamten Organismus. Die Gabe von Kalzium mineralisiert den Knochen, er wird aber spröder. Die Knochenbälkchen vermehren sich nicht, sie werden nur härter und unelastischer. Durch die katabole Wirkung von Kalzium kommt es zur Hemmung der anabolen Regeneration des lebenden Knochengewebes. Zuviel Kalzium lähmt die Mitochondrien durch Membranabdichtung der Mitochondrien. Dann muß die Zelle durch anaerobe Glykolyse Energie gewinnen. Bei der aeroben Glukoseverbrennung im Mitochondrium entstehen aus einem Molekül Glukose 38 Moleküle ATP aus ADP und P, bei der Milchsäurevergärung (anaerobe Glykolyse) im Zellplasma nur ein einziges Molekül ATP. Die Möglichkeit der krebsartigen Degeneration wird gefördert. Eine Studie aus den USA mit 12000 Probanden, die täglich 300 mg Kalzium per os bekamen, wurde nach wenigen Wochen abgebrochen, da bei den männlichen Probanden das Risiko der Entwicklung eines Prostatakarzinoms erheblich angestiegen war(5).

Die Therapie der Osteoporose sollte besser mit anabol wirkenden Substanzen erfolgen wie Magnesiumcitrat(4) und/oder Aminosäuren. Die gesamte Osteoporosetherapie einschließlich ihrer Leitlinien gehört zumindest auf den Prüfstand. Wie schwer wird es sein, Ärzte und Patienten davon zu überzeugen, daß eine Dauertherapie mit Kalzium für den Organismus schädlich ist? Vorteilhaft bleibt die kurzzeitige Kalziumgabe in akuten Fällen wie Allergien und heftigen Entzündungen, weil hier die katabole Wirkung erwünscht ist.

Aus Sicht der PSE ist die Osteoporose eine Erkrankung mit verminderter Knochensubstanz mit teilweisem Verlust der Struktur und erhöhter Frakturgefahr. Die Stoffwechselstörung des Organismus und seiner Zellen ist hier schon enthalten, da von Energiemangel als Ursache ausgegangen wird. Die Ursachen für den Energiemangel sieht die PSE in den unbewußten seelischen Konflikten bis hin zum Zentralkonflikt als genetische Disposition und in der Geopathie. Als Ursache kommen weiterhin versteckte Angsterkrankungen, Parasympathikotonie oder Sympathikotonie in Frage, die wiederum ihre Ursachen in ungelösten seelischen Konflikten haben. Eine Störung des Zellstoffwechsels kann auch durch Malabsorption aufgrund einer gestörten Darmflora vorliegen.

Was ist ganzheitlich zu tun? Die Geopathie muß beseitigt werden. Die Konflikte werden durch die homöopathischen Komplexmittel der PSE abgeschmolzen. Nach individueller Diagnostik erfolgt der Aufbau der Darmflora, etc. Der gesamte Organismus wird entlastet. Es gibt weniger Streßoren. Der Stoffwechsel kann je nach Bedarf zwischen anabol und katabol wieder schwingen. Neben einer gesunden Ernährung sind sinnvolle Nahrungsergänzungen mit Mineralien, Antioxidantien, Diosgenin, Aminosäuren und den so genannten „essentiellen Zuckern" nach Testung zu erwägen. Der beste Plan ergibt kein Haus, wenn die Bausteine fehlen. Unsere Zellen können nicht alle Stoffe synthetisieren. Außerdem würde das oftmals Energie kosten, die über eine gute Ernährung nicht verbraucht werden muß. Sicher stehen wir immer noch am Anfang unseres Wissens über die Funktionen unserer Zellen und des Organismus. Der ganzheitliche Ansatz ist aber mit Sicherheit der richtige.

In seinem Buch „Durch Energieheilung zu neuem Leben" schreibt Dr. Banis: *„Weltanschauung ist überwiegend ein psychoenergetisches Produkt unserer Gesamtverfassung."* Weiterhin schreibt er: *„Ich glaube, was ich fühle und wie ich energetisch schwinge."* Beide Sätze lassen sich gut im Zusammenhang sehen. Die Weltanschauung ergibt aus dem Glauben an das, was subjektiv für wahr gehalten wird. Die energetische Schwingung wird beeinflußt durch Energiemangel aufgrund blockierter Gefühle (Konflikte), geopathischem Streß, Mangel an lebendiger Nahrung und gutem Wasser. Energiemangel beeinflußt das persönliche Weltbild, das Bewußtsein, die Philosophie, nach der jeder lebt.

Ich bin davon überzeugt, daß wir Menschen einen freien Willen haben, auch wenn die moderne Neurophysiologie und einige Philosophen davon ausgehen, daß er nicht existiert. Im Gehirn gäbe es nur eine biochemisch-elektrische Determinierung unserer Gedanken, die uns den Willen in Form von Abfolgen nicht frei beeinflußbarer elektrochemischer Prozesse aufzwingt. Wenn das stimmt, sind die Menschen Bioroboter, die austauschbar sind und ein sinnloses Leben führen. Zur Selbstbestimmung und Eigenverantwortung wären wir nicht fähig. Ständig müßten uns andere Menschen(?) sagen, wie und was wir zu denken und zu fühlen hätten.

Freier Wille bedeutet für mich, jederzeit selbst die Richtung meiner Gedanken vorgeben zu können, meine Philosophie, mein Weltbild, so zu gestalten, wie ich wahrnehme, fühle und denke. Ich kann mich jederzeit entscheiden, ob ich im Einklang mit der Natur leben möchte. Mit anderen Worten ausgedrückt bedeutet das für mich, ob ich nach Gottes Gesetzen leben will. Die mathematischen Grundlagen, die die Global Scaling -Theorie dafür bereitstellt, sind eine große Bereicherung für das Verständnis der Schöpfung. Dazu gehört für mich die Liebe zu allem, was die Natur hervorbringt, von der wir ein Teil sind und mit der wir in kosmischen Maßstäben verbunden sind. In der täglichen Arbeit bedeutet das neben der Selbstliebe die Liebe zu den Menschen, die als Patienten in die Praxis kommen.

Ich kann mich auch entscheiden, ob ich mein Ego in den Mittelpunkt der Welt stellen möchte und selber Gott spielen möchte. Egoismus führt letztendlich zu destruktivem Verhalten und Ergebnissen. Weil wir den freien Willen besitzen, können wir unser Denken und Verhalten jederzeit ändern. Es ist jederzeit möglich zu wählen, ob wir egoistisch eingestellt sein wollen oder mit der Natur im Einklang und dem entsprechend handeln. Der freie Wille, die Selbstbestimmung, ist bei Energiemangel oftmals behindert oder blockiert. Es fehlen wichtige Informationen. Dr. Banis spricht in diesem Zusammenhang von seelischen Fehlprogrammierungen. Wir können deshalb unser Bewußtsein, unsere Schwingungen, nicht erhöhen. Ein erhöhtes Bewußtsein mit einem erhöhten Schwingungsniveau kann zu einem ganzheitlichen Weltbild führen. Die Physiker drücken es so aus: das kohärente System lebender Organismus wird seine Ordnung nicht erhöhen können, wenn es durch Energieräuber ständig gestört wird. Der ständige Aufbau einer komplexeren, geordneten Schwingungsstruktur eines Organismus im Verlauf der Zeit wird in Global Scaling als Evolution bezeichnet. Bei Energiemangel treten eher äußere, destruktive Mechanismen in den Vordergrund, die zu Krankheit, Gewalt u.ä. führen.

Prof. F. A. Popp nannte Krankheit einmal Abkehr von der Evolution. Auf Feldebene findet man den Verlust der Ordnung, der Kohärenz unseres Biofeldes. Durch das Abschmelzen der Konflikte mit der PSE wird die Evolution nicht mehr durch die Informationsmuster der Konflikte gestört. Der Organismus hat mehr Informationen zur Verfügung, die in das Gesamtsystem integriert sind. Die Schwingungen entsprechen besser den Eigenschwingungen der Materie und des Vakuums. Dadurch wird energetische Effizienz erreicht. Das ist intelligent und gesund zugleich.

Zusammenfassung

Wir haben das Potential, uns selbst und die Erde gleich mit zu zerstören. Um das zu verhindern, schaffen wir uns eine ganzheitliche Weltanschauung. Mit unserem Bewußtsein sind wir mit dem ganzen Universum in Resonanz und tauschen Informationen und Energien aus. Die Psychosomatische Energetik hilft uns dabei. Durch das Aufdecken und Abschmelzen der seelischen Konflikte ist es möglich, den Energiemangel im wichtigen feinstofflichen Bereich auszugleichen. Wir können den freien Willen wieder oder weiter entwickeln. Unsere Gefühle, unsere Persönlichkeit werden authentischer. Wir können die Kohärenz unseres Biofeldes und die Resonanzfähigkeit dauerhaft erhöhen. Mit dem freien Willen entscheiden wir über die Richtung, in die wir uns entwickeln wollen, im Einklang mit den Naturgesetzen oder nur zum Egoismus auf einer höheren Stufe.

Die Verantwortung des Therapeuten zeigt sich in der Entwicklung seiner eigenen ganzheitlichen Philosophie. Das beinhaltet auch, daß der Therapeut seinen eigenen Platz im Leben gefunden hat, aus dem er seine Kraft schöpft und sich so allen Herausforderungen in seinem Leben und seiner Arbeit vertrauensvoll stellen kann. Er kann authentisch und vor allem sich selbst gegenüber ehrlich sein. Das führt dann zu der Ehrlichkeit, dem Respekt und der Liebe, die der Therapeut seinen Patienten entgegenbringt.

Quellen der Literatur und Abbildungen:

1. Dr. med. Reimar Banis, Durch Energieheilung zu neuem Leben, Verlag Via Nova, 1. Auflage 2002
2. A. Schlesinger-Raab, R. Eckel, J. Engel, H. Sauer, U. Löhrs, M. Molls, D. Hölzel, Metastasiertes Mammakarzinom: Keine Lebensverlängerung seit 20 Jahren, Deutsches Ärzteblatt, Jg. 102,7.Oktober 2005, S.A2706-A2714
3. Dr. med. Heinrich Kremer, Die stille Revolution der Krebs- und Aids-Medizin, Ehlers-Verlag, 4. Auflage Mai 2005
4. Dr. med. dent. Heinrich Volkmer, Ist die Homöopathie am Ende?, Co'Med Nr. 9/2005, S. 6-7
5. Dr. med. Bodo Köhler, Calcium – Der unterschätzte Risikofaktor., Co'Med Nr. 5/2005, Seite 4-6
6. Diverse Veröffentlichungen von Dr. rer. nat.Hartmut Müller und seiner Mitarbeiter im Raum & Zeit Special Nr. 1 und der Zeitschrift Raum & Zeit, beides Ehlers-Verlag und Ausbildungsstoff in Global Scaling

3. Praktische Erfahrungen

Kommentar des Herausgebers zum nachfolgenden Artikel

In den nachfolgenden Beiträgen stehen praktische Erfahrungen mit der Psychosomatischen Energetik im Vordergrund. Daß es sich vor allem um eine Methode der Alltagspraxis handelt, kann man daran ablesen, daß sich die Mehrzahl der Beiträge dieses Lesebuches dem Praxisalltag widmen. Es freut mich als Herausgeber besonders, daß sich der Umfang der Beiträge gegenüber früheren Lesebüchern immer mehr erhöht. Dabei ist es anrührend zu lesen, welche manchmal geradezu phantastischen Erfolge mit der Psychosomatischen Energetik erzielt werden können, dazu auch, welche bewegenden Schicksale sich hinter den geschilderten Fällen abspielen.

Natürlich ist die Arbeit mit der Psychosomatischen Energetik nicht immer und bei allen Fällen ein Sonntagsspaziergang. Ein besonders heikles Problem der Alltagspraxis sind Materialunverträglichkeiten bei chronisch kranken Patienten. „Seit ich die neuen Zahnfüllungen habe, ist meine Multiple Sklerose viel schlimmer geworden", oder „Ich habe das sichere Gefühl, daß meine quälenden Gesichtsschmerzen mit dem Metall im Mund zu tun haben" lauten typische Patientenaussagen. Nicht selten werden auch Chemikalien wie Waschmittel, unsichtbare Umweltgifte (MCS = Multiple Chemical Sensitivity Syndrom), Handymasten (Elektrosmog-Überempfindlichkeit) usw. für die Beschwerden verantwortlich gemacht.

Nicht selten erscheinen solche Klagen hysterisch und neurotisch gefärbt, weshalb man den Reflex mancher Schulmediziner versteht, solche Patienten alsbald zum Psychiater zu überweisen. Kann mit dem Epikutantest nichts objektiviert werden, wird es wohl psychisch sein, lautet dann die einfache Schlußfolgerung. Dadurch wird die Gesamtschuld auf bequeme Weise dem Patienten aufgeladen, der sich das alles nur einbildet, neurotisch fixiert oder sonstwie seelisch gestört sein soll. Man versteht die Not der Patienten, die sich falsch behandelt fühlen und daraufhin in den Wartezimmern biologischer Behandler sitzen, wo sie auf eine bessere Lösung ihres Problems hoffen.

Herr Guggenbichler als erfahrener biologischer Zahnarzt und Heilpraktiker faßt im folgenden Grundsatzbeitrag seine diesbezüglichen Erfahrungen zusammen. Sehr klar schildert er dazu die unterschiedlichen diagnostischen und therapeutischen Konzepte der verschiedenen alternativmedizinischen Schulen. Dabei hat die Psychosomatische Energetik im Vergleich zu anderen Methoden den immensen Vorteil, erstmals Licht in das Dunkel der psychosomatischen Zusammenhänge bringen zu können. Dazu dienen zum einen das Testen mit dem Reba-Testgerät und das Aufdecken der Konflikte. Zum anderen gehören dazu das Arbeiten mit dem Organtestsatz sowie das Austesten bestimmter Zahnmaterialien.

Zum Begreifen der Pathologie kann dabei das Modell des Giftfasses hilfreich sein, das bereits Reinhard Voll, der Erfinder der Elektroakupunktur, benutzt hat. Man versteht dadurch die dramatische Pathologie, die dazu führt, daß ein verhältnismäßig kleines Gift fatale Auswirkungen haben kann, sobald das Giftfaß gefüllt ist (beziehungsweise der „Mülleimer" der mesenchymalen Depots, was sich in einer eingeschränkten bis starren Regulationsfähigkeit zeigt). Man kann das aber auch positiv formulieren, was die Heilungschancen angeht. Denn sobald seelische Konflikte und andere Belastungen aus dem Giftfaß eliminiert worden sind, kann der Patient vielfältige Belastungen meist besser tolererieren.

3.1 Unverträglichkeit Ein Symptom gestörter Selbstfindung?

Norbert Guggenbichler

Psychosomatische Aspekte zur Un(-)Verträglichkeit von Materialien unter spezieller Berücksichtigung des Werkstoffs Titan

„Alles Sichtbare ist nur Gleichnis."

J. W. von Goethe

„Niemand kann erwarten, daß sich sein Gesundheitszustand bessert, nur weil äußere Mittel zur Anwendung kommen."

Bengt Stern

Materialunverträglichkeiten werden in der Regel unter dem Aspekt der Vermeidung von stofflichen exogenen Noxen wahrgenommen. Grundsätzliche Überlegungen zum Charakter des Krankheitsbildes aus dem Blickwinkel der Energiemedizin und der Metaphysik werden hier am Beispiel des Elements Titan mit toxikologischen Einschätzungen verknüpft. Ein psychosomatisch-energetisch orientierter Diagnose- und Therapieansatz (Psychosomatische Energetik nach Dr. Banis) wird vorgestellt, der einen großen Beitrag zu leisten imstande ist, um eine nachhaltige Sanierung der individuellen Krankheitsdisposition zu erreichen.

Die klinische Bedeutung der Materialunverträglichkeit wird durch die an den Universitäten gelehrte Zahnmedizin nicht anerkannt. In Lehrbüchern finden sich keine brauchbaren Hinweise für den praktisch tätigen Zahnarzt, was in Verdachtsfällen an Vorgehensweise zu empfehlen ist. Trotzdem gibt es immer wieder Patientenfälle, die eindeutig belegen, wie fatal es sein kann, Patientenhinweise oder entsprechende Untersuchungsergebnisse auf Unverträglichkeiten zu mißachten.

Empirische Erfahrungen

Der Verband der Umweltmediziner (dbu) e.V. und der Arbeitskreis Zahnmedizin im dbu konstatierte: *„Die jahrelange Erfahrung in der Praxis der kurativen Umweltmedizin zeigt die Notwendigkeit, bei schwerkranken, durch die Umwelt geschädigten Patienten eine metallfreie Zahnversorgung anzustreben".*[16] Die Strategie entspricht gängigen Therapiestrategien und dem alltagspraktischen Empfinden. Sie stößt als Monotherapie zwar an Grenzen, weil sie symptomatisch orientiert ist statt die Frage nach prioritären und kausalen Krankheitsdispositionen zum Ausgangspunkt der Therapieplanung zu machen. Dennoch ist sie oft unumgänglich.

Grenzen des Epikutantests

Materialunverträglichkeiten sind in der konventionellen Zahnmedizin nur in Form einer hypostasierten „Allergie" als Faktum akzeptiert. Es wird standardmäßig der Epikutantest empfohlen, um eine Unverträglichkeit zu diagnostizieren.[17]

Dies, obwohl die gültigen Leitlinien der Deutschen Kontaktallergie-Gruppe (DKG) zur Durchführung des Epikutantests mit Kontaktallergenen besagen, daß *„der ECT nicht zur Abklärung von Symptomen dient, welche sich nicht an der Haut, sondern als unspezifische Befindlichkeitsstörungen manifestieren".*

Die Grenzen dieses Verfahrens finden keinen Niederschlag, obwohl negative Epikutantests bei bestehender klinisch gesicherter Sensibilisierung mehrfach beschrieben

[16] zit.: nach N. N. „Klinisch-ökonomische Evaluation von Epikutantests bei putativer dentaler Werkstoffunverträglichkeit", Allergologie Jahrgang 29, Nr. 01/2006 Seite 1-10

[17] vgl. Gottfried Schmalz, Werner Geurtsen, Dorthe Arenholt-Bindslev: Die Biokompatibilität von Komposit- Kunststoffen, ZM 96, Nr. 3, 01.02.2006, Seite 34-42

wurden. Der Anteil nicht reproduzierbarer Reaktionen wurde von einem Review von neun Studien mit 4,2 – 43,8 % angegeben.[18] Dies bedeutet, daß ca. jeder 6. bis 20. Epikutantest ein falsch positives oder falsch negatives Ergebnis zeigen kann.

Lymphozytentransformationstest

Der Lymphozytentransformationstest (LTT) hat sich in den letzten Jahren zu einem reproduzierbaren Laborverfahren entwickelt und sich bei der Diagnostik von Typ-IV-Allergien dem Epikutantest in der Spezifität als gleich und in der Sensitivität als überlegen erwiesen. Dies gilt sowohl für Arzneimittel als auch für andere Haptene wie z.B. Metalle. Er ist im schulzahnmedizinischen Rahmen kein akzeptiertes und empfohlenes Verfahren.[19]

Abgrenzung von umwelt- und psychisch bedingten Symptomen

Falls ein Epikutantest negativ ausfällt, wird die Überweisung zum Psychiater favorisiert (vgl. Äußerung von Prof. H.- J. Staehle berichtet von Lutz Höhne[20]). Ein negativer Epikutantest kann jedoch schwerlich als hinlänglicher Befund zur Rechtfertigung einer psychiatrischen Verdachtsdiagnose eingestuft werden. Nur wenn Epikutantest und LTT gleichzeitig keine Allergien auf zahnärztlichen Materialien feststellen können, wäre nach umweltmedizinischer Einschätzung ein primär psychisches Krankheitsbild näher in den Bereich des Möglichen gerückt.

Die Freisetzung von Zytokinexpression (z.B. IFN- y) kann durch jedes beliebige zahnärztliche Material induziert werden und eine Senkung des Serotoninspiegels und somit psychische Erkrankungen induzieren. Bleibt der Epikutantest negativ, erfolgt nur scheinbar folgerichtig eine Psychiatrisierung, es sei denn, das Ergebnis des LTT bewahrt den Patienten vor dieser Stigmatisierung. Nur im LTT ist zu erkennen, ob eine Freisetzung von IFN- y durch ein beliebiges zahnärztliches Material induziert wird und somit eine Senkung des Serotoninspiegels zur Folge haben kann, die den Eindruck einer psychischen Erkrankung vermittelt. Nur wenn **keine** exogenen Stoffe gefunden werden, die eine Freisetzung von IFN- y zur Folge haben, kann davon ausgegangen werden, daß eine genuine eigenständige psychische Erkrankung vorliegt. Falls dies nicht der Fall ist, muß von einer Kausalität ausgegangen werden,

[18] Ale, Iris S. et al. : Reproducibility of patch test results: a concurrent right-versus left study using TRUE Test. Contct Dermatitis 2004;50: 304-12.)

[19] Höhne, Lutz: Leserbrief, GZM – Praxis und Wissenschaft 11. Jg. 1/2006, S. 29)

[20] Ebd.

bei der zahnärztliche Materialien in der Entwicklung des jeweiligen Krankheitsbildes involviert sind.

Die Sicht der Umweltzahnmedizin

Unverträglichkeitsreaktionen werden in der Umweltzahnmedizin als Resultat einer toxischen und bzw. oder allergisierenden Einwirkung von zumeist iatrogen inkorporierten Fremdmaterialien (wie z.B. zahntechnischen Legierungsmetallen oder Kunststoffen) betrachtet. Karlheinz Graf[21] skizziert die Bedingungen, unter denen z.B. eine Metalltoxikose auftreten kann: Patientenspezifisch liege in der Regel eine Überforderung der körpereigenen Abwehr- und Streßregulationssysteme und der körpereigenen Entgiftungskapazität vor, besonders bei konstitutionell bedingten Schwächen. Klinische Erfahrungen zeigen: Die Symptomatik einer chronisch-toxischen Metallbelastung kann sich auf verschiedenen Ebenen manifestieren. Wegen der zunehmenden Spezialisierung in der praktischen medizinischen Behandlung und dem weitverbreiteten Informationsmangel darüber, daß lokale Krankheitszeichen im Hinblick auf ihre systemische Bedeutung zu erfassen sind, ist es schwierig, eine chronisch-toxische Metallbelastung zu diagnostizieren. Voraussetzung ist in der Regel eine interdisziplinäre Herangehensweise. Entscheidend ist diese Diagnose jedoch in therapeutischer Hinsicht, weil im Versagensfall (Nicht-Diagnose) unter Umständen viele Maßnahmen ergriffen werden, die keine wünschenswerte Verbesserung zur Folge haben.

Die Symptome einer chronisch-toxischen Metallbelastung können nach Graf isoliert oder kombiniert auf folgenden Ebenen vorliegen:

Psychisch:	Neuro-Destruktion, Aufmerksamkeits-Defizit-Syndrom, Gedächtnisverlust, Unfruchtbarkeit, M. Parkinson, M. Alzheimer
vegetativ:	Burn-Out-Syndrom, unkontrollierte Schweißausbrüche, Blutdruckschwankungen, Herzrhythmußtörungen
organisch:	Nierenfunktionsstörungen, Leberbelastungen, Herz- und Atemwegserkrankungen, gastrointestinale Dysfunktionen
immunologisch:	Immunsuppression, Entgleisung des Säure-Basenhaushaltes, Autoimmunerkrankung, Krebs

Die Blockierung der Eigenregulation des Patienten ist nach Graf das übergeordnete Kennzeichen einer Metallbelastung.

[21] Graf, Karlheinz: Umwelt-Zahnmedizin – Die hauptsächlichsten Belastungen aus zahnärztlichen Materialien; in: Co'Med Fachmagazin 01/2006, S. 8-12

Spezialfall: Das MCS-Syndrom (Multiple Sensitivity)

Als Extremfall einer möglichen Unverträglichkeit von Stoffen ist das MCS-Syndrom (Multiple Sensitivity) bzw. CSD-Syndrom (Chemical Sensitivity Disorder) bekannt. Die Frage nach den Bedingungen hat R. Banis mit der Feststellung beantwortet: „Solche Patienten sind nach meinen Erfahrungen so gut wie immer erheblich seelisch gestört. Die minimalen Giftmengen bringen das Faß nur zum Überlaufen, sind aber nicht die eigentliche Ursache".[22]

Grundsätzliche Überlegungen

Krankheit läßt sich nach K. Braun-von Gladiß als eine Manifestationsform der energetischen Dynamik von Kontakten begreifen. MCS definiert Braun-von Gladiß als eine Energie-Verfügbarkeits-Störung, welche sowohl die Energieverwertung als auch die Energieabgabe beträfe[23]. Es liege eine erhöhte Sensibilität vor: „Verletztworden-sein, weiteres Verletztwerden sowie erhöhte Verletzlichkeit sind die Themen"[24]. Bei gestörter Energieabgabe sei ein Problem des „Loslassens" vorhanden, wodurch der Zustrom neuer Energie gehemmt werde. Bei in ausreichendem Maße zur Verfügung stehender Energie sei sie nicht nutzbar mangels ausgereifter innerer Programme. Die Symptome eines Patienten und die Form seiner Krankheit spiegelten oft das gleiche Muster: „Immer gibt es Übereinstimmungen zwischen diesen verschiedenen Ebenen des Kontaktes mit der Außen- und Innenwelt."[25] Therapeutisches Ziel ist nach Braun-von Gladiß, die alle Problemkreise betreffende „Störung der inneren Mitte" zu überwinden und einen Zustand energetischer Stabilität zu erreichen. Wer in seine innere Mitte gelangt sei, der könne dort den nötigen Energiestrom hineinleiten und aus dieser Mitte heraus die Abwehr unerwünschter Energie gestalten.[26]

Auch A. Rossaint ist der Auffassung, daß dem Material die Energie eines nicht gelebten/erlösten emotionalen Problems/Traumas aufgeladen („psychogene Aufladung") und diese dort so verdichtet ist „wie am 'Knoten' einer sich überlagernden Welle", so daß durch die Konzentration an Energie es dem „System Mensch" nicht

---

[22] Banis, Reimar: Durch Energieheilung zu neuem Leben - Atlas der Psychosomatischen Energetik, Petersberg 2004, S. 72

[23] Braun-von Gladiß, Karl: Salutogenese - Lebensführung und Gesundheitskraft - Die Lehre vom Gesundwerden und Gesundbleiben, Deutsch-Evern, 2003, S. 24

[24] ebd. S. 29

[25] ebd. S. 27

[26] ebd. S. 25

mehr möglich sei, zu kompensieren. Perspektivisch verweist er darauf: „Das Ziel sollte aber letztlich die Verträglichkeit aller Metalle sein." Wenn keine inhaltliche Lösung dieser Problematik im Sinne der fünf Wandlungsphasen (der traditionellen chinesischen Medizin TCM) erfolge, „ist der Patient durch sein Negativbild mit der dahinter verborgenen Trauer immer in seiner Urteilsfähigkeit und seiner psychosomatischen Reaktionslage mehr oder weniger stark beeinflußt und kann nicht zu seiner eigentlichen Mitte (Ganzheit) finden"[27]. Die Folgerung liegt nahe, daß jede Art von Unverträglichkeit Ausdruck eines unverarbeiteten emotionalen existentiellen Traumas ist, sowie, daß dies bei ganzheitlicher Vorgehensweise therapeutisch zu berücksichtigen ist.

Zur Verträglichkeit von Titan

H. Gaus postuliert für das Titan eine dreifache Störwirkung. Es belaste die Milz, „eines der Hauptorgane für die erworbene Konstitution. Titanimplantate müssen damit zwangsläufig zu einer Schwächung oder gar Blockade der 'Mitte' führen"[28]. Da der Knochen zum Funktionsbereich der Niere, diese als Wurzel der vererbten Konstitution gilt, bewirke Titan eine besonders tiefgreifende energetische Störung. Beim Titan-Implantat komme es zu einer Dauerfistelung im von Bakterien übersäten Mundbereich. Die Folge sei: Selbst bei fehlender örtlicher oder generalisierter Infektion müsse der Organismus für diesen Kraftakt seine ganzen Abwehrressourcen (Funktionskreis Lunge) auf diesen Störbereich konzentrieren. Eine Schwächung der Gesamtkonstitution sei so vorprogrammiert. Gaus betont den qualitativen Unterschied zwischen Schadstoff und Implantat: Alle bekannten Schadstoffe störten in der Regel nur einen Funktionskreis. Die Charakteristika des Titan-Implantats bewirkten eine dreifache Primärstörwirkung. Dadurch potenzierten sich die Möglichkeiten von Sekundärstörwirkungen.

---

[27] Rossaint, Alexander L.: Medizinische Kinesiologie, Physioenergetik und Ganzheitliche (Zahn-Heilkunde, Freiburg 2005, S. 324 ff.

[28] Gaus, Hardy: Der Traum von den dritten Zähnen – Das zahnärztliche Implantat unter holistischer Betrachtung: Co'Med 12/2001, S. 66-74

Toxikologische Bewertung von Titan

H. Marquardt und S. Schäfer bemerken: „Viele Metallionen sind genotoxisch wirksam oder induzieren Mutationen durch Fehler bei der semikonservativen (replikativen) DNA-Synthese. Dementsprechend besitzen Titan [!! d.V.] Nickel, Cadmium, Chrom-VI, Beryllium und einige ihrer Verbindungen und möglicherweise Quecksilber kanzerogene Aktivität meist an der Expositionsstelle (subkutane und inhalative Applikation)."[29] Partikel „wie Titandioxid, Zeolith, Talkum" haben bei inhalativer Einverleibung eine „Reiz-Kanzerogenese" in Gestalt von Lungentumoren bzw. Phäochromocytomen zur Folge. Grundsätzlich gilt für schwerlösliche Partikel mit nur geringer cytotoxischer Wirkung auf Makrophagen, daß sie ab einer bestimmten kritischen Dosis zu entzündlichen Reaktionen und fibrotischen Veränderungen führen: „Dazu gehört Ruß aus Dieselmotoren, Toner für Kopiermaschinen und Titandioxid."[30] J. Lechner hat auf eine Studie von Nakashima et al. von der Stanford University aufmerksam gemacht, bei der Gewebe aus mit Titanimplantaten versorgten Hüftgelenken untersucht worden war[31]. Dabei zeigte sich eine Erhöhung des Tumornekrosefaktors (TNF) um das 40-fache, eine Erhöhung der Interleukin-Werte um den Faktor 7. Es ist bekannt, daß bei erhöhten Tumornekrosefaktoren ein erhöhtes Risiko für das Auftreten von Akut-Phasenproteinen vorliegt. Sowohl kachektische Zustände (Kräfteverfall) und auch Rheumaentstehung werden gefördert. Akutphasenproteine führen zu Arteriosklerose und Verengung von Herzkranzgefäßen, damit zu Bluthochdruck und Herzproblemen bis hin zu Herzinfarkt.

Toxizität anorganischer Titanverbindungen

Grundsätzlich muß bei anorganischen Titanverbindungen mit der Möglichkeit von Zellschäden infolge Hydrolyse gerechnet werden.[32] Vor allem die Titanhalogenide können äußerst problematische biologische Wirkungen haben: Titantetrachlorid reagiert ebenso wie Titantetrafluorid mit Wasser hydrolytisch mit Freisetzung von HCl, HF usw. und Bildung von stark ätzender hydrochloriger Säure. Gravierend ist deswegen vor allem die perorale oder inhalative Aufnahme. Bei ph-Abfall im Mund muß mit dem Freiwerden von reaktionsfähigen Titanionen gerechnet werden, vor allem bei mechanischen Oberflächenbeschädigungen. Anorganisches Quecksilber

---

[29] Marquardt, Hans und Schäfer, Siegfried G.: Lehrbuch der Toxikologie, Heidelberg, Berlin 1997, S. 133

[30] ebd. S. 226

[31] Lechner, Johann: Titan aktiviert Entzündungsmediatoren. Zeitschrift für Umweltmedizin, 11. Jg. Heft 3/2003, S. 138-140 sowie ds.: Verträglichkeit von Titanimplantaten. GZM-Praxis und Wissenschaft 9. Jg. 1/2004, S. 56-58

[32] Ludewig, Raimund: Akute Vergiftungen – Ratgeber zu Erkennung, Verlauf, Behandlung und Verhütung

wird durch den ubiquitär vorhandenen Keim Streptococcus mutans zu organischen Hg-Verbindungen (Methyl-Merkaptanen, die das höchste bekannte toxische Potential von allen Verbindungen haben) im Mund umgewandelt. In gleicher Weise ist in Anwesenheit von Bakterien mit der Entstehung von reaktionsfähigen organischen Titanverbindungen zu rechnen.

Toxizität organischer Titanverbindungen

Über die akute Toxizität organischer Titanverbindungen sei „wenig bekannt".[33] Neben lokalen Reizerscheinungen (z.B. gastrointestinale Beschwerden) müsse auf Grund teilweise guter Lipidlöslichkeit (z.B. einiger Titanester) mit Resorptivwirkungen (z.B. auf das ZNS) gerechnet werden. Nach Aufnahme von Titanicarbonylen sei wie bei Belastung mit Nickelcarbonyl zu verfahren. Nickelcarbonyl ist bei einer Konzentration von 6 ppm über 30 min oder 30 ppm innerhalb 1 min letal. Es ist unverständlich, daß trotz dieser Dynamik weder zahnärztliche noch toxikologische Grundlagenforschung hierzu existiert.

Prioritätenklärung mittels Energie-Check nach Dr. Reimar Banis

Um eine am richtigen Punkt ansetzende Therapie zu ermöglichen, hat es sich bewährt, eine quantifizierende Bewertung der vorliegenden Belastungsfaktoren durchzuführen. Besonders unkompliziert läßt sich mittels des Reba-Gerätes nach Banis und Jossner (Fa. Rubimed) der Stellenwert der jeweiligen Belastungsfaktoren identifizieren: Zunächst werden die Energiewerte des Patienten gemessen (Vital/Emotional/Mental/Kausal). Nach peripherer Auflage (oder mittels Frequenz-Resonator nach Rossaint) der gefundenen Energieblockaden (Chakra- /Emotional- /Akutmittel der Fa. Rubimed oder Organtestampullen nach Banis) werden die Energiewerte noch einmal gemessen. Zeigt sich ein Anstieg auf die Optimalwerte, so sind die gefundenen Energieblockaden aktuell vordringlich zu behandeln. Alternativ wäre möglich: Die ermittelten Belastungsampullen (z.B. Nativproben von Amalgam, Titan etc.) werden zentral (oberhalb des Schlüsselbeins) aufgelegt. Je höhere Vital- und Emotionalwerte mit zentral aufgelegter Belastungsampulle zu finden sind, umso wichtiger ist die Therapie des entsprechenden Befundes. Denn: Je höher der Zuwachs an Energie, umso mehr gewinnt der Patient durch die Reduktion des jeweiligen Belastungsfaktors. Auf diese Weise lassen sich Fehltherapien vermeiden. Wenn psychischer Streß die dominante Belastung ist, könnten die Mittel der Psy-

[33] ebd.

chosomatischen Energetik nach Dres. Banis erfolgversprechend eingesetzt werden. Es wäre fatal, wenn z.B. in Unkenntnis dessen eine belastende zahnärztliche Sanierung mit Entfernung von Metallen, Zähnen oder Implantaten durchgeführt würde.[34]

Zur physiologischen Funktion der Metallunverträglichkeit

Rossaint verweist auf die physiologische Funktion der Metallunverträglichkeit: Der Organismus legt die nichtverarbeitete Energie auf das Symbol Metall, um seine Homöostase aufrechtzuerhalten, durch diesen Filterungsprozeß wird die schmerzhafte Erfahrung „entschärft", verbleibt aber im Organismus. Was als Schutzmittel bei einer extrem belastenden Erstkontaktkonfrontation (Autopoiese nach Maturana) notwendig ist, kann jedoch bearbeitet und aufgelöst werden. Der Prozeß, eine Emotion (vorherrschend die Trauer) auf ein Material zu übertragen und dieses symbolisch und ersatzweise bzw. im Sinne einer Projektion abzulehnen, kann zurückgespult werden. Die Verträglichkeit aller Metalle wird von Rossaint zugleich als Kennzeichen einer Befindlichkeit angesehen, in der der Patient zu seiner eigentlichen Mitte (Ganzheit) gefunden hat. Nach Möhle und Rossaint bedarf es der „inhaltlichen Neutralisierung" mittels des „Wiedererlebens alter Traumata".[35] Nach Dr. Ulrike Banis dienen dem Patienten mitgegebene konfliktspezifische Affirmationen als Lösungssätze zur inhaltlichen Neuausrichtung.

Kontakt-Vermeidungs-Strategie („Weg vom Metall")

Diese Sichtweise steht im diametralen Widerspruch zu gängigen medizinischen Konzept, welches geprägt ist von der ‚Kontakt-Vermeidungs-Strategie': „Vermeiden, Desinfizieren, Abtöten – so lautet ... die herkömmliche Strategie in der Begegnung mit Mikroben und Allergenen."[36] Diese Strategie stößt an ihre Grenzen, weil sie die Frage nach prioritären und kausalen Krankheitsdispositionen unterläßt.

Maskierte Krankheitsursachen – Krankheit als Suche

Ein Therapieprinzip muß sich gerade an diesen Fällen messen lassen, bei denen das Weglassen problematischer Stoffe nicht realisierbar ist: Entscheidend sind dann in-

[34] Banis, Reimar: Psychosomatische Energetik, Lehrbuch für Therapeuten, Kirchzarten 2003, S. 141 ff.

[35] Rossaint, Alexander L.: Medizinische Kinesiologie, Physioenergetik und Ganzheitliche (Zahn-Heilkunde, Freiburg 2005, S. 324 ff

[36] Braun-von Gladiß, Karl, a.a.O., S. 34

nere Faktoren des Patienten, die determinieren, wie er auf äußere Einwirkungen reagiert. Dies bedeutet, daß die Symptomebene hinterfragt wird und nach maskierten Ursachen zu forschen ist. Das Thema „erhöhte Sensibilität" reflektiert R. Banis, indem er Krankheit als Hinweis auf eine ins Stocken gekommene „Suche nach dem wahren Selbst" betrachtet: Unbewußte seelische Konflikte führten zu psychoenergetischen Blockaden, die sich in den unterschiedlichsten körperlichen Symptomen zeigen können. Nach Banis sind „ungefähr ein Drittel aller Menschen durch Erdstrahlen krank, ein weiteres Drittel krank durch Beherdungen wie schlechte Darmbakterien, Zahnherde und chronische Nebenhöhlenentzündungen, aber rund 99 % aller Menschen durch seelische Konflikte!"[37]

Krankheit als Konsequenz des Polaritätsprinzips

Zum Stellenwert einer Krankheit ist vor allem zu sehen: Krankheit spiegelt immer eine physio-metaphysische Kondition wider, nämlich die Konsequenz des Polaritätsprinzips: Krankheit ist Ausdruck der menschlichen Unvollkommenheit und unvermeidbar. Ein im Bewußtsein bzw. Alltag nicht gelebtes Prinzip erzwingt sich über den Umweg des körperlichen Symptoms Beachtung. Im Symptom begegnet ein Mensch dem Schatten, den er eigentlich nicht leben wollte und hat die Chance, diesen Schattenanteil in sein Bewußtsein und sein Leben zu integrieren. Dadurch entwickelt er sein wahres Selbst ein Stück weiter, schreitet auf dem Weg der Selbstfindung und Selbsterkenntnis voran.

Die (Material-)Unverträglichkeit ist kein Symptom, das nur eine lästige Nebenerscheinung darstellt, sondern sie weist in ihrer Botschaft auf die Krise der Zivilisation hin, in der wir leben. Diese Krise ist eine ökologische Krise, aber sie ist auch eine emotionale und eine spirituelle Krise, die sich sowohl auf globaler als auch auf individueller Ebene bemerkbar macht, in dem Sinne, daß zu merken ist: Wie gewohnt kann ich jetzt nicht mehr weitermachen. „Das Ziel einer spirituellen Krise liegt darin, seine Lebensaufgabe zu finden. Und die Lebensaufgabe findet man im Bezug zu etwas größerem Ganzen. (...) Das Ergebnis einer spirituellen Krise ist ein Mensch, der diese Welt bereichern wird. Darin liegt auch der Wert der Krise."[38] Energetische Verfahren und die Aktivierung der „inneren Selbst-Mithilfe" des Patienten, wie sie in der Psychosomatischen Energetik genutzt werden, sind unverzichtbare Wege aus der Krise zu mehr gesundheitlicher Autonomie.

---

[37] vgl. auch A. Rossaints 10-Punkte-Zusammenfassung der kosmischen Dimension von Gesundheit und Krankheit in: Medizinische Kinesiologie, a.a.O., S. 32

[38] Galuska, Dr. Joachim: Spirituelle Krisen – Zwischen Weisheit und Wahn, Geseko von Lüpke: Politik des Herzens – Nachhaltige Konzepte für das 21. Jahrhundert – Gespräche mit den Weisen unserer Zeit, Uhlstädt-Kirchhasel 2003, S. 353-360

Kommentar des Herausgebers zum nachfolgenden Artikel

Viele Patienten berichten nach der erfolgreichen Behandlung mit der Psychosomatischen Energetik, zu der sie wegen eines bestimmten Krankheitsbildes gekommen sind, daß sich zusätzlich ihr Heuschnupfen, ihr Asthma, ihre Neurodermitis deutlich gebessert haben oder sogar ganz verschwunden sind. Das erscheint deswegen so bemerkenswert, weil keine spezifische Allergietherapie durchgeführt worden ist. Man fragt sich natürlich gleich, wie so etwas möglich ist. Ich habe dafür drei Erklärungsmodelle:

1. Viele Allergien scheinen einer zerebralen Steuerung bzw. Beeinflussung zu unterliegen. Man sieht das beispielsweise daran, wenn nach einem Schlaganfall mit Halbseitenlähmung ein allergischer Hautausschlag auf der gelähmten Seite verschwunden ist. Man weiß auch durch bestimmte Versuche und Hypnoseexperimente, daß Allergien eine gewisse psychische und suggestive Komponente haben. Man kann Allergien zeitweise durch Hypnose zum Verschwinden bringen, oder Heuschnupfenkranke bekommen Niesanfälle, wenn sie das Foto einer blühenden Wiese betrachten.

2. Ein weiterer Faktor kann mit einem erhöhten vegetativen Streßzustand zusammenhängen, der mit der vermehrten Ausschüttung von Streßhormonen assoziiert ist (wozu auch Histamin gehört). Bei Streß verschlimmern sich erfahrungsgemäß viele Allergien, etwa Neurodermitis, Urtikaria usw. Man kann von einer „vegetativ-hormonellen" Störung sprechen: harmonisiert man das Vegetativum und reduziert den Streßhormonpegel, werden folglich Allergiebeschwerden geringer.

3. Bei Allergikern scheint die Balance von hemmenden und anregenden Immunfaktoren gestört zu sein. Stimuliert man nämlich das Abwehrsystem in einer unspezifischen Weise, wozu die Behandlung mit Schlangengiften (Horvi), die Besserung der Darmflora, aber auch die Therapie mit Eigenblut zählen, werden offenbar die hemmenden Immunfaktoren angeregt, die eine Allergie abdämpfen. Allergie ist daher in gewisser Weise sehr wohl eine Form der Immunschwäche, nämlich der hemmenden Abwehranteile.

Nachdem ich jahrzehntelang Allergiepatienten naturheilkundlich behandelte, habe ich irgendwann begriffen, daß die Scheu vor einer spezifische Desensibilisierung – obwohl eigentlich eine schulmedizinische Methode – aus naturheilkundlicher Sicht völlig ungerechtfertigt erscheint. Man tut dabei im Grunde nichts unbiologisches, sondern erzeugt eine Gewöhnung mit natürlichen Stoffen (Gräserpollen usw.). Ich habe folglich umgedacht und mein Therapiekonzept ir-

gendwann umgestellt. Tausende von Patienten habe ich anschließend mit der Desensibilisierung behandelt und eine ansehnliche Erfahrung auf dem Gebiet der Allergologie sammeln können. Teilweise geschah das übrigens parallel mit Naturheilverfahren, was die Erfolgsquote wesentlich erhöht hat. Seitdem ich die Psychosomatische Energetik als Hauptverfahren anwende, ist die spezifische Allergiebehandlung allerdings wieder in den Hintergrund getreten. Das hängt vor allem damit zusammen, weil wie erwähnt viele Allergien bei der PSE Therapie von selbst verschwinden. Wenn sie das nicht tun, würde ich jedoch immer noch zu einer lege artis durchgeführten Desensibilisierung raten. Das gilt natürlich ganz besonders für lebensbedrohliche Allergien wie bei Bienengift, bei dem dieses Vorgehen zwingend zur Ultima Ratio gehört.

3.2 Allergien und ihre energetischen Hintergründe

Ulrike Banis

Allergien sind in der Praxis ein sehr häufiges Beratungsthema. Fast jeder Patient hat eine oder mehrere Allergien auf Medikamente und/oder Nahrungsmittel. Auch Duftstoffe, Konservierungsmittel und Farbstoffe oder ähnliche Zusätze werden von immer mehr Menschen nicht oder nur schlecht toleriert. In extremen Fällen wird von den Patienten fast gar nichts mehr vertragen und ihre Mangelernährung beschränkt sich auf Kartoffeln oder Reis. Parfums, Haushaltsreiniger und Blumenduft wird von diesen „chemical sensitivity syndrome" Patienten ebenfalls nicht mehr toleriert. Es ist leicht vorstellbar, daß die Lebensqualität solcher Menschen in erheblichem Maße eingeschränkt ist. Nicht mehr zu essen, in der Wüste Arizonas zu leben oder jegliche Produkte des modernen Lebens aus dem eigenen Haushalt zu entfernen, ist sicher nur für die wenigsten eine gangbare Lösung. Jeden Tag ein oder mehrere Antiallergika zu schlucken, zu sprühen oder zu inhalieren, ist auch nicht gerade eine ideale Lösung. Die Desensibilisierung mit wöchentlichen Injektionen ist aufwendig, zeitintensiv und nicht in allen Fällen vom Erfolg gekrönt.

Die naturheilkundliche Allergiebehandlung bedient sich u.a. der Eigenblutbehandlung, der Fastentherapie mit anschließender Ernährungsumstellung auf eine allergenarme Ernährung, wo möglich unter Berücksichtigung von Auslaßdiäten, Blutgruppen oder familiärer Unverträglichkeiten. Aber auch die Neuraltherapie, die Homöopathie oder die Akupunktur kommen bei solchen Patienten zum Einsatz. Das Spektrum dieser Methoden habe ich über viele Jahre meines Lebens angewendet und damit auch einige schöne Erfolge erleben dürfen. Bei vielen anderen Patienten jedoch versagten diese Therapien und ich habe mich immer gewundert, warum das so ist. Seit knapp zehn Jahren arbeite ich nun rein energetisch, indem ich im menschlichen Energiesystem die Energieladung austeste und im weiteren danach fahnde, was den Energiefluß blockiert und stört. Die Blockaden nenne ich die „Energieräuber" – weil sie genau so agieren.

Hierbei finde ich neben den äußeren Faktoren wie Elektrosmog und geopathischen Störzonen zahlreiche innere Blockaden, wie Ängste, nervliche Belastungen und vegetative Segmentblockaden mit anhängenden seelischen Konflikten, um nur die wichtigsten zu nennen. Bei einigen Patienten ist die Allergie oder Nahrungsmittelunverträglichkeit auch durch einen chronischen Herd im Organ bedingt – am häufigsten hier ist die Darmdysbiose, mit und ohne Pilzbefall. Aber auch chronische Tonsillitis, chronische Sinusitis oder eine chronische Gastritis kann Allergiebilder auslösen.

Sobald ich die individuellen Schwachpunkte bei meiner Testung gefunden habe, versuche ich mit geeigneten homöopathischen Mischungen oder Medikamenten der Naturheilkunde und Schulmedizin diese Defizite auszugleichen und den Energiefluß wieder zu normalisieren. Hierbei ist mir über die Jahre aufgefallen, daß Allergien ein bestimmtes Energiemuster aufweisen, das immer wieder vorkommt.

Die Blockaden der Energie, die eine Allergie triggern können, sitzen bevorzugt im Oberbauch – dem Segment der Verdauung.

Warum ist das so?

Der Oberbauch beheimatet die allermeisten Verdauungsorgane, wie Magen, Leber, Gallenblase, Pankreas, Zwölffingerdarm, Colon transversum und Dünndarm. Der Speisebrei wird während seiner Passage durch den Magendarmkanal in seine Einzelbestandteile zerlegt und in den Körper aufgenommen. Was unverdaulich oder schädlich sein könnte, wird ausgeschieden und gelangt nicht in die Körperzellen, sondern verläßt den Körper wieder via Darmausgang. Der Oberbauch muß also nicht nur aufnehmen und verdauen, sondern auch zur Ausscheidung vorbereiten und unterscheiden, was dem Körper nützlich und was schädlich sein könnte.

Was ist nun Allergie? Von der Definition her ist dies eine Überreaktion des Körpers und seines Abwehrsystems auf ein Agens, was als schädlich erachtet wird. Schon lange habe ich mir die Frage gestellt, was einen Körper dazu bewegen könnte, mit Macht gegen eine kleine Polle, eine Hausstaubmilbe oder ein Nahrungseiweiß vorzugehen.

Eine Polle, ein Katzenhaar oder eine Milbe hat uns als Mensch ja nichts getan, was so eine Überreaktion rechtfertigen würde.

Was also steckt dahinter? Vom energetischen Ansatz her geht es im Oberbauch nicht nur ums Verdauen und Assimilieren, oder ums Ausscheiden und Loslassen auf der anderen Seite, es geht auch um Expansion, das „Feuer der Leber" und die nach außen gewandte Energie – das, was man im allgemeinen Sprachgebrauch „Aggression" nennt.

Die wörtliche Bedeutung des lateinischen Wortes "aggredere" heißt „ an etwas herangehen", hat also nicht den negativen Touch, mit dem bei uns die Aggression belegt ist. Wer mutig und beherzt an Dinge herangehen kann, kann diese auch energisch und kraftvoll lösen und etwas bewegen.

Die seelischen Konflikte, die nach dem Verständnis der Psychosomatischen Energetik — der Methode, mit der ich innerhalb der letzten Jahre mit großem Erfolg arbeite – im Oberbauch zuhause sind, haben damit zu tun, wie ein Mensch sich selbst in seinem Leben Raum verschafft und diesen Raum verteidigt gegen Übergriffe und Angriffe. Dabei gibt es nun verschiedene Fußangeln und Stolpersteine.

Der Konflikt „isoliert" bedeutet u.a., daß so ein Mensch das Grundgefühl hat, er gehöre einfach nicht dazu und habe keine Erlaubnis, sein Leben überhaupt gestalten, geschweige denn genießen zu dürfen. So jemand sollte lernen, daß er nicht zufällig hier auf der Welt ist, sondern wie alle anderen auch dazu gehört und das Dasein freudig genießen darf. Wer hingegen den Konflikt „unterdrückte Wut" mit sich trägt, meint in der Tiefe seiner Seele, er dürfe keine negativen Gefühle zeigen, weil er ansonsten nicht mehr geliebt würde. Nur wenn er oder sie ständig lieb und nett sei, habe er ein Lebensrecht. Solch ein Mensch sollte lernen, nein zu sagen, auf die Gefahr hin, daß sein Umfeld mit Erstaunen auf diese Wandlung reagiert.

Patienten mit dem Konflikt „ mehr haben wollen" hingegen meinen, sie kämen im Leben oft zu kurz, alle andern hätten mehr Spaß, mehr Lebensfreude und mehr an guten Dingen als sie. Ihre Lernaufgabe ist es, aus jedem Tag und jeder Situation das Beste zu machen und ihr Augenmerk auf all das zu lenken, was sie haben und sind — und dafür auch dankbar zu sein. Die Menschen mit dem Konflikt „hungrig nach guten Gefühlen" schließlich fühlen sich wie jemand, der sprichwörtlich „vor dem vollen Kühlschrank verhungert". Sie sehnen sich danach, genährt zu werden an Körper und Seele, fürchten sich aber zugleich so sehr vor Zurückweisung und Enttäuschung, daß sie sich nicht getrauen, ins Leben „hineinzubeißen". Sie sind oft frustriert, traurig, deprimiert und sollten lernen, sich selbst genauso zu lieben und wertzuschätzen wie ihre Mitmenschen. Schon in der Bibel steht, man solle seinen Nächsten so lieben wie sich selbst – aber nirgends steht, daß man die anderen mehr lieben sollte als sich!

Dieser kleine, aber feine Unterschied markiert eine der Lektionen solcher Menschen, die sich daran machen sollten, ihre eigenen Bedürfnisse in den Mittelpunkt zu stellen und ihren Mitmenschen auch Grenzen zu setzen, um nicht ausgebeutet zu werden.

Es geht also bei all diesen Themen um Grenzlinien, um den eigenen Raum und darum, zu expandieren. Wenn es einem Mensch gelingt, seine vorwärts gerichteten Impulse positiv für sich zu nutzen, also im besten Sinne aggressiv zu sein, dann benötigt er keine „Allergie" mehr, an der er seine Energien austoben muß. Meine Praxiserfahrungen haben mich gelehrt, daß mit dieser Art der Therapie ungefähr 80 % aller Allergien und Intoleranzen dauerhaft zum Verschwinden gebracht werden können. Das Beste daran ist aber, daß „ganz nebenbei" die Patienten selbstbestimmter, mutiger und authentischer werden und so in deren Leben vieles an Transformation möglich wird.

Kommentar des Herausgebers zum nachfolgenden Artikel

Nachdem Ende 2006 ein anorektisches Fotomodell an Untergewicht starb, ist das Thema wieder aktuell geworden. Anorexie wirkt natürlich in der Modewelt als eine Form der Antithese zu einer Welt übergewichtiger und durch die Werbung sexuell überstimulierter Menschen. Das asexuelle, aristokratische und spartanisch wirkende Fotomodell wirkt als Gegenentwurf zu einer kapitalistischen Massengesellschaft übergewichtiger Proleten mit ihrer dauernden Gier. Die Erfahrung zeigt, daß man Übergewicht heute weitgehend als Ausdruck der Schichtzugehörigkeit ansehen kann.[39] Je magerer jemand in den modernen Wohlstands-Gesellschaften ist, aus um so besserem Hause stammt er in der Regel. Geld für Essen haben in den Wohlstandsgesellschaften selbst die Ärmsten, während Askese für hohe Frustrationstoleranz und Selbstdisziplin spricht, also für Kriterien der höheren Gesellschaftsschichten.

Dünner als eine Gazelle zu sein, erscheint vor dem Hintergrund geradezu nobel. Man kann die Schlankheits-Mode mit derjenigen der gebräunten Haut vergleichen, die Anfang des letzten Jahrhunderts deswegen populär wurde, weil die Fabrikarbeiter damals alle blaß durch die Gegend laufen mußten – es gab noch keine Sonnenstudios, außerdem arbeiteten die Arbeiter 12-14 Stunden und waren notgedrungen ständig blaß. Nur die Reichen konnten es sich leisten, dem Müßiggang des Sonnenbadens zu frönen. Braun zu sein wurde damit zu einem sozialen Signal, das bedeutete, wohlhabend zu sein. Es handelt sich bei Magerkeit oder der Körperbräunung um gesellschaftliche Wertekategorien, also letztlich um ein Renomiergehabe, das begreiflicherweise auf junge, im Selbstwert labile Menschen besonders attraktiv wirkt.

Wie töricht solche Moden sind, sollten wir unseren Patienten klarmachen, ebenso, daß der Wert eines Menschen nicht von derartigen Äußerlichkeiten abhängt. Abgesehen vom sozialen Signalcharakter ist die Anorexie natürlich darüber hinaus auch das Symptom einer kranken Seele. Oft handelt es sich um junge Frauen, die dadurch gegen die biologische Geschlechtsrolle revoltieren, wobei es sich in der Tiefe des Unbewußten um ein grundsätzliches Identifikationsproblem handelt. Mit der Psychosomatischen Energetik findet man bei ihnen fast immer große seelische Konflikte, deren Themen die zugrunde liegende unbewußte Dynamik verständlich machen können. Der folgende Beitrag faßt die bisher ge-

[39] Zitat aus einem Vortrag von Prof. Siegrist /Uni Düsseldorf: „Die schichtspezifische Krankheitslast läßt sich im wesentlichen auf die ungesunde Lebensweise zurückführen, die bei bildungsschwächeren Bevölkerungsgruppen viel weiter verbreitet ist als bei besser gebildeten, vor allem Rauchen, fettreiche und vitaminarme Ernährung, mangelnde Gewichtskontrolle und mangelnde körperliche Bewegung."

machten Erfahrungen zusammen, Anorexie und Bulimie psychoenergetisch zu behandeln. Zugleich faßt er sehr gut die psychodynamischen Theorien zusammen, die in der aktuellen Literatur diskutiert werden.

3.3. Anorexie und Bulimie
Der unerfüllte Hunger auf Leben

Ulrike Banis

Wenn ich mir die Hochglanzmagazine für Frauen ansehe, sind sie gefüllt mit Vorschlägen zu Mode und Kosmetik – abgelichtet sieht man dann immer knochendürre, viel zu grell geschminkte Models, die aber in Posen gezeigt werden, die der unbedarften Leserin nahe legen, daß so und nur so das Leben Spaß machen könne. Viele junge Mädchen lesen diese Zeitschriften auf der Suche nach Identität und Hilfe zur Selbstfindung – schließlich wollen die meisten ja hübsch, begehrt und erfolgreich sein oder werden. Der Blick in den heimischen Spiegel offeriert den meisten jedoch zunächst ein weit weniger perfektes Bild: Sei es, daß sich die Heranwachsenden noch mit Pickeln im Gesicht herumschlagen müssen, sei es, daß die Haare zu fettig oder zu matt sind, sei es, daß die eigene Figur von den Claudia-Schiffer-Maßen weit entfernt ist, in jedem Falle fühlt sich das Mädchen oder die junge Frau nicht perfekt genug.

Diese Erkenntnis untergräbt ihr noch meist fragiles Selbstwertgefühl, oft gefolgt von verzweifelten Versuchen, über diverse Tricks und Kniffe dem gewünschten Schönheits- und Perfektheitsideal doch noch näher zu kommen. Es ist schon erstaunlich, was Mädchen sich dabei so alles zumuten: Sie hungern, sie erbrechen, sie nehmen Abführmittel und entwässernde Tabletten, sie betreiben exzessiven Sport, sie unterziehen sich operativen Nasen- Busen- oder Fettabsaugungseingriffen – und wenn sie sich dann immer noch nicht so glücklich fühlen wie die vermeintlich immer sonnig-wonnigen Models in den Zeitschriften, verfallen sie in Apathie, Lethargie und verstehen sich und das Leben erst recht nicht mehr.

Gegen Frustration, Langeweile, Schulschwierigkeiten, den Ärger in der Lehre, die Angst, erwachsen zu werden und für sich selbst zunehmend die Verantwortung übernehmen zu müssen oder den Liebeskummer gibt es scheinbar kein Patentrezept – und auch ausreichend mager zu sein ist noch kein Garant für ewige Glückseligkeit. Wenn dann noch die pubertäre Ablösung vom Elternhaus konfliktreich ist oder die Trennung der Eltern die Empathie für beide gleichermaßen erschwert, oder gar abfällige Bemerkungen eines oder beider Elternteile dem Heranwachsenden gegenüber das Selbstbewußtsein annagen, dann kommen leider viele der von Anorexie oder Bulimie betroffenen Mädchen auf die fatale Idee, den Mangel an Glück und Zufriedenheit durch ein „Mehr vom Gleichen" doch noch zu erreichen, d.h. es wird noch mehr gehungert, erbrochen etc. ... Nachdem das Phänomen der Bulimie und der Anorexie immer größere Ausmaße annimmt, habe ich mir aus der Sicht der Energiemedizin einmal Gedanken gemacht, was hinter diesen Erscheinungen stecken könnte – und vor allem, wie man dem beikommen könnte.

Bei meinen jungen Patientinnen, die mit diesen Krankheitsbildern zu mir kommen, fällt auf, daß sie ihr Problem kaschieren und herunterspielen. Oft „verkleiden" sie ihre Magerkeit unter besonders bauschigen und ausladenden Kleidern, oder sie erklären die Speicheldrüsenschwellungen und die Zahnschäden zur Folge genetischer Belastungen, nicht aber als Folge ihres Erbrechens. Außerdem fühlen sie sich nicht krank, es stört sie sogar sehr, daß man sie nicht einfach in Ruhe läßt.

Für den Therapeuten ist besonders bei diesen Patientinnen großes Feingefühl angebracht, selbst dann, wenn das angeknackste Selbstgefühl hinter einer Maske besonderer Härte oder Schroffheit von Seiten der Patientin verborgen wird. Oft erscheinen diese Mädchen als die zähesten und härtesten Kämpferinnen, die in keiner Weise zimperlich wirken und auch schmerzhafte Prozeduren scheinbar ungerührt über sich ergehen lassen. Probleme werden zunächst negiert, alles liefe bestens, bekommt man zu hören. Meist kommen diese Mädchen auch nicht aus eigenem Antrieb in die Praxis, sondern die Mutter oder eine Freundin „schickt sie", weil sich die Umwelt Sorgen macht über den zunehmenden Gewichtsverlust oder die „Fress-Kotz"-Exzesse.

Was steckt nun dahinter? Im Laufe der Jahre hat sich durch die Erfahrungen in der Praxis ein Muster herausgeschält, das mir hilfreich erscheint.

Zunächst leiden viele dieser jungen Frauen an einer geopathischen Störzone an ihrem Schlafplatz – ein Umstand, der die körpereigene Regulation erheblich stören kann und verhindert, daß die gesunden Impulse von Hunger, Schlafbedürfnis oder Durst adäquat wahrgenommen werden können. Zudem triggert ein gestörter Schlafplatz in vielen Fällen Gefühle von Depression, Verzweiflung oder Angst, wohl auch deshalb, weil die vegetative Vollautomatik im Körper so einschneidend gestört ist und quasi kein Verlaß mehr ist auf den Körper.

Weitere **globale Regulationsblockaden** der Energie, die häufig vorkommen, sind Ängste jeder Art, nervliche Anspannungen, innere Unruhe oder vegetative Erschöpfung und Verkrampfung. All diese Regulationsblockaden lassen sich mit Hilfe eines Testgerätes (Reba-Gerät der PSE) sehr schnell und präzise feststellen. Zur Behandlung verwende ich spezielle homöopathische Mischungen über eine Gesamtbehandlungsdauer von einem bis zwei Jahren, je nach Schwere des Falles.

Ganz besonders spannend und erhellend wird es aber, wenn man sich über die Testung der **Segmentblockaden** im Körper den **seelischen Hintergründen** dieser Krankheiten annähert. Ich verwende dazu die Psychosomatische Energetik (PSE), die ich in der Praxis kurz „Energie-Check" nenne. *Diese Methode wird zwar von der Schulmedizin bisher nicht anerkannt, für mich persönlich stellt sie jedoch ein unübertroffen präzises Instrument in meiner Praxisarbeit dar.* Hierbei gibt es interessante Beobachtungen, die auch die emotionalen Unterschiede zwischen diesen beiden Krankheiten beleuchten.

Bei der **Anorexie** finde ich vor allem große seelische Blockaden im Bereich des Urvertrauens (Beckenbereich) mit dem Grundgefühl, sich hier auf dieser Welt schon einmal grundsätzlich nicht besonders wohl und heimisch zu fühlen. „Am liebsten würde ich mich verdünnisieren und abhauen" brachte es einmal eine Patientin auf den Punkt.

Das Hungern soll also den Körper „unsichtbar" machen, so daß auch keine Anforderungen an den Menschen gestellt werden. Solche jungen Frauen wollen oder können sich nicht „hinstellen" und für sich selbst eintreten – eher schon für andere!

Sie haben keinen Appetit aufs Leben, nichts erscheint ihnen wirklich wert, sich dafür einzusetzen, alles schmeckt fahl, langweilig und uninteressant.

Oft sind diese Frauen aber besonders intelligent, sportlich und ehrgeizig, so daß sie ihre innere Leere über Leistung überkompensieren. Von der Familiendynamik kommen Anorektikerinnen oft aus „broken homes", sind Scheidungskinder oder haben Väter, die sie wegen ihrer Weiblichkeit ablehnten oder gar emotional oder physisch mißbrauchten.

Die Mütter werden als Rivalinnen um Schönheit und Macht gesehen, nicht aber als Verbündete oder Freundinnen, schon gar nicht unterstützend. Solche Frauen besitzen eher männliche Seelen und wollen möglichst männlich erscheinen – bitte nur ja keine Rundungen, die Weiblichkeit signalisieren.

Die seelischen Grundthemen bei dieser Erkrankung haben mit dem **Selbst** in der Auseinandersetzung mit der Welt, dem eigenen Wert und dem Umgang mit den eigenen **Gefühlen** zu tun **(Selbst-wert-gefühl)**. Im einzelnen finde ich die seelischen Konflikte von „ich bin nicht gut genug", „ich bin nicht wirklich in meiner inneren Mitte", „ich fühle mich ausgeliefert und hilflos" sowie „ich muß immer funktionieren".

Bei der **Bulimie** sind die großen Blockaden dagegen im Bereich des Oberbauches, dem Segment der Verdauung, und ich habe den Eindruck, als sei das seelische Grundempfinden dieser Jugendlichen eher: „Ich finde alles so zum Kotzen – nichts macht mich wirklich satt und stillt meinen Lebenshunger." Es geht hier also eher um den schon bewußteren Willen zu leben und vom Leben auch das zu bekommen, was man sich wünscht – nicht einen faden Abklatsch. Diese jungen Frauen wollen (im übertragenen Sinne formuliert) herzhaft zubeißen, spüren dann aber, daß Essen doch nicht das ist, was ihre Seele nährt — und prompt spucken sie das Essen wieder aus. Nahrung und Essen hat ja aber auch etwas mit der mütterlichen Energie zu tun, und wenn eine junge Frau ein ambivalentes Verhältnis zu ihrer Mutter hat, mag sie sich von ihr auch nicht nähren lassen und weist das von ihr angebotene Essen zurück, indem sie es erbricht.

Das seelische Grundthema ist hier eher, die Brocken, die das Leben einem zuwirft, zu verdauen und zu verarbeiten, Nützliches zu behalten und den Rest auch wieder loszulassen. Es geht hierbei um das eigene innere Feuer, die Dynamik und Aggression, die man für sich selbst einzusetzen lernen sollte. Dazu gehört auch, sich selbst Raum im eigenen Leben einzuräumen, sich „Platz zum Wachsen" zu verschaffen und anderen Menschen Grenzen zu setzen. Sich gegen Übergriffe zu wehren und „Nein" sagen zu lernen gehört genauso zu den Lernaufgaben, wie das Leben mit allen Sinnen zu genießen und sich selbst dafür die Erlaubnis zu erteilen.

Etwas salopp sage ich den Patientinnen oft: „Aschenputtel, komm aus der Asche, lasse das Linsen lesen sein und geh auf den Ball!! Du darfst das!!" Die seelischen Konflikte dort heißen „ich fühle mich ganz allein", „ich darf nicht wütend sein", „ich will mehr vom Leben" und „ich bin hungrig nach guten Gefühlen". Die schrittweise Auflösung solcher Seelenblockaden und das Umsetzen der Botschaften der Seele im Alltag läßt in vielen Fällen die Symptome von Bulimie und Anorexie verschwinden und macht einem Selbstbild Platz, das harmonischer, echter, freundlicher und lebenstüchtiger ist – zur Freude der Patientinnen, der Familie und der Therapeuten.

Literatur zum Thema:

Banis, Ulrike: Praxis der Psychosomatischen Energetik, Co'Med Verlag, 3. Auflage, 2005

Banis, Ulrike: Erdstrahlen & Co, Haug Verlag, 2. Aufl. 2004

Klessmann, Edda: Heiliges Fasten, heilloses Fressen, Huber Verlag, 1988

Kommentar des Herausgebers zum nachfolgenden Artikel

Der Hautarzt Brun und seine Frau gehören seit vielen Jahren zum engsten Kreis derjenigen, die die Psychosomatische Energetik regelmäßig in ihrer Praxis anwenden. Der nachfolgende Beitrag macht deutlich, welche großartigen und im besten Sinne des Wortes ganzheitlichen Therapieeffekte damit erzielt werden können. Der Beitrag verdeutlicht bei der Beschreibung einiger Therapieverläufe, daß es bei der Psychosomatischen Energetik meist nicht mit der Behandlung eines einzigen Konfliktes getan ist. Die Behandlung braucht also meist relativ viel Zeit – natürlich nicht so lange wie eine klassische Psychoanalyse, aber auch nicht so kurz, wie manche Modetherapien das suggerieren.

Am Ende des Beitrags verschweigen die Autoren nicht, daß die Psychosomatische Energetik oftmals eine gewisse Ausdauer erfordert. Wenn man die relativ lange Therapiedauer von Anfang an gut kommuniziert, sind die Patienten im allgemeinen bereit, derartige Mühen auf sich zu nehmen. Es gibt ein Bonmot des kürzlich verstorbenen Ökonoms und Nobelpreisträgers Milton Friedman, der sagte, daß es in Wahrheit keine kostenlose Mahlzeit gibt („There is no such thing as a free meal"). Mit der gleichen Logik kann man argumentieren, daß es auch keine mühelose und dazu kostenlos erhältliche Heilung gibt. Der Patient muß seinen Beitrag zur Gesundung leisten, sei es durch die vertrauensvolle Mitarbeit, das Durchstehen gewisser subjektiver Turbulenzen (bei der PSE anfangs häufig Alpträume) und natürlich schlicht durch die Bezahlung eines Honorars.

Es freut mich außerordentlich, aus den Zeilen des Ehepaar Brun ihre zunehmende Begeisterung über die Psychosomatische Energetik herauszulesen. Wie bereits Zitate von Therapeuten im Umfrage-Beitrag am Anfang des Lesebuchs deutlich machten, wächst die Begeisterung oftmals mit zunehmender Dauer der Anwendung der Methode. Wir haben außerdem die Erfahrung machen können, daß die Psychosomatische Energetik von besonders erfahrenen Therapeuten oft viel mehr geschätzt wird als von Anfängern. Dabei scheint die Berufserfahrung des Therapeuten selbst eine große Rolle zu spielen, denn ein erfahrener Therapeut kann das ganze Spektrum der Methode viel besser ausschöpfen.

3.4 Erfahrungsberichte zur Psychosomatischen Energetik bei chronischen Erkrankungen

Felix E. Brun und Ursula Brun

Seit einigen Jahren arbeiten wir im Team als Facharzt FMH[40] und als Therapeutin in unserer Praxis mit der Psychosomatischen Energetik (PSE) nach Dr. R. Banis. Weitere komplementärmedizinische Verfahren wie z.B. Bioresonanz-Therapie haben wir schon seit 1991 in die tägliche Praxisarbeit integriert. Die schulmedizinischen Diagnose- und Therapiemöglichkeiten einer Arzt-Praxis wurden demnach, auch dem Wunsch der Patienten entsprechend, zunehmend durch komplementärmedizinische Verfahren ergänzt.

In dieser langen Zeit durften wir bei nachgerade unzähligen Patienten erfahren, wie viel Erleichterung und echte Besserung die ganzheitliche Betreuung und Behandlung bringen kann. Wir dürfen füglich sagen, daß wir begeisterte und überzeugte Anwender der Komplementärmedizin und dabei insbesondere der PSE sind. Schon vor unserer Arbeit mit der PSE haben wir uns bemüht, die Menschen mit ihren Beschwerden als Ganzes zu sehen und sie auch dementsprechend zu unterstützen, so z.B. mit Bachblüten oder Farblichttherapien und entsprechenden Gesprächsberatungen. Derart überzeugende Erfolge innerhalb nützlicher Frist wie heute mit der PSE waren hingegen nur selten möglich. Kürzlich wurden wir gefragt, ob wir in unserer Praxis noch neue Patienten annehmen würden oder ob wir mit Stamm-Patienten ausgebucht seien. Nach einem kurzen verdutzten Stutzen ist uns bewußt geworden, daß in unserer Praxis die „Drehtür-Patienten", also Stamm-Patienten, dank der positiven und effizienten Behandlungsmöglichkeiten wie der PSE sehr selten sind und wir deshalb diese neuen Therapiemöglichkeiten gerne weiteren Menschen anbieten.

Das ganz Besondere an der PSE ist die Erfahrung, daß sich oft nicht nur der behandelte Patient positiv entwickelt, sondern auch sein familiäres oder berufliches Umfeld besser „ins Lot kommt".

[40] Federation Medici Helvetici – offizieller Schweizer Ärzteverband

Einige Fälle, die uns täglich begeistern:

1. Kleinkind mit schwersten Eßstörungen aß wieder vollkommen normal, nachdem bei dessen Mutter eine Schockbehandlung mit Chavita Nr. 5 und Emvita Nr. 17 durchgeführt worden war. Diese Mutter hatte bei der Geburt ihrer Tochter traumatische Erlebnisse erfahren und als deren Folge eine postpartale Depression entwickelt, welche bis zur Reba-Testung in unserer Praxis unentdeckt blieb. Gutgemeinte Ratschläge ihres Umfeldes hatten die Mutter zusätzlich gestreßt und ihr das Gefühl gegeben, eine Versagerin zu sein.

2. Eine Patientin litt nach einem Autounfall 10 Jahre lang an Kopfschmerzen, welche jeglicher Therapie trotzten, bis wir den Zentralkonflikt im Hals-Chakra mit Chavita. Nr. 5 und Emvita Nr. 17 behandeln konnten. Seit dieser PSE-Behandlung ist sie völlig beschwerdefrei.

3. Ein ehemals äußerst scheues und unzugängliches 9-jähriges Mädchen entdeckte nach der PSE-Behandlung seine Leidenschaft für das Singen und Jodeln. Es wagte jetzt sogar seiner Lehrerin zu sagen, „sie singe falsch", weil sich bei ihm nach der PSE-Behandlung ein absolutes Musikgehör zeigte. Wenn man mit solchen Therapie-Verfahren wie der Psychosomatischen Energetik arbeiten darf, ist jeder Arbeitstag voller Spannung und Freude am Tun. Im Folgenden möchten wir vier unserer Patienten und ihre Krankengeschichten etwas näher vorstellen:

Erfahrungsbericht 1

Frau M. V. , 35 jährig. Seit 3 Jahren hatte die Patientin rezidivierende Bauchschmerzen unklarer Genese. Im Rahmen der Abklärung wurde auch eine Bauchspiegelung durchgeführt und dabei die Diagnose einer Endometriose gestellt. Der behandelnde Frauenarzt und der Hausarzt empfahlen der Patientin entweder eine hormonelle oder eine operative Behandlung. Die Patientin wollte sich aber vorerst noch nach der Möglichkeit einer komplementärmedizinischen Behandlung erkundigen, weshalb sie erstmals im Oktober 2004 in unserer Praxis vorsprach.

Persönliche Anamnese: mit 20 Jahren Uterus-Konotomie wegen carcinomverdächtigen Zellen im Cervix-Abstrich.

PSE – Befunde: Patienten-Reba-Werte: Vital 55 / Emotional 45 / Mental 100 / Kausal 50, dazu eine geopathische Belastung von Chakra 1 bis 4, ein Konflikt im Chakra 1 mit dem Thema Emvita Nr. 4 „ extrem selbstbeherrscht", zudem testeten die Anxiovita-Tropfen als Bedarf (die Werte für die Konfliktgröße sind bewußt nicht aufgeführt)

Therapie: Umstellen des Bettes auf einen unbelasteten Platz. Einnahme von folgenden Tropfen: Chavita 1 und Emvita 4 plus Anxiovita über circa 5 Monate sowie 1 Flasche Geovita Tropfen. Nach 5 Monaten haben sich die Testwerte bei der Patientin auf Vital, Emotional, Mental je 100 normalisiert. Es zeigte sich ein zweiter Konflikt im Chakra 4 mit dem Thema Emvita Nr. 14 „eingeschlossen". Erneute Behandlung mit Chavita 4 und Emvita 14 Tropfen über weitere 5 Monate. Zusätzlich Bioresonanz-Behandlungen mit Schwerpunkt: "Entstörung innerer Narben" und „Unterstützung der hormonellen Steuerung".

Verlauf: Bereits nach 2 Monaten Behandlung mit den ausgetesteten PSE-Tropfen plus Bettumstellung hatte die Patientin keine Schmerzen mehr, insbesondere auch nicht mehr während der Menstruation. Nach einem halben Jahr Behandlung im März 2005 war sie weiterhin beschwerdefrei. Zudem war ihr Gesichtsausdruck viel offener und gelöster, was sie auch über ihr subjektives Befinden bestätigte. Bei der Reba-Schlußtestung Ende Juli 2005 waren die Konflikte abgeheilt. Ein weiterer Konflikt wurde zu diesem Zeitpunkt nicht festgestellt. Die Patientin war weiterhin beschwerdefrei. Die telefonische Nachfrage im Mai 2006 ergab: „Sie sei nach wie vor beschwerdefrei, ihr Frauenarzt und sie seien sehr zufrieden."

Erfahrungsbericht 2

Frau A. B., 35jährig. Die Patientin suchte unsere Praxis erstmals im November 2004 wegen diffusem Haarausfall auf. Seit 2 Monaten verliere sie täglich um die 500 Haare. Der Hausarzt und der vorbehandelnde Dermatologe hätten weder labortechnisch noch klinisch pathologische Befunde erheben können und seien der Situation gegenüber vorwiegend ratlos. Auf allfällige psychische Probleme von mir angesprochen, gibt sie etwas gequält zur Antwort, daß sie seit 16 Jahren an einer Bulimie leide mit 1- bis 3maligem Erbrechen pro Tag. Sie sei deswegen auch schon während 3 Jahren in psychologischer Behandlung gewesen, allerdings nur mit geringgradiger Besserung. Sie gibt an, daß sie bis 28-jährig zu Hause gewohnt habe, was vor 9 Jahren wegen eines Freundes gewisse Vater-Tochter-Schwierigkeiten zur Folge hatte. Sie sei im übrigen zur Zeit voll arbeitsfähig, habe aber eine Mobbing-Situation unter Kollegen und Kolleginnen zu erdulden, die so weit ging, daß man ihr vor versammeltem Kollegium zum Vorwurf gemacht habe, daß sie mit ihrer Eßstörung ohnehin für ihren Beruf nicht geeignet sei.

PSE Befunde (Dezember 2004): Es fanden sich bei der Patientin folgende Reba-Werte: Vital 50 / Emotional 35 / Mental 100 / Kausal 60. Es fand sich ein Konflikt im Chakra 2 mit dem Thema Emvita Nr. 5 „ hektisch" und zwar als Zentralkonflikt. Des weiteren fand sich eine geopathische Belastung von Chakra 3 abwärts bis zu den Füßen (die Werte für die Konfliktgröße sind bewußt nicht aufgeführt).

Therapie: Umstellung des Schlafplatzes. Tropfen-Kur mit Chavita 2 / Emvita 5 / Anxiovita plus 1 Flasche Geovita.

Juni 2005: In der Nachtestung haben sich die Reba-Werte bei der Patientin auf folgende Ebenen verbessert: Vital 100 / Emotional 75 / Mental 100 und Kausal 60. Der Zentralkonflikt erweist sich als ausbehandelt. Keine geopathische Belastung mehr nachweisbar. Hingegen zeigte sich ein 2. Konflikt im Chakra 3 mit dem Thema Emvita Nr.8 „isoliert". Therapie von Juni 2005 bis Oktober 2005 wiederum mit den entsprechenden Chavita und Emvita Tropfen. Interkurrent wurde die Patientin anfangs Oktober 2005 wegen einer Pneumonie beim Hausarzt behandelt.

Oktober 2005: Die Reba-Nachtestung ergibt folgende Patienten-Werte: Vital 100 / Emotional 100 / Mental 100 / Kausal 60. Es zeigte sich aber ein dritter Konflikt im Chakra 4 mit dem Thema Emvita Nr. 13 „zurückgezogen – tief verletzt". Wiederum entsprechende Behandlung mit Chavita und Emvita Tropfen bis im März 2006. Zusätzlich Bioresonanz-Behandlungen wegen starker Impfbelastungen u.a.m. sowie begleitende Gesprächsunterstützung in unserer Praxis.

Weiterer Verlauf: Ab dem 1. August 2005, d.h. nach 8 Monaten PSE-Behandlung hat die Patientin nie mehr erbrochen und ist bis dato (Oktober 2006) diesbezüglich beschwerdefrei. Das Eingangsthema Haarausfall hat sie nie mehr als störend zur Sprache gebracht. Im Verlauf der Behandlung des 2. Konfliktes „ isoliert" lernt sie, die in den letzten 6 Jahren immer ohne Partner lebte, einen Freund kennen, mit dem sie seither glücklich ist. Eine langjährige sekundäre Amenorrhoe hat sich im Verlaufe der Behandlung ebenfalls normalisiert.

Im Oktober 2005 erfolgte nochmals ein massiver Mobbing-Versuch durch eine Vorgesetzte, gegen den sich die Patientin mit Hilfe eines Kollegen und als Folge ihres gefestigten Selbstbewußtseins sehr erfolgreich zur Wehr setzte. Seither blieben weitere Angriffe auf sie aus. Es scheint, als böte die Patientin nach der Auflösung ihrer Konflikte und dem dadurch gewonnenen sicheren Auftreten gar keine Angriffsfläche mehr für Mobbing. Sie hat jetzt bei der Arbeit einen guten Rückhalt und geht wieder mit Freude ihrem Beruf nach, was sich auch in einer auffallend gelösten Ausstrahlung ihrer Persönlichkeit niederschlägt.

Erfahrungsbericht 3

Frau V. K., 51jährig. Die Patientin berichtet in der Erstkonsultation im Juli 2004, daß sie seit mehr als 20 Jahren an chronisch rezidivierenden Blasenentzündungen leide, seit 6 Jahren zudem an Schlafstörungen, Herzrasen und Nykturie (4 x pro Nacht). Die mehrfachen Abklärungsuntersuchungen durch den Hausarzt und im Spital hätten zu nichts anderem geführt, als daß sie jetzt jährlich bis zu 4 Antibiotika-Kuren habe durchführen müssen ohne bleibenden Therapieerfolg. Sie hatte vieles unternommen, war z.B. auch mit traditioneller chinesischer Medizin in einem dafür spezialisierten Spital behandelt worden, hatte Bioresonanz-Behandlungen und Akupunktur bekommen und war auch in einer bekannten Klinik für Komplementärmedizin hospitalisiert. Leider alles ohne bleibende Besserung. Auch eine 3 Jahre dauernde psychologische Gesprächstherapie blieb erfolglos.

PSE-Befunde und -Verlauf: Patienten-Reba-Werte: Vital 65 / Emotional 50 / Mental 100 / Kausal 55. Es fand sich eine geopathische Belastung von Kopf bis Fuß, welche offenbar bisher von keinem der konsultierten Ärzte oder Therapeuten diagnostiziert worden war. Zum Auffinden eines guten Schlafplatzes wurde eine professionelle Beratung durch einen Radiästhesisten vor Ort veranlaßt.

Juli 2004 bis Januar 2005: Behandlung des getesteten Konflikts im Chakra 1 und dem Thema Emvita Nr. 3 „ausgeliefert". Dies war gleichzeitig ihr Zentralkonflikt. Zusätzlich erhielt die Patientin Anxiovita und Geovita Tropfen.

Januar 2005 bis Juli 2005: Behandlung des zweiten Konflikts im Chakra 5 und dem Thema Emvita Nr. 17 (Gefühlsleere). Patientin klagte jetzt immer noch über abwechslungsweise Blasendruck und Ohrendruck, hatte aber seit Mai 2005 keine Schmerzmittel oder Antibiotika mehr gebraucht. Patientenwerte jetzt Vital 100, Emotional 100, Mental 100, Kausal 60.

Juli 2005 bis Januar 2006: Behandlung des 3. Konfliktes nochmals im Chakra 1, aber diesmal mit dem Thema Emvita Nr. 1 „Selbständigkeit". Die Patientin sagte jetzt, nach 18 Monaten PSE- Behandlung, daß es ihr viel besser gehe, nur noch gelegentlich habe sie einen schwachen Druck auf der Blase oder in den Ohren. Kein Herzrasen und keine Nykturie mehr. Medikamente hätte sie seit Monaten nicht mehr gebraucht.

Januar 2006 bis Mai 2006: Behandlung des 4. Konfliktes im Chakra 6 mit dem Thema Emvita Nr. 20 „körperlich überanstrengt". Zusätzlich Bioresonanz-Behandlungen zur Steigerung der Abwehrkräfte u.a.m.

Mai 2006 Abschluß–Konsultation: Die Patientin erklärt, daß es ihr sehr gut gehe, ja daß sie beschwerdefrei sei. Auf die Behandlung eines 5. Konflikt-Themas wird im gegenseitigen Einverständnis verzichtet, da die Patientin bei bester Gesundheit und offensichtlich etwas therapiemüde ist. Auch hier war wieder eine auffallend positive Veränderung der Persönlichkeit festzustellen (Bemerkung: die Werte für die Konfliktgrößen sind bewußt nicht aufgeführt).

Erfahrungsbericht 4

Herr B. M., 42jährig. Der Patient sucht unsere Praxis wegen einer massiven Rosacea der Gesichtshaut auf. Im Rahmen der Erstkonsultation im Februar 2005 erwähnt er in der Anamnese, daß er seit seinem 16. Lebensjahr an morgendlichem Drang zum Erbrechen bis hin zum realen Erbrechen leide, was sich trotz diverser schulmedizinischer Abklärungen und autogenem Training bis jetzt nur unwesentlich gebessert habe. Er wünsche, daß wir einen Test für das vegetative Nervensystem durchführten, von dem er gehört habe.

PSE-Befunde und -Verlauf: Reba-Werte des Patienten: Vital 60 / Emotional 50 / Mental 100 / Kausal 45.

März 2005 bis Juli 2005: Behandlung des 1. Konfliktes im Chakra 2 mit dem Thema Emvita Nr. 5 „hastig".

Juli 2005 bis Februar 2006: Behandlung des 2. Konfliktes als Zentralkonflikt im Chakra 3 und dem Thema Emvita Nr. 9 „Wut". Zusätzlich testeten jetzt noch Anxiovita und Neurovita positiv. Die Patienten-Reba-Werte sind im Normbereich.

Februar 2006: Der Patient sagt, daß es ihm viel besser gehe, die Rosacea ist abgeheilt und der Drang zum morgendlichen Erbrechen sei praktisch verschwunden.

April 2006: Auf Wunsch des Patienten erfolgt nochmals eine Test-Kontrolle. Die Patienten-Reba-Werte sind mit Vital 100 / Emotional 100 / Mental 100 und Kausal 60 weiterhin normalisiert. Der Zentralkonflikt ist ausbehandelt. Es zeigt sich kein weiterer aktiver Konflikt. Der Patient fühlt sich gesund und beschwerdefrei. Er habe viel gelernt zum Thema „sich abgrenzen können" und „nein sagen können", was ihm in seinem eigenen Geschäft nur zu Gute komme (Bemerkung: die Werte für die Konfliktgröße sind bewußt nicht aufgeführt).

Schlußbemerkungen

Wie diese Beispiele zeigen, liegen in der Psychosomatischen Energetik wirklich großartige Diagnose- und Therapiemöglichkeiten. Wir müssen aber nach langjähriger Praxiserfahrung erkennen, daß die Behandlung solch schwerer Störungen und Krankheiten nicht nur vom Therapeuten alles abverlangt, sondern auch beim Patienten an dessen Grenzen stoßen kann. Es sind nicht alle gewillt, befähigt und geduldig genug, eine solch tiefgreifende Behandlung auch über die erforderliche Dauer durchzuhalten und dazu die Offenheit für eine notwendige Änderung des Verhaltens oder des Lebensstils aufzubringen. Wie auch obige Beispiele zeigen, haben chronisch kranke Patienten im Laufe der Jahre meist schon vieles an Therapien ausprobiert, sind dementsprechend resigniert und benötigen deshalb von uns Therapeuten im Laufe der Behandlung immer wieder Zuspruch und Motivation.

Unser Wunsch für die Zukunft wäre eine breitere Anwendung der Psychosomatischen Energetik im speziellen und der Energiemedizin im allgemeinen auch zur Vorbeugung, um so energetische Ungleichgewichte im menschlichen Organismus schon in den Anfangsphasen erfassen und ausgleichen zu können, insbesondere nach schwierigen Erfahrungen, Trauersituationen oder Unfällen. Neben genügend Bewegung, gesunder Ernährung und anderem mehr sollte es in Zukunft selbstverständlich sein, für die Gesunderhaltung auch die energetische Balance im Menschen regelmäßig zu überprüfen, anzustreben und zu pflegen. Eine dementsprechende Aufklärung der Bevölkerung über solche Möglichkeiten sollte unser aller Ziel sein.

Kommentar des Herausgebers zum nachfolgenden Artikel

Im folgenden Beitrag schildert die Psychotherapeutin Frau Bliemel couragiert ihre Eigentherapie mit der Psychosomatischen Energetik. In der Qualität der Beschreibung merkt man die geschulte Selbstwahrnehmung des Psychotherapeuten. Wie ich Frau Bliemel verstehe, kann die PSE-Eigentherapie selbst für geschulte Psychotherapeuten eine Herausforderung darstellen, was die Nachreifung im Seelischen anbelangt. Wenn Frau Bliemels These allgemein zutreffen würde, kann man sich natürlich mit einigem Recht fragen, warum Psychotherapeuten überhaupt eine weitere Therapie brauchen, obwohl sie ihre Lehranalyse bereits abgeschlossen haben. Man kann vermuten, daß die wesentlichen Therapie-Effekte der PSE von Konflikten stammen, die bei einer Lehranalyse oder konventionellen Psychotherapie nicht erfaßt werden. Vermutlich sind es genau die Konflikte, die bei der PSE aufgelöst werden, wodurch sich das Seelische anschließend neu strukturieren kann.

Natürlich ist die Psychosomatische Energetik nicht die einzige Therapie, die in unbekannte Tiefen des Unbewußten führt. Ich erinnere mich an eine aufschlußreiche Episode mit dem holotropen Atmen[41], bei denen damals zwei erfahrene Psychoanalytiker (beide Lehranalytiker), beide um die 50-60 Jahre alt, in meinem Beisein eine tiefe und geradezu erschütternde Selbstwahrnehmung hatten. In tiefer Trance fanden sich die Herren in einer antiken Szenerie wieder, die nach ihren Schilderungen wie ein bunter 3D-Film mit Gerüchen und weiteren sehr präzisen und authentisch anmutenden subjektiven Stimmungen vor ihrem inneren Auge ablief. Sie wußten dabei unmittelbar, daß es sich um ein früheres Leben handelte, von dem sie zuvor keine Ahnung gehabt hatten. Danach waren sie völlig aus dem Häuschen und erinnerten mich an das Verhalten kleiner Kinder nach dem Kasperletheater, sie sprangen wild herum und konnten sich gar nicht mehr beruhigen, so beeindruckt waren sie. Zu ihrem allergrößten Erstaunen machten die erlebten Szenen viele Merkwürdigkeiten ihrer aktuellen Biographie begreifbar, für die sie vorher keine Erklärung hatten. Man sieht, daß es im Unbewußten manche dunklen Ecken gibt, und das gilt selbst für erfahrene Psychoanalytiker.

Frau Bliemel macht darüber hinaus an einem exemplarischen Therapiefall eines Ehepaares mit Paarproblemen deutlich, daß die verbesserte Autonomie nach einer PSE Behandlung hilfreich sein kann, damit eine neue harmonische Beziehung entsteht. Die eigene Autonomie kann bekanntlich nur dann vollständig ausge-

[41] Holotropes Atmen nach Stanislaf Grof – durch eine willkürlich ausgelöste Hyperventilation wird ein veränderter Bewußtseinszustand induziert.

lebt werden, wenn man ein stabiles, angstfreies Selbstwertgefühl hat. Dazu müssen viele Menschen erfahrungsgemäß erst ihre psychoenergetischen Konflikte loswerden.

3.5 Die Psychosomatische Energetik mit ihren Komplexmitteln in der Beziehungs- und Kommunikationstherapie

Karin Bliemel

Voranstellen möchte ich Überlegungen zur Therapeut–Klient–Beziehung. Lange bevor ich mit der PSE in Berührung kam, war ich schon von der Notwendigkeit einer sich bewußt entwickelnden „Therapeutenpersönlichkeit" überzeugt. Dazu dienen Lehranalysen, Supervisionen und dergleichen mehr. In meiner Ausbildung zur Gestaltpsychotherapeutin lag ein Schwerpunkt auf Kontakt und der Wiederbelebung alter Gefühle. Das war sinnvoll, denn für den Therapeuten geht es nicht nur um das Erlernen von Verfahren und Techniken, sondern auch um die Entwicklung eines inneren Raumes für Resonanz, d.h. der Therapeut ist Mitkonstrukteur einer Beziehungswirklichkeit und schafft so den Raum für das, was aus der Struktur des anderen Wesens hervorkommen will. Er agiert mit einer Haltung, die aktiv und passiv zugleich ist und getragen wird von einem tiefen Respekt vor dem individuellen Wachstumsgeschehen des anderen Menschen. Auf einem so bereiteten Boden kann der Klient in sich entdecken, wozu er bestimmt ist.

Es ist für den Therapeuten wichtiger, z.B. etwas nicht zu wissen und dabei authentisch zu bleiben, als sich und den Klienten über rigide Rollendefinitionen einzuengen. Eigene Gedanken und Gefühle sind im sich entfaltenden gemeinsamen Prozeß ein weiteres Werkzeug des Therapeuten. Die Kunst ist es, dem freien Fluß der Assoziationen ohne vorgefaßte Ideen zu folgen, Dabei ist die Erkenntnis entscheidend, daß wir alle gegenseitig projizieren. Die bewußte Wahrnehmung der Gefühle eigener Hilflosigkeit und Schwäche z.B., verdeutlicht die prinzipielle Gleichrangigkeit von Klient und Therapeut. Das SEIN des Therapeuten wird zum wichtigsten Instrument, wie auch die Therapieforschung postuliert.

Vor ca. 3 Jahren kam ich über den „Atlas der Psychosomatischen Energetik" von Dr. R. Banis dem alten Gedanken wieder nahe, daß wir die Welt am sinnvollsten ändern, wenn wir uns selbst ändern. Die Ahnung, daß sich in uns Menschen in „tiefen

Tiefen" noch etwas nach Befreiung und Veränderung sehnte, machte mich neugierig auf die beschriebene Wirkung der Komplexmittel. Meine Team-Partnerin Silke Müller und ich entschieden uns im ersten Schritt für die eigene Behandlung, dem dann für uns folgerichtig die Aufnahme der Ausbildung zum „Psychosomatischen Energietherapeuten" folgte.

Für uns beide war die in der Ausbildung geforderte Eigentherapie (als unabdingbare Voraussetzung für die Anwendung) eine mental willkommene und emotional notwendige sowie kausal wohl ersehnte Bedingung. Wir können konstatieren, daß diese Eigentherapie wirksame Veränderungen ermöglicht. Tiefe und unbewußte Konflikte werden gelöscht, was zur Folge hat, daß alltägliche Reflexionen und Reaktionen in anderer „gelösterer" Art und Weise möglich werden. Die Komplexmittel am eigenen Leibe zu erfahren, bedeutet immer auch diese Erfahrung in bestehende Beziehungen hinein zu tragen. Zuerst verändert sich die Beziehung zu uns selbst und damit verändern sich alle anderen Beziehungen, in die wir in der Alltagswelt verwoben sind. So konnten wir aufmerksam und hautnah die Wirkung der Komplexmittel in der Beziehungsdynamik beobachten. Uns wurde dann ziemlich klar, wie effektiv dieser gemeinsame Weg sich gestalten kann.

Natürlich ist der Einfluß auf unsere Arbeit entsprechend groß. Die Folgen der Eigentherapie, die immer auch eine Veränderung der individuellen Wirklichkeitskonstruktion darstellt, haben Einfluß auf den Inhalt und die Intention beraterischer und therapeutischer Intervention. Das innere Wissen aus der Geist-Körper-Seele-Einheit (Intuition) fließt hierbei ein und das „Sich Einstimmen" auf das Gegenüber speist sich immer mehr aus dem Wissen um die komplementären Dinge. So zeigt sich in unserem Wirken zunehmend die Tendenz, Dualität zu erkennen, damit zu arbeiten und die Klienten in die Welt des „Sowohl als Auch" zu begleiten.

Einige Leitideen und Ziele sollen dies verdeutlichen:

- alle Probleme im Hier und Jetzt werden in Beziehungen sichtbar,
- Selbstablehnung statt Selbstliebe fußen auf Kindheitserfahrungen,
- alte, oft unbewußte Wunden bestimmen unsere Kommunikation mit,
- Gefühle als subjektive Erfahrung zulassen und Bewußtheit (Awareness) erleben befreit,
- Arbeit an Glaubenssätzen (identifizieren und verändern),
- Verantwortung für die eigenen Gedanken und Gefühle übernehmen,
- über die Integration unserer Schatten ist Versöhnung möglich,
- wenn das Ego sich dem Kern-Selbst in uns überantwortet, ist echte innere Sicherheit, Mut und Stärke lebbar.

Diese Grundannahmen und Ziele bestimmen die Angebote an die Klienten und Beziehungspartner. Die Verantwortung trägt letztlich jeder für sich allein, dennoch ist der Weg vom Ego zum Kern-Selbst einer, der in der Regel Begleitung braucht. In unserem Zentrum für Psychosomatische Energetik (mit Heilpraktikerin Anita Akcuru) kombinieren wir voller Überzeugung unsere Familien- und Beziehungsberatung mit der von Dres. Banis entwickelten Psychosomatischen Energetik.

Das folgende Fallbeispiel steht für unseren diesbezüglichen Zugang:

Walter S., 52 Jahre alt, seit 16 Jahren verheiratet, wurde von uns bezüglich seiner Paarproblematik begleitet. Seine Frau wollte ihn nach einer seit Jahren bestehenden Liaison verlassen. Allerdings war dieses Vorhaben ambivalenter Natur. Das Selbstwertgefühl unseres Klienten befand sich bodennah. Kurze Zeit später kam auch die Ehefrau in die Beratung. Für den Mann war der Wunsch, die Ehe zu retten existentiell, die Frau zeigte sich eher verhalten. Wir thematisierten das Nähe-Distanz Dilemma der beiden. Der Prozeß, jeden Partner zu ermuntern, sich innerhalb seiner Grenzen als eigenständige Person zu bewegen, war mühsam. Die jeweils eigenen Gefühle zu spüren, alte Themen und Muster zu erkennen, ohne den Partner verantwortlich zu machen, gelang nur partiell. Lieber wurde die Schuld beim Partner gesucht.

Langsam gelang es, eine Ahnung tieferer Zusammenhänge entstehen zu lassen. Parallel zu den Gesprächen ließen sich die Partner auf die Behandlung mit den Komplexmitteln ein.

Walter S. Werte: 80/30/100/70 Cha 3 Emv. 9 K 20/80/20/80
Nach ca. 4 Monaten: -100/75/100/70

Vera S. Werte: 90/80/60/60 Cha. 1 Emv. 1 K 20/50/0/65
Nach ca. 3 Monaten: -100/95/90/60

Nach diesen Interventionen konnte der Ehemann sich besser spüren. Er war in der Lage, anders zu agieren und zu reagieren. Er mußte z.B. seiner Frau nicht länger ängstlich und kontrollierend „hinterher telefonieren" und konnte sich darauf einlassen, seiner Frau mehr Freiraum zu gewähren, ohne in die alten Angst- und Abhängigkeitsmuster zu verfallen. Die Ehefrau war nun in der Lage, ihrer Beziehung eine echte Chance zu geben.

Unseren ersten Erfahrungen nach ist die Kombination der Konflikte auf den Ebenen 1 und 3 bei Paaren auffällig vermehrt vorhanden. Ganz allgemein beobachten wir besonders bei Paarberatungen, wie sich schrittweise alte Kommunikationsmuster auflösen und Partner besser in der Lage sind, aufrichtig und angstfreier miteinander zu kommunizieren.

Weiterhin können wir festhalten, daß Klienten mit Angstsymptomen nach ca. 1 Jahr zusätzlicher Behandlung mit den Komplexmitteln Chavita und Emvita von spürbaren Veränderungen ihrer Handlungskompetenz im Alltag berichten (z.B. nach Jahren wieder allein im Auto eine weite Strecke bewältigen, mit dem Flieger unterwegs sein usw.).

Die homöopathischen Komplexmittel als Ergänzung zu unseren lösungsorientierten Ansätzen hat sich als sehr nützlich und sinnhaft erwiesen. Die PSE ist eine effektive Methode, die auch besonders auf die verborgenen Hintergründe einer Beziehungsdynamik abzielt. Die Dauer der Intervention ist mit dem Einsatz der Komplexmittel wesentlich flexibler zu gestalten. Im Laufe der nächsten Jahre werden wir bezüglich dieser Kombination über mehr Erfahrungen und weitere Erkenntnisse verfügen.

Kommentar des Herausgebers zum nachfolgenden Artikel

Wenn ich die letzten Jahrzehnte meines Arztlebens Revue passieren lasse, polarisiert sich die Gesellschaft immer mehr. Diejenigen, die Arbeit haben, sollen immer mehr leisten, während es auf der anderen Seite das große Problem der Arbeitslosigkeit, Frühberentung usw. gibt. Die einen schuften und hetzen sich ab, während die anderen vor Langeweile sterben. Erschwerend kommt hinzu, daß sich gemäß dem gesellschaftlichen Wertekanon nur jene als etwas Wert fühlen dürfen, die beruflich etwas leisten. Gemäß der ungesunden Logik einer Leistungsgesellschaft, die aus dem Einzelnen das Maximum an Profit herauspressen will, gilt jemand als um so wertvoller, je mehr er leistet (und das gilt natürlich umso mehr, je höher das Gehalt wird). In der modernen, materialistisch orientierten Leistungsgesellschaft ist das Bewußtsein dafür verloren gegangen, daß jeder Mensch von Natur aus einen Wert hat, der nicht in irgendeiner Form durch Leistung gerechtfertigt werden muß.

Natürlich sind dabei nicht nur die Arbeitslosen die Opfer, sondern vor allem auch die Beschäftigten. Insbesondere gilt das für die freie Wirtschaft. Die dort Beschäftigten geraten in einen zwanghaften Teufelskreis, immer mehr Leistung erbringen zu müssen, damit die Rendite noch besser wird, man seinen Arbeitsplatz nicht verliert, man mit der Arbeitskraft des Einzelnen noch mehr Gewinne erwirtschaften kann (Überstunden, Schichtarbeit usw.). Besonders die oberen Etagen der Wirtschaft unterliegen einem unglaublichen Leistungsdruck, der von ihnen als persönliche Charakterstärke, „Power" usw. idealisiert wird. Der amerikanische Schauspieler Michael Douglas hat die extrem leistungsorientierte Haltung zusammengefaßt, als er in seiner Rolle als Börsenmakler zu einem Kollegen äußert (in seinem preisgekrönten Film „Wallstreet"): „Only losers have lunch" (sinngemäß übersetzt: nur gesellschaftliche Verlierer können es sich überhaupt leisten, zu Mittag zu essen). Daß eine derartige Haltung auf Dauer ihren Tribut fordert, die de facto auf eine extreme Selbstausbeutung hinausläuft, ist eigentlich selbstverständlich.

In einem Beitrag, der sich mit den Konflikten von Therapeuten beschäftigt, habe ich bereits an früherer Stelle in diesem Lesebuch auf das Thema des Burnout Bezug genommen, allerdings nicht als Hauptthema. Im folgenden Beitrag geht es dagegen ausschließlich um das „Ausgebranntsein", das nicht selten mit einem Helfersyndrom beginnt. Nicht nur Manager, sondern Therapeuten und andere Helferberufe wie Lehrer scheinen zu diesem Krankheitsbild besonders prädestiniert zu sein.

3.6 Burnout-Syndrom Was steckt dahinter?

Ulrike Banis

Seit Jahren macht ein neues Krankheitsbild von sich reden. Es befällt vor allem engagierte und leistungswillige Menschen und macht ihnen das Leben zur Hölle: Burnout! Was versteht man darunter? Die wörtliche Übersetzung dieses englischen Begriffes heißt „ausgebrannt". Dahinter verbirgt sich eine Vielzahl an Symptomen, die eines gemeinsam haben: Den Betroffenen ist der Spaß und die Lust an ihrer Arbeit gründlich vergangen. Die Klagen, die ich in der Praxis zu hören bekomme, reichen von „ich fühle mich immer müde" über „mir macht nichts mehr richtig Spaß" bis zu „mein ganzes Leben erscheint mir so sinnlos".

Erschreckenderweise sind es Manager, Ärzte, leitende Angestellte, Unternehmer, Rechtsanwälte, aber auch Künstler, die mir dies erzählen, nicht etwa Schichtarbeiter am Band oder die Kassiererin vom Supermarkt. Das Auffällige ist, daß diese Krankheit offenbar besonders die Menschen trifft, die ehemals mit sehr viel Enthusiasmus, Ehrgeiz und „Feuereifer" in ihren Beruf gestartet sind. Doch „irgendwie" ist im Laufe der Zeit ihr inneres Feuer erloschen und nun fühlen sie sich tot, nutzlos, erschöpft, krank und mit sich und der Welt unzufrieden.

In der Essenz ähnelt das Krankheitsbild der Depression dem Burnout, allerdings sind beim letzteren mehr Männer betroffen, und der Verlauf ist noch schleichender.

Ein typisches Burnout beginnt mit dem Grundgefühl, den Anforderungen nicht gerecht zu werden. Interessanterweise wird immer unterstellt, es handle sich dabei automatisch um die beruflichen Anforderungen. Selten wird gefragt, wie die partnerschaftliche Ebene und die erotische Dimension bei den Betroffenen aussehen – nach meinen Praxiserfahrungen ergibt sich hierbei nämlich eine zusätzliche Perspektive, die nicht außer Acht gelassen werden sollte! Weil es für Männer aber noch schambesetzter ist, über ihr Versagen im Bett zu reden, erscheint es ihnen einfacher, den „Nebenkriegsschauplatz" Beruf zum Thema zu machen.)

Die Reaktion der Betroffenen darauf ist, ihre Anstrengungen zu erhöhen, d.h. sie arbeiten länger, härter, schonen sich weniger, opfern ihre Erholungsphasen und ihren Nachtschlaf, um zu genügen. Nach und nach werden der Beruf und das Ringen nach Anerkennung so überwertig, daß fast nichts anderes in ihren Gedanken mehr Platz hat. Hobbys, Freizeit, Freunde, ja selbst die Partnerschaft werden immer mehr nach hinten geschoben, vernachlässigt oder völlig aufgegeben. Damit fehlt dem Menschen aber auch eine wichtige Quelle der Regeneration, der Freude, des Seins – ohne sich selbst unter Beweis stellen zu müssen – die Rückzugsmöglichkeit und ein Ort, an dem man sich geborgen und gut aufgehoben fühlt.

Die Burnout-Kranken verbleiben in einer kämpferischen Grundhaltung, Streßen sich und andere, konkurrieren anstelle zu kooperieren und werden dabei immer verbissener, zynischer und kritischer. Erst ist es nur der Chef, der Abteilungsleiter, der Rechnungsprüfer vom Finanzamt, der Kollege, auf den sich aller Groll projiziert, allmählich jedoch weitet sich die negative Haltung auf immer mehr Menschen aus, so daß am Schluß die ganze Welt nur noch als Ärgernis, Frustrationsquelle und Ausbeutung erlebt wird.

Für viele dieser Menschen steht der totale Rückzug aus dem Leben am Ende dieses Weges, nicht selten beenden sie sogar ihr Leben in einer suizidalen Kurzschlußhandlung. Ich habe den Eindruck, daß diesen Kranken schlicht die Kraft fehlt, um ihrem Leben eine glückhaftere Wende zu geben, sie ähneln dem sprichwörtlichen Hamster im Laufrad, der doch nur vom Rad zu springen bräuchte, um sein Leiden zu beenden. Die Kranken haben aber keine Energie mehr, um etwas zu ändern, sie sehen keine Lösungen mehr. So funktionieren sie leidlich weiter, sind aber nicht mehr freudvoll und fühlen sich auch nicht mehr lebendig. Viele sagen mir: „Ich fühle mich wie ein Zombie, ich finde mein Leben so nicht mehr lebenswert."

Am Symptom des eklatanten Energiemangels mache ich dann mein Therapiekonzept fest.

Wenn einem Menschen Energie fehlt, interessiert mich einiges:

- **Welche** Art Lebensenergie fehlt – mehr die körperliche, oder die seelische, die geistige oder gar die spirituelle Energie?
- **Wo** fehlt die Energie im Körper – im Kopf, im Bauch oder den Beinen?
- **Welche „Etage"** leidet am meisten unter der fehlenden Energie?
- **Welche „Energieräuber"** kommen in Frage?
- Sind es **äußere Faktoren**, die eine Rolle spielen, oder liegt die **Ursache im Innen** der Person?
- Gibt es Begleiterkrankungen, kann ich **chronische Entzündungen** finden?
- **Welche Medikamente** sind geeignet, um diesem speziellen Menschen wieder schnell seine Lebenskraft zurückbringen, ihm zu helfen?

In meiner Praxis kann ich mir das Arbeiten nicht mehr ohne das Reba®-Testgerät vorstellen. *Das Gerät ist ein anerkanntes Medizinprodukt der Kl. II mit CE-Zertifikat, das europaweit gilt, auch in den USA. Gleichwohl wurde die Methode dazu, die PSE (Psychosomatische Energetik) bislang von der Schulmedizin nicht anerkannt, weil die Schulmedizin die Existenz der Lebensenergie bestreitet.* Dieses Gerät hilft mir, die verschiedenen Lebensenergieebenen mithilfe von Frequenzen zu ermitteln, die Störungen zu finden und mit homöopathischen Mischungen wieder zu balancieren. Auch wenn dieses Gerät und diese Methode „wissenschaftlich" noch nicht anerkannt wird, so kann ich doch aus der Erfahrung der täglichen Praxis sagen, daß es zumindest in den Händen verantwortungsbewußter Kollegen hervorragend funktioniert und – das ist für mich das Wichtigste – am lebenden Patienten die Erfolge bringt, die der Patient sich wünscht!! Als weitere Hilfsmittel benötige ich diverse Testsätze, u.a. für die Organe und Störherde, aber auch für die Etagen des vegetativen Nervensystems und seine zugeordneten seelischen Hintergründe. Meine Testmethode ist der kinesiologische Armlängenreflex nach von Asche, den ich am liegenden oder sitzenden Patienten ausübe.

Meine Patienten fragen mich immer wieder, ob denn dieser Test auch objektiv sei. Meine Antwort lautet: Da ich die Ampullen, die ich verwende, mische und nicht weiß, welche ich gerade in der Hand habe, kann ich den Test auch nicht durch meine Erwartungen verfälschen. Der einzige subjektive Faktor im Test bin ich als der Mensch, der ihn durchführt – und daher liegt mein Augenmerk darauf, meinen eigenen Energiehaushalt möglichst zu optimieren, damit ich nicht zum Energieräuber an meinen Patienten werde. (Dazu ernähre ich mich bewußt, mache Sport, gehe rechtzeitig schlafen, überfordere mich nicht, sondern halte Pausen in meinem Alltag ein – versuche alles in allem, das zu leben, was ich anderen erzähle).

Meine Erfahrungen bei Burnout-Patienten sind:

- viele davon haben einen **geopathisch belasteten Schlafplatz,** d.h. sie liegen nachts auf Stellen, die ihnen eine Erholung ihres vegetativen Nervensystems unmöglich machen. **LÖSUNG:** Umstellen des Bettes an einen guten Platz, ggf. Hinzuziehen eines professionellen Rutengängers.

- Dazu leiden viele an **Elektrosmogbelastung,** vor allem im Bereich des Gehirns. **LÖSUNG:** Suche nach Elektrosmogquellen im Schlafraum, Eliminierung derselben, Gebrauch von Handys minimieren, keine Elektrogeräte im Schlafzimmer, ggf. Netzfreischalter einbauen lassen, in Extremfällen „Abschirmgardinen", -Folien oder -Farben verwenden.

- Die langanhaltende, **chronische Erschöpfung** ist eines der klassischen Zeichen des Burnout. Diese zeigt sich zum einen an niedrigen Vitalwerten im Test, andererseits am Ansprechen der Testampulle „Paravita". **LÖSUNG:** Gabe von Paravita in einer Dosierung von 5 Tropfen morgens und mittags.

- Die **segmentalen Energieblockaden** bei meinen Patienten sind über alle sieben vegetativen Etagen verteilt. Was ich aber in schöner Regelmäßigkeit immer wieder finde, sind Blockaden des Oberbauches und im Hals. **Im Oberbauch** sind die dynamischen Verdauungsorgane (Leber, Magen, Dünndarm, Galle, Pankreas) zuhause. Wer kennt nicht den Ausdruck „dem ist die Galle übergelaufen", oder „ihr ist eine Laus über die Leber gelaufen", die zum Ausdruck bringen, daß Streß und Ärger vor allem die Verdauungsorgane belasten.

- **Im Hals** hingegen finden wir neben der Schilddrüse als zentralem Stoffwechselregulator auch die Stimmbänder. Es ist also klar, daß es auf dieser Etage um die Geschwindigkeit des Stoffwechsels geht, aber auch um die Kommunikation mit anderen. Außerdem sitzt uns im Nacken die sprichwörtliche **Angst** – und diese stellt einen der weiteren Faktoren dar, die zum Burnout beitragen. Angst macht uns angespannt, Angst macht eng (auch die Herzkranzgefäße, was zu Angina pectoris und hohem Blutdruck führen kann!!), Angst macht aber auch „kopflos" – was eine gute Erklärung ist für die häufig geklagte Vergeßlichkeit und mangelnde Konzentrationsfähigkeit der Burnout- Patienten. **LÖSUNG:** Gabe der getesteten Segmenttropfen (Chavita) und der zugehörigen Konflikttropfen (Emvita) sowie der jeweils passenden Akutmittel (Anxiovita, Neurovita, Simvita). Elementar wichtig dabei ist, daß man jeweils nur ein Segment und einen Konflikt gleichzeitig angeht – Auseinandersetzungen an mehreren Fronten toleriert die Seele so wenig wie der zugehörige Mensch im Ganzen.

- Manche Patienten leiden darüber hinaus an **chronischen versteckten Infekten**, die im Sinne eines Herdes das Immunsystem und das Energiesystem beständig schwächen. Die häufigsten Herde sind der dysbiotisch veränderte Darm, die chronische Sinusitis, Tonsillitis und die allfälligen Zahnherde. LÖSUNG: Mit geeigneten Medikamenten der Naturheilkunde und Schulmedizin werden diese Herde zusätzlich behandelt, in Einzelfällen werden die Patienten auch zu einem biologisch arbeitenden Zahnarzt überwiesen.

Wenn ich allen diese Faktoren in mein therapeutisches Handeln einfließen lasse und so Schritt für Schritt die einzelnen Puzzlesteine beseitige, die zusammen die Krankheit unterhalten, gelingt es in vielen Fällen, auch diesem schwierigen Krankheitsbild Herr zu werden. Natürlich beschränkt sich mein Tun nicht nur auf die Gabe von Medikamenten, ich bemühe mich daneben, ein offenes Ohr für meine Patienten zu haben und ihnen sinnvolle Hilfestellung für ihre praktische Alltagsbewältigung zu geben.

Sehr hilfreich sind mir in diesem Zusammenhang die Lösungssätze, die es für jeden der seelischen Konflikte gibt. Diese können im Sinne einer Wegweisung benutzt werden, was die Seele eigentlich vom Patienten will. Dies kann u.a. die Botschaft sein: „Ich tue mir selbst Gutes und achte auf meine Bedürfnisse. Ich setze meinen Mitmenschen Grenzen und schütze mich selbst!"

Auf diese Weise wird die Souveränität des Patienten geachtet und mein Vorgehen ist nicht-direktiv. Zugleich jedoch können diese Botschaften der Seele der erste Schritt zum Ausstieg aus dem Teufelskreis von Streß, Frustration und Verzweiflung sein. Die große Anzahl erfolgreich behandelter Patienten, die einen Weg aus ihrem Burnout gefunden haben, zeigt mir, daß die Methode der PSE (Psychosomatische Energetik) ein wichtiger Bestandteil auf dem Wege zur Gesundung ist.

Kommentar des Herausgebers zum nachfolgenden Artikel

Die Behandlung von Gelosen (in moderner Fachsprache Trigger genannt) gehört zu den wirkungsvollsten Verfahren der Alternativmedizin. Ich erinnere nur an die Behandlung mit Schröpfkugeln, Akupunkturnadeln oder das subkutane Injizieren lokaler Schmerzpunkte mittels Neuraltherapie, mit denen solche knotenförmigen oder manchmal auch sehnigen Muskelhärten aufgelöst werden können. Viele erfahrene Physiotherapeuten wissen, daß man oft erst durch die Gelosenbehandlung einen dauernden Erfolg erzielen kann. Besonders gute Ergebnisse sieht man auf dem Gebiet der Schmerzbehandlung und bei Krankheiten des Bewegungsapparates, wie der nachfolgender Beitrag des Orthopäden Viehweger zeigt. Er kombiniert die Trigger-Behandlung mit der Psychosomatischen Energetik und hat damit ausgezeichnete Erfolge.

Im Kontext der psychosomatischen Historie möchte ich noch darauf hinweisen, daß es Wilhelm Reich war, der die Zusammenhänge zwischen Muskelhärten und seelischen Problemen als erster erkannt hat. Er konnte beobachten, daß die Auflösung von Muskelhärten zu seelischen Transformationen führt. Das zeigt sich anfangs oft in starken emotionalen Ausbrüchen (Wein- oder Schreianfälle) während der Therapiesitzung. Später sah Reich bei solchen Patienten im Alltag eine größere Liebes- und Arbeitsfähigkeit (beide Faktoren sind Reichs wichtigste Kriterien für seelische Gesundheit).

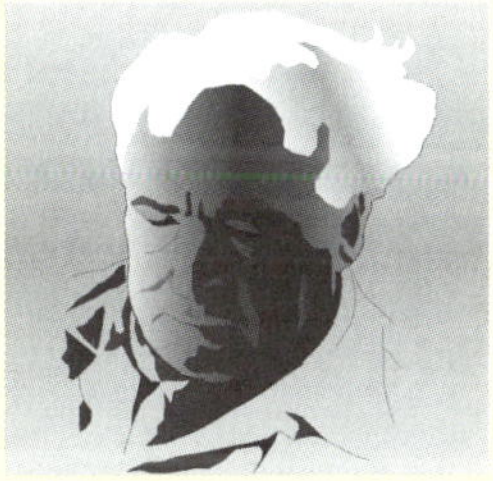

Der Psychoanalytiker Wilhelm Reich

Wilhelm Reichs Bücher waren bekanntlich in den 70er Jahren der Ausgangspunkt der sogenannten „humanistischen Psychotherapie". Dazu gehört als Weiterentwicklung der Reichschen Vegetotherapie die Bioenergetik, bei der die Auflösung der Muskelhärten ebenfalls eine zentrale Rolle spielt. Mit bestimmten Körperpositionen oder durch manuellen Druck des Therapeuten werden dabei bestimmte Muskeln kurzfristig in eine noch stärkere Verhärtung gebracht, wodurch sie sich erst dauerhaft entspannen können. Ein ganz ähnliches Therapieprinzip liegt der Triggertherapie zu Grunde, die Herr Viehweger im Folgenden geschildert hat. Wenn man sich klarmacht, daß hinter vielen Muskelhärten unbewußte seelische Blockaden verborgen sind, wird Herr Viehwegers Ansatz verständlich. Man versteht vor diesem Hintergrund, warum die Psychosomatische Energetik besonders gute Wirkungen erzielt, wenn sie mit einer Triggertherapie kombiniert wird.

3.7 Psychosomatische Energetik in der orthopädischen Praxis

dr./Ungarn Rainer Viehweger

Seelische Konflikte als Aktivatoren für myofasciale Trigger

Im Alltag einer orthopädischen Praxis sehen wir immer mehr Patienten mit chronischen Schmerzen im Bewegungssystem. Führend dabei sind die Schmerzsyndrome der Wirbelsäule, sowohl im Halswirbelsäulen- als auch im Lendenwirbelsäulenbereich, etwas weniger im Bereich der Brustwirbelsäule. Auch Beschwerden der peripheren großen und kleinen Gelenke, meist multilokal, werden immer häufiger. Die meisten der Beschwerden bestehen schon seit vielen Jahren mit progredientem Charakter. Fast immer sind die typischen Zivilisationskrankheiten wie Bluthochdruck, koronare Herzkrankheit, Diabetes, Osteoporose ebenfalls vorhanden, in zunehmendem Maße auch entzündliche Darmerkrankungen. Oftmals hatten sich die Patienten auch schon mehreren Operationen wie Cholezystektomien oder Appendektomien, koronaren Bypass-Operationen, Schilddrüsen- und Varizen-OP's unterziehen müssen. Bei den meisten Frauen waren Hysterektomien oder Totaloperationen durchgeführt worden.

Die Beschwerden sind häufig diffus in der Intensität und von wechselnder Lokalisation. Jeder Orthopäde kennt diese Patienten und ist froh, wenn sie eine Weile lang die Praxis nicht aufsuchen oder eben gerade mal wieder in der Klinik bzw. zur Rehabilition weg sind. Aus der klassischen Orthopädie entwickelte sich zumindest im niedergelassenen Bereich in den letzten Jahrzehnten immer mehr eine schmerztherapeutische Ausrichtung. So genannte klassische orthopädische Fälle wie Skoliosen, einfache Arthrosen, posttraumatische Deformitäten u. ä. lassen sich schulmedizinisch viel einfacher therapieren und sind auch für den Therapeuten nicht so energieraubend. In diesen Fällen sind der Tradition folgend mechanische Hilfsmittel einsetzbar, einfache medikamentöse Therapien und Krankengymnastik sowie physikalische Therapie. Bei den o. g. polymorbiden Patienten sind die Verfahren der Mechanik, Biomechanik, Biochemie von begrenzter und bestenfalls kurzfristiger Wirkung.

In meiner über neunjährigen Kassenarzttätigkeit erlebte ich immer wieder, daß ich an mir selbst zweifelte, wenn die neu erlernten Therapieverfahren wie Chirotherapie, Akupunktur, Neuraltherapie oder immer neuere physikalische Maßnahmen die Ergebnisse zwar gering verbesserten, aber nicht den von mir gewünschten Erfolg zeigten. Die ständig neu entwickelten Analgetika, auch die zentral wirkenden, konnten das Ergebnis kaum bessern. Selbst die neueren CT-gestützen Injektionstherapien sind meist nur kurzzeitig erfolgreich. Das bedeutet Frust für Patienten und Therapeuten gleichermaßen.

Die Belastungen der Sozialsysteme auf Grund von Erkrankungen des Bewegungssystems steigen ständig. Mein ehemaliger Lehrer Professor Dr. Zippel von der Orthopädischen Klinik der Charité in Berlin resümierte anläßlich seiner Emeritierung 2003: Im Rückblick auf seine 40 Jahre lange Arbeit in der Orthopädie stellte er die Frage, ob in Forschung und Therapie ein Durchbruch erreicht werden konnte oder ob altbekannte Verfahren bestenfalls optimiert wurden? Die Antwort ist letztere. Diese Feststellung am Ende eines Arbeitslebens ist sehr ehrlich und sollte zu denken geben. Im Jahr 2000 lernte ich Dr. Bauermeister aus München kennen, der eine neuartige Methode der Beeinflussung und Auflösung von Triggern in der Muskulatur entwickelt hatte und diese Methode Osteopraktik nannte. Heute ist sie vor allem unter Triggerstoßwellentherapie (TST) bekannt.

Die Methode ist denkbar einfach. Trigger als Schmerzauslöser sind verkürzte und verdickte Muskelfasern und Faserbündel, die wir auch unter dem Begriff Myogelosen kennen. Sie sind tastbar und auf Druck schmerzhaft. Druck löst ebenfalls häufig fortgeleiteten Schmerz aus, oftmals sogar Parästhesien, in einigen Fällen reflektorische Muskelschwäche in einem anderen Muskel einer Muskelkette. Die Untersuchung ist einfach, muß aber gewissenhaft ausgeführt werden. Es werden die Bewegungsausmaße der Wirbelsäule und Gelenke untersucht und dokumentiert. Im Falle von Bewegungseinschränkungen sucht man dann in den verkürzten Muskeln nach den Triggern. Das ist keine Neuheit, von Travell und Simons sowie von Baldry und vielen anderen werden diese Untersuchungen beschrieben.

Trigger entstehen durch eine exzentrische Kontraktion der Muskelfasern. Das bedeutet, daß ein kontrahierter Muskel gedehnt wird. Die Kraft der Dehnung ist dabei größer als die Kraft der Kontraktion des Muskels.

Die Folgen der Triggerbildung sind:

- **lokal mechanisch:** dauerhafte Verkürzung der Muskulatur, dadurch permanente Abweichung der Gelenkachsen und permanent erhöhter intraartikulärer Druck mit Entwicklung von degenerativ-entzündlichen Gelenkerkrankungen im Stammbereich und in peripheren Gelenken.

Beispiele:
- retropatelläre Arthrose durch Verkürzung des Quadrizeps,
- degenerative Meniskusschäden durch Verkürzung des Quadrizeps und der ischiocruralen Muskulatur medial oder lateral,
- Impingementsyndrom der Schulter mit subacromialer Bursitis und Läsion der Supraspinatussehne durch Trigger im M. supraspinatus und M. deltoideus usw.,

- **lokaler und fortgeleiteter Schmerz:** wie bei den myofascialen Triggerpunkten bekannt Reizung der Trigger durch Muskelarbeit, Kälte, Virusinfektion usw., allgemeiner Energiemangel. Wir sprechen dann von myofascialen Schmerzsyndromen. Die meisten der in der Praxis vorkommenden Schmerzsyndrome gehören dazu.

Beispiele:
- Ischialgien, pseudoradikuläre LWS oder HWS-Syndrome, Kopfschmerzsyndrome.

Warum werden die Trigger vom Körper nicht wieder aufgelöst?

Es soll hier nur ein Versuch einer Antwort gegeben werden: Wir wissen noch zu wenig über die genauen, sehr komplexen Stoffwechselvorgänge im Trigger. Bei der Kontraktion eines Muskels werden zwischen den Aktin- und Myosinketten Calciumbrücken gebildet. Bei der Erschlaffung des Muskels ist Energie in Form von ATP zur Trennung dieser Calciumbrücken nötig. Meine Vermutung ist, daß im Triggerareal die Anordnung der Calciumbrücken disharmonisch verschoben ist und dadurch die Feldanordnung für die optimalen Stoffwechselvorgänge nicht mehr gegeben ist. Wir wissen, daß im Triggerareal eine große Menge ATP verbraucht wird. Es handelt sich also zunächst um einen Ort relativen Energiemangels.

Neueren Forschungen zufolge läuft im Trigger eine Entzündungsreaktion ab (Jay Shah, Japanese Journal of applied Physiology, Juli 2005). Dabei wurden verschiedene Entzündungsmediatoren im Trigger entdeckt wie Substanz P, Interleukin-1ß,-6,-8, TNF, Bradykinin, Serotonin und Calcitonin-Gene related Peptide sowie Norepinephrin.

Da Entzündungen Reparationsvorgänge darstellen, scheint es sich beim Trigger um einen Vorgang zu handeln, den in seinen Mikrostrukturen geschädigten Muskel zu reparieren, was anscheinend dem Körper nicht gelingt. Ursache dafür könnte Energiemangel sein, evtl. in Verbindung mit einem Mangel an bestimmten „Betriebsstoffen" wie einigen Aminosäuren oder Glykonährstoffen. Es liegt im Trigger eine lokale Übersäuerung vor.

Interessanterweise ist der Körper scheinbar in der Lage, durch eine entsprechende Manipulation – Injektion, mechanischer Druck, Stoßwellen – quasi durch eine echte Verletzung, einen wirksamen Reparationsvorgang auszulösen. Der Verdienst von Dr. Bauermeister ist es, Trigger in tiefer liegenden Muskeln gefunden zu haben, wie z. B. Travell und Simons im Handbuch der Triggerpunkte beschreiben. Die manuelle Therapie der Trigger mit dem Triggosan-Schlüssel, später zumeist ersetzt durch die Triggerstoßwellentherapie, ist sehr effektiv. Die Triggerstoßwellentherapie hat vor allem eine biomechanische Wirkung. Es kommt oftmals sofort zu einer meßbaren Verbesserung der Bewegungsumfänge der Gelenke und meist auch zu einer sofortigen Schmerzlinderung. Gleichzeitig kommt es auch zu einer systemischen – und zwar energetischen – Verbesserung, meist etwas zeitversetzt, da viele Trigger auf Akupunkturpunkten lokalisiert sind. Jeder Mensch entwickelt irgendwann im Leben Trigger. Zunächst sind sie klein. Die muskelverkürzende Wirkung wird anfangs durch eine Dehnung der benachbarten Fasern kompensiert. Meistens sind sie inaktiv, d. h. nicht schmerzhaft. Schmerzhaft werden die Trigger, wenn am Ort des relativen Energiemangels ein absoluter Energiemangel entsteht – durch Muskelarbeit bzw. eine so genannte Verspannung.

Alle Faktoren, die zu einer Erhöhung des Muskeltonus führen, aktivieren Trigger. Gerade bei chronischen Schmerzen im Bewegungssystem, vor allem, wenn bildgebende Verfahren erst geringe Gewebsschäden zeigen, wird eine psychosomatische Ursache vermutet. Nicht umsonst beinhaltet die moderne schulmedizinische Therapie chronischer Schmerzsyndrome eine psychosomatische Betreuung. Viele Patienten haben Erfahrung mit psychosomatischen Kuren, autogenem Training, den verschiedensten relaxierenden Techniken. Am Ende berichten fast alle, daß diese Verfahren gut sind. Ein dauerhafter Erfolg allerdings ist leider selten.

Seit Mitte 2003 arbeite ich in meiner Praxis mit der Psychosomatischen Energetik. Da ich inzwischen eine reine Privatpraxis habe, kommen Patienten zu mir, die wegen ihrer chronischen Schmerzen schon viele verschiedene Therapien hinter sich haben und etwas Neues versuchen wollen. Vor allem diesen Patienten biete ich den Energie-Check mit dem Reba-Testgerät an. Die meisten wissen, daß sie seelische Probleme haben, manche haben auch schon daran gearbeitet. Da die meisten Patienten neben ihrer Schmerzproblematik einen oder mehrere der anfangs schon erwähnten, für den Orthopäden so genannten fachfremden, Symptomenkomplexe mitbringen, sind sie für eine ganzheitliche Erklärung ihrer Situation sehr dankbar. Ich meine hier die Erläuterung der Chakren und deren anatomische Zuordnung oder die Besprechung einer Angsterkrankung. In einigen Fällen können geopathische Belastungen beseitigt werden.

Beispiele aus der Praxis

Fall 1

D. K., 45 Jahre, weiblich. Sommer 2004 Schulter-Oberarmschmerz rechts, stechend, Taubheitsgefühl rechter Arm, Nackenverspannung, „läuft herum wie bescheuert", Herzrasen, Schwindel und Kreislaufschwäche, Kollegen hatten gesagt: Eine Operation ist nicht nötig, sie solle froh sein, wenn der Schmerz zeitweise weniger ist. HWS: klinisch Einschränkung der Extension, Rechtsseitneige und Rotation bds., rechte Schulter: Einschränkung Abduktion und Innenrotation, keine neurologischen Ausfälle.

Befund: MRT der HWS: Bandscheibenvorfall C4/5 und C5/6, Osteochondrose C3/4. Bisherige Therapie: CT-gestütze Infiltrationen.
Energiewerte im Reba-Test: 60 / 90 / 94 / 70
Konflikt: 4. Chakra, Emvita 15 („verängstigt"), 70 / 80 / 20 / 50
Meine Therapie: Chavita 4, Emvita 15 je 2 x 12 Tropfen.
Drei Sitzungen Vitalfeldtherapie und Triggerstoßwellentherapie im Abstand von drei bis vier Tagen.
Bisheriges Ergebnis: Beginn PSE und TST September 2004, Oktober 2004: hat Zuversicht gewonnen, daß die Beschwerden zurückgehen werden, deutlich verbesserte Beweglichkeit, deutliche Schmerzreduzierung. Auch ein Jahr später keine HWS-Beschwerden mehr.

Fall 2

A. C., 15 Jahre, weiblich. Juni 2004 Sturz auf beide Kniegelenke, seitdem Schmerzen, kann kaum auftreten, möchte am liebsten Stütze benutzen, in der Schule ist es am schlimmsten.

Befund September 2004: kein Erguß, keine Überwärme der Kniegelenke, Bewegungsstörung iliosakral, Kniegelenke, Hüften, Sprunggelenke schmerzhaft kontrakt, erhöhter Muskeltonus, Hinken links.
Bisherige Therapie: Physiotherapie und Krankengymnastik ohne Erfolg.
Energiewerte im Reba-Test: 80 / 70 / 90 / 70, Simvita als Ausdruck einer Sympathikotonie.
Konflikt: 2. Chakra, Emvita 7 („vermeintliche Stärke"), 70 / 80 / 10 / 40
Meine Therapie: Simvita am ersten Tag dreimal fünf Tropfen, dann abends fünf Tropfen, am Testtag keine manuelle Therapie möglich – sofortige Gegenspannung der Muskulatur.

Ergebnis: Kontrolle drei Tage nach Beginn der Simvita-Einnahme: subjektiv beschwerdefrei, lockeres Gangbild, freie Kniegelenksbeweglichkeit.

Fall 3

D. S., 45 Jahre, männlich. Lumbale Schmerzen bds., Morgensteifigkeit, Schuldgefühle gegenüber Partner können Auslöser sein, Selbstzweifel, zeitweise Antriebsschwäche.

Befund: kaum Bewegungseinschränkung der LWS, Druckschmerz diffus paravertebrale Muskulatur lumbal bds.
Energiewerte im Reba-Test: 50 / 70 / 90 / 70, Organtest Tonsillen, Geovita.
Konflikt: Chakra 6, Emvita 23 („angespannt"), 70 / 70 / 20 / 80 Zentralkonflikt Emvita 17 in Vierteljahr später,
Meine Therapie: Geovita – in diesem Fall Roborierung, Chavita 6, Emvita 23
Kontrolle: ein halbes Jahr später: fühlt sich gut, drei Wochen vorher wieder leichter Rückenschmerz.
Energiewerte im Reba-Test: 80 / 90 / 97 / 70, Organtest Tonsillen, Geovita testet nicht.
Konflikt: Chakra 7, Emvita 25 („Mißtrauen"), 40 / 40 / 20 / 40
Meine Therapie: Neuraltherapie Tonsillen, Chavita 7, Emvita 25
Ergebnis: Kontrolle Energiewerte 90 / 95 / 100 / 90. Keine Rückenschmerzen.

Fall 4

F. S., 68 Jahre, männlich. Kopf-Nackenschmerzen bds. seitlich seit längerer Zeit, Einschlafen fünfter Finger bds. nachts, beim Anheben des rechten Armes Hinterkopf- und Ohrenschmerz re., Hypertonie, med. eingestellt, HWS: ca. 40 % Bewegungseinschränkung in allen Ebenen, Abd. Beide Schultern und Außenrotation re. eingeschränkt.

Befund: Röntgen: Osteochondrose C5/6.
Energiewerte im Reba-Test: 40 / 70 / 90 / 40
Konflikt: 1. Konflikt: Chakra 3, Emvita 9 („Wut"), 70 / 60 / 20 / 50
2. Konflikt: Chakra 4, Emvita 15 („verängstigt"), 40 / 60 / 10 / 80
Meine Therapie: Triggerstoßwellentherapie drei Mal im Abstand von einer bis vier Wochen, Chavita 3, Emvita 9
Kontrolle drei Monate später: HWS keine Beschwerden mehr, fünfter Finger re. kribbelt noch.

Energiewerte im Reba-Test: 80 / 95 / 100 / 50 Konflikt: • Chakra 4, Emvita 15 (verängstigt"), 80 / 70 / 20 / 80 • Zentralkonflikt Emvita 11.
Meine Therapie: Chavita 4, Emvita 15
Bisheriges Ergebnis: Kontrolle nach sechs Monaten: fühlt sich gut, Parästhesien nur selten. Energiewerte im Reba-Test: 90 / 100 / 100 / 60

Fall 5

I. L., 68 Jahre, weiblich. seit vielen Jahren HWS-Beschwerden, jetzt starke LWS-Schmerzen wie „Brett im Rücken" mit Ausstrahlung zum linken Schienbein, Schmerzen beider Kniegelenke, Magenschmerzen von NSAR, Sodbrennen, Obstipation, wegen M. Hirschsprung als junge Frau Darm-OP, Schwindelgefühle; war Anästhesieschwester, hat 13 Jahre lang kranken Freund gepflegt, konnte sich nie um sich selbst kümmern, möchte so schwach und mit Schmerzen nicht gern weiterleben.

Befund: Muskelhartspann paravertebral lumbal bds., kontrakte LWS und linke Hüfte, HWS ca. 30 % in Beweglichkeit eingeschränkt.
Energiewerte im Reba-Test: 60 / 30 / 90 / 50, Anxiovita
Konflikt: Chakra 3, Emvita 10 („mehr haben wollen"), 60 / 55 / 20 / 70
Zentralkonflikt: Chakra 4, Emvita 16 („Panik")
Meine Therapie: mehrmals Triggerstoßwellentherapie, lumbal Glutealmuskulatur links, Chavita 3, Emvita 10, Anxiovita
Kontrolle: 8/2004: „Brettgefühl" im Rücken ist weg, Schwindel ist verschwunden, Stuhlgang regelmäßiger, nimmt auch Ballaststoffe, Sodbrennen ist weg, ebenso Scheidenpilze, fühlt sich psychisch stabiler.
Energiewerte im Reba-Test: 80 / 70 / 95 / 60, Paravita.
Organtest: Colon – Itraconazol, Konflikt: Chakra 2, Emvita 6 („somatisierte Ängste"), 80 / 60 / 10 / 50.
Meine Therapie: Itraconazol nach Schema, Paravita, Chavita 2, Emvita 6
Kontrolle: Ende 10/2004: fühlt sich gut.
Energiewerte im Reba-Test: 80 / 90 / 100 / 60, Colon testet nicht mehr.

Zusammenfassung

Schmerzen sind ein Ausdruck von nicht genügend frei verfügbarer Energie. Beim chronischen Schmerz kommt eine Regulationsschwäche dazu, die mehrere Systeme betreffen kann (Zelle-Mitochondrium, Hormonsystem, ZNS usw.). Unsere bisherigen Therapieverfahren müssen um energetische Verfahren ergänzt werden. Die Regulationsfähigkeit unserer Patienten muß erhalten bleiben oder wiederhergestellt werden. Mit Hilfe der Psychosomatischen Energetik gelingt es, entscheidende Energieblockaden aufzulösen. In meiner Praxis hat sie einen sehr wichtigen Stellenwert bekommen.

Der Erfolg der Arbeit ist auch für den Therapeuten sehr angenehm. Mittlerweile hat sich das Patientengut geändert. Es kommen auch mehr und mehr Patienten mit vielschichtigen Beschwerdebildern, um ihre Energien messen zu lassen und ihre Blockaden abzubauen. In meiner Praxis kombiniere ich mehrere Verfahren, da immer eine schnelle Schmerzlinderung erreicht werden soll. Bei akuten Beschwerden setze ich daher zusätzlich die Vitalfeld- und die Scenar-Therapie ein. Die Triggerstoßwellentherapie wende ich an, um die Trigger aufzulösen. Die Psychosomatische Energetik hilft, die wichtigsten Aktivatoren, die verborgenen Ängste, zu finden und abzubauen. Auch in der Zukunft haben wir alle weiter zu lernen, um die vielfältigen Wechselwirkungen zwischen der materiellen körperlichen Welt und der Seele in ihrer Einheit in unserem Leben in dieser Welt zu verstehen.

Literatur:

P. E. Baldry – Akupunktur, Triggerpunkte und muskuloskelettale Schmerzen, ML Verlag Uelzen, 1996

Reimar Banis – Psychosomatische Energetik, VAK Verlag, 2003

Reimar Banis – Psychosomatische Energetik, Schweiz. Zschr. Ganzheitsmedizin 2003;15(6)

Reimar Banis – Durch Energieheilung zu neuem Leben, Verlag vianova, 1. Aufl., 2002

Ulrike Banis – Praxis der Psychosomatischen Energetik, Co'Med-Verlag, 2. Aufl., 2002

Ulrike Banis – Erdstrahlen & Co., Haug-Verlag, 2001

W. Bauermeister – Trigger-Osteopraktik, Physikalische Therapie 20/8 (1999) 487-490

W. Bauermeister – Schmerzfrei durch Osteopraktik, Mosaik-Verlag, 1997

W. Bauermeister – Das Rückenfit Programm, südwest-Verlag, 2002

Janet G. Travell, David G. Simons – Handbuch der Muskeltriggerpunkte, Band 1 und 2, Verlag Urban & Fischer, 1. Aufl., 2000

Kommentar des Herausgebers zum nachfolgenden Artikel

Der folgende Beitrag versucht exemplarisch zu zeigen, welche psychosomatischen und energetischen Zusammenhänge, aber auch sozialen und zeitgeschichtlichen Beziehungen erkennbar werden, wenn eine Körperregion aus dem Blickwinkel der Psychosomatischen Energetik betrachtet wird. Die am Ende des Beitrags stichwortartig aufgezählten Heilerfolge machen gleichzeitig klar, daß ein ganzheitliches und vernetztes Denken zu einer wesentlich größeren therapeutischen Effektivität verhelfen kann.

3.8 Der Hals und seine Bedeutung in der PSE

Ulrike Banis

Im Hals sind nicht nur die Schilddrüse zu Hause, sondern sind auch die Stimmbänder, die lymphatischen Seitenstränge, die Tonsillen, der Unterkiefer mit seinen Zähnen und die Nackenmuskulatur. Energetisch geht es auf dieser Etage um die großen Themen **„Stoffwechsel"** und **„Kommunikation"**, d.h. daß die Schilddrüse einerseits das Meisterorgan des Stoffwechsels ist, und darüber entscheidet, wie schnell oder langsam wir unsere Nahrung verbrennen; andererseits geht es hier darum, unsere Stimme zu erheben, und unsere Wahrheit auszusprechen, ehrlich und aufrichtig zu sein, zu singen, zu jubilieren oder auch zu klagen oder Kritik zu üben.

Wir leben in einer Zeit, in der Kommunikation ein Riesenthema ist – man denke nur an das Internet, die Vielzahl an Radio- und Fernsehsendern, Zeitschriften, Zeitungen und Veranstaltungen – viele Menschen haben Mühe, aus dem Überangebot von Information das für sich herauszupicken, was für sie wichtig ist. Ebenso gibt es eine Menge Kinder, die von sich sagen, sie könnten nicht singen oder die stottern, lispeln und sonstige Sprach- und Sprechstörungen aufweisen. Sie leiden auch darunter, daß der Stoffaustausch nicht funktioniert – sie wollen gerne verbal etwas loswerden, können oder dürfen aber nicht.

Viele verstummen, werden leise und unauffällig, so schüchtern, daß sie fast unsichtbar scheinen, oder sie entwickeln eine Unterfunktion der Schilddrüse, weil ihre Lebendigkeit auf seltsame Weise gedrosselt erscheint.

Funktionsstörungen der **Schilddrüse** sind in heutiger Zeit in geradezu inflationärem Maße festzustellen. Viele junge Frauen erhalten Thyroxin, weil sie über Müdigkeit und Energiemangel klagen, Menschen mittleren Alters werden häufig mit der Diagnose „Hashimoto- Thyreoiditis" konfrontiert und viele Patienten mit unklaren funktionellen Beschwerden bringen wenigstens ein Schilddrüsen-Szintigramm zur ersten Beratung mit. Bedauerlich ist, daß trotz des enormen diagnostischen Aufwandes, der vielerorts betrieben wird, in vielen Fällen wenig therapeutisch Nutzbares dabei herauskommt. Viele Patienten fühlen sich wegen des Mangels an harten Fakten in die Ecke der Simulanten und Spinner gedrängt – was eine unselige Spirale von Sorgen, Befürchtungen und Verzweiflung in Gang setzt.

Im Volksmund kursieren Sätze wie: „Die Angst sitzt ihm im Nacken „ – „Es hat ihr vor Schreck die Sprache verschlagen" oder „Schilddrüse = Angstdrüse". Zudem gilt der Hals als „Gefühlstor", die Engstelle zwischen Körper und Kopf, und oft bleiben uns **angsterfüllte Gefühle**, die wir (noch) nicht adäquat ausdrücken können, buchstäblich im Hals stecken. Man kann durchaus mutmaßen, daß die widerstrebenden Impulse von „Herz und Hirn" sich an dieser Stelle manifestieren könnten.

Allen diese Phänomene, die auf den ersten Blick nichts miteinander zu tun zu haben scheinen, kann man mithilfe der PSE in eine klare und überschaubare Ordnung bringen. Bei der PSE verwende ich als eines der Ordnungsprinzipien das System der indischen Chakren, der Energiezentren des Körpers. Der Hals entspricht dem 5. Chakra, hat als Farbe „blau", als Sinnesqualität das **Gehör** und als seelisches Oberthema den Selbstausdruck. Bei Blau fällt mir zunächst die Generation der „Blue Jeans Träger" ein, zu der ich auch gehöre. Wir haben in den 60er Jahren ganze Nächte durchdiskutiert, weil wir meinten, wir müßten soviel mitteilen. Dabei wurden viele Konventionen aufgebrochen und erstarrte Strukturen in Frage gestellt, es wurde protestiert und rebelliert. Vaterfiguren und Autoritäten wurden demontiert – wobei hier auch interessant ist, daß die Psychologie den Vater und seine Vorschriften mit dem Hals in Verbindung bringt, während die nährende Mutter dem Oberbauch zugeordnet wird. Das Kind steht zwischen beiden, auf den Körper projiziert im Bereich des Herzens – da wo wir ganz echt, authentisch und bei uns selbst sind.

Das Gehör als Sinnesqualität ist ein logischer Teil, wenn es um Kommunikation geht – denn wie soll Austausch funktionieren, wenn nicht einer da ist, der spricht, und ein anderer, der hört – zuhört, oder besser noch, hinhört. Von Menschen, denen das Reden untersagt ist, oder die schweigen, um nicht „auszurasten", sagt man ja auch, sie haben einen „dicken Hals" bekommen – womit wir ganz elegant wieder bei der Schilddrüse sind, die körperlich deutlich sichtbar vergrößert solchen Energiestau verdeutlichen kann.

An jedem dieser sieben Segmente können seelische Konflikte anhaften, die dem jeweils gültigen seelischen Oberthema zugehören. In der PSE trägt das Chakra 5 die wenigsten Konflikte.

Es gibt nur zwei Themen, die dort festmachen:

- **Schock,** erstarrte Gefühle, und
- **Hastig,** schneller denken als sprechen, Gefühl, Opfer der Umstände zu sein, im falschen Film zu sein, überhört zu werden, sich nicht ausdrücken zu können.

Zugleich kommen diese Themen bei sehr vielen Patienten vor – was wohl auch Ausdruck des Zeitgeistes und unserer Kommunikationsgesellschaft ist. Das 5. Chakra ist zudem dem Charaktertyp des „Zwanghaften" oder „Perfektionisten" zugeordnet, der in der Antike der „Phlegmatiker" genannt wurde. Damit wollten die alten Ärzte darauf hinweisen, daß dessen schwache Stelle das Phlegma ist, der Schleim. In moderne Nomenklatur übersetzt sind dies die Schleimhäute, die serösen Innenhäute der Gelenke, auch Sehnen und Bänder, kurz das, was auch verantwortlich ist für viele „rheumatische Beschwerden". Zäher Schleim wird dabei mit einem langsamen und zähen Stoffwechsel gleichgesetzt. Der Stoffwechsel ist immer dann verlangsamt, wenn die Schilddrüse in Unterfunktion ist. Überfunktionen der Schilddrüse gehen mit einem gesteigerten Stoffwechsel einher, mit Hitzegefühl, Schwitzen, Durchfall und innerer Ruhelosigkeit, Schlafstörungen und Herzrhythmußtörungen.

Gleichartige Symptome findet man jedoch auch bei der generalisierten Angsterkrankung, die einer Hyperthyreose oft zum Verwechseln ähnlich sieht. Nur fehlen bei der Angsterkrankung die typischen Veränderungen der Blutwerte. Wenn man aber bedenkt, daß beide Erkrankungen im gleichen Körpersegment „zuhause" sind, wird auch verständlich, warum die Symptome sich so ähneln.

Es fällt auf, daß zahlreiche Patienten, die an weichteilrheumatischen Beschwerden leiden, in ihrer Wesensart auch viele Züge des Perfektionisten zeigen: Den hohen Anspruch an sich selbst und andere, die Akribie, mit der sie ihre Befunde archivieren, die penible Ordnung, mit der sie ihre Medikamente einnehmen, etc. Oft können sie sich auch nur sehr schwer verzeihen, wenn sie einen Fehler machen, und zuweilen beginnen sie keine neuen Tätigkeiten oder Hobbys, weil sie davon überzeugt sind, daß das, was sie machen könnten, auch im besten Falle alles andere als perfekt sei. So bleiben sie bedauerlicherweise häufig hinter ihren Möglichkeiten zurück, werden bei Beförderungen auch übergangen – was ihr Grundgefühl, das Opfer der widrigen Umstände zu sein, nur noch verstärkt.

Bei all dem übersehen sie (und auch viele ihrer Therapeuten), daß dies nicht der fehlende Ehrgeiz der Patienten ist oder ihre Langsamkeit, sondern daß sie genauso wie alle anderen Menschen eben auch zum Opfer ihrer Konflikte werden, die sie wie eine „Marionette am Fädchen" halten. Immer wieder erlebe ich in der Behandlung mit der PSE, das sich sowohl somatische als auch seelische Knoten auflösen – wenn es nur gelingt, den energieräuberischen Konflikten das Handwerk zu legen.

So habe ich erfahren, daß

- sich Knotenstrumen ohne Operation zurückgebildet haben,
- Hashimoto-Patienten eine völlig normale Schilddrüsenfunktion bekamen und medikamentenfrei blieben,
- Kleine Stotterer ohne Logopädie normal sprechen lernten,
- Kinder mit schweren Sprachstörungen klare Worte bildeten,
- Schwere Angsterkrankungen mit Zwangsanteilen innerhalb weniger Monate verschwanden,
- Chronische Halsentzündungen dauerhaft ausheilten,
- „Knirscher" wieder ruhig durchschlafen konnten, ohne zu knirschen,
- Globusgefühle verschwanden,
- Unter- oder Übergewicht ohne Diät normalisierbar war,
- Viele „rheumatische" Schmerzen verschwanden,
- Menschen sich öffneten und anfingen, über sich zu sprechen, oft mit den Worten: „Das habe ich noch nie jemandem erzählt ...".

Es erfüllt mich immer wieder mit Freude, wenn ich bei solch tiefreichenden Transformationsprozessen dabei sein darf und erlebe, wie sich danach vieles zum Besseren wendet. So macht die ärztliche Arbeit Spaß – und ist zudem erfolgreich.

Kommentar des Herausgebers zum nachfolgenden Artikel

Das Thema der erektilen Dysfunktion hat in unserer modernen Leistungsgesellschaft einen besonders abwertenden Klang, denn kein Mann möchte nicht seinen Mann „stehen". Zwischen der Fähigkeit zur Erektion und dem sozialen Anspruch, „ein ganzer Mann zu sein", wird in vielen Köpfen ein Gleichheitszeichen gesetzt. Hinzu kommt, daß in der modernen Konsumgesellschaft Lust und Lebensqualität oft als synonym empfunden werden. Wenn die Sache mit der Erektion nicht mehr funktioniert, empfinden das viele Männer als regelrechten Einbruch ihres gesamten Lebens, wonach alles andere plötzlich sinnlos geworden sein soll. Hier gilt es im ärztlichen Gespräch die Betreffenden zu entängstigen und zu einem spielerischen Umgang aufzufordern, der viel besser zum eigentlichen Wesen des Sexuellen paßt.

Sexualität ist darüber hinaus eine der komplexesten psychovegetativen Vorgänge, die bekanntlich durch sehr viele Faktoren beeinflußt wird. Aus ärztlicher Sicht denkt man zuerst an C2H5OH-Abusus, Diabetes mellitus, Gefäßschäden (Rauchen), einen zu streßreichen Lebenswandel, psychiatrische Krankheiten wie etwa Depressionen sowie an (häufig unbewußte) Partnerprobleme[42]. Man sollte auch nicht vergessen, daß das biologische Alter eine gewisse Rolle spielt und sollte dem älteren Patienten klarmachen, daß es auch hier zu gewissen Alterserscheinungen kommt. Mit der PSE gelingt es oftmals, die bei diesem Krankheitsbild wirksamen unbewußten Blockaden aufzudecken und aufzulösen. Daneben sollte man natürlich ab und zu auch an den altbewährten Kunstgriff der paradoxen Intention denken (zeitweises Koitusverbot), wenn trotz aller Heilbemühungen ein unbewußter Erwartungsdruck bestehen bleibt.

[42] Gemäß der Definition der Deutschen Gesellschaft für Urologie (DGU) beschreibt die erektile Dysfunktion ein chronisches Krankheitsbild von mindestens 6-monatiger Dauer, bei dem mindestens 70 Prozent der Versuche, einen Geschlechtsverkehr zu vollziehen, erfolglos sind. In einer 1998 durchgeführten Kölner Studie an 8000 Männern zeigte sich, daß es sich um ein häufiges Krankheitsbild handelt. 19,2 % aller Männer zwischen 30 und 80 Jahren haben eine erektile Dysfunktion (Quelle: M. Braun et al: Die Prävalenz von männlichen Erektionsstörungen in Deutschland heute und in der Zukunft; Aktuelle Urologie 31 (2000), S. 302-307).

3.9 Erektile Dysfunktion Gedanken zu den energetischen Hintergründen

Ulrike Banis

Wie kommt eine Frau dazu, sich über ein „Männerproblem" auszulassen, noch dazu, wenn es sich dabei um eines der von Männern am meisten gefürchten und verheimlichten Leiden handelt, das so extrem schambesetzt ist, daß in vielen Fällen noch nicht einmal in der Partnerschaft, geschweige denn gegenüber dem Arzt darüber gesprochen wird? Ganz einfach – ich bin im Zweifelsfall Partnerin, die, wenn auch indirekt, von diesem Leiden mitbetroffen ist, und ich bin als Allgemeinärztin mit Schwerpunkt Naturheilverfahren und Energiemedizin in manchen Fällen eben auch Ansprechpartner für diese Probleme.

Mein Augenmerk wurde im vergangenen Jahr (2005) verstärkt auf das Thema „Impotenz" gelenkt, weil buchstäblich alle medizinischen Gazetten voll waren von dem Thema: „Was tun, wenn man(n) nicht kann ...". Natürlich (ist das wirklich so natürlich??) wurde als Lösung des Problems „Viagra" und andere Potenzpillen angeboten.

Die Autoren haben schon darauf hingewiesen, daß der Impotenz- der schwächelnden Erektion oder der sexuellen Lustlosigkeit auch körperliche Krankheiten zugrundeliegen können, die fachgerecht untersucht und behandelt werden sollten.

Aber: Schon bei der seelischen Seite der männlichen Unfähigkeit, zur rechten Zeit am rechten Ort körperlich seine Lustfähigkeit unter Beweis stellen zu können, verhakeln sich die Geister, denn eine Depression, eine Unlust auf die Partnerin, ein Burnout oder schlicht Versagensangst möchten nicht so recht ins Bild des starken Mannes passen, und lösen oft noch mehr Unlust und massiv Scham aus.

Dies dann im Gespräch mit seinen männlichen Patienten mit dem nötigen Fingerspitzengefühl „rüberzubringen", erfordert schon ein gehöriges Maß an Können – weswegen ich es meinen Kollegen überhaupt nicht verüble, wenn sie auch heute noch dieses Thema in der Anamnese ausklammern und bei entsprechenden Klagen ihre Patienten lieber zum Urologen überweisen. Mir ging es früher ja auch nicht viel anders.

Ich mag mich noch gut daran erinnern, wie vor vielen Jahren ein kleiner, schmächtiger Mann regelmäßig in meiner Sprechstunde saß und von mir pflanzliche Mittel wollte, um im Bett besser seinen Mann stehen zu können. (Dazu sollte man wissen, daß er eine „Dragonerfrau" sein eigen nannte, deren scharfe Zunge wohl am besten einen Waffenschein erfordert hätte und die in der Praxis dadurch auffiel, daß sie mit herabsetzenden Bemerkungen nicht geizte). Es war mir peinlich, daß er um solche Stärkungsmittel ersuchen mußte – wohl auch, um den Bemerkungen dieser Ehefrau zu entgehen. Gleichzeitig habe ich aber bei mir gedacht, daß bei einer solchen Partnerin mir als Mann wohl auch die Lust auf die Lust verginge ....

Natürlich ist klar, daß ein unbehandelter Diabetes mellitus, ein Bluthochdruck, übermäßiger Zigaretten- oder Alkoholkonsum der Potenz nicht zuträglich sind. Außerdem weiß man, daß einige der zur Behandlung eingesetzten Medikamente ebenfalls Impotenz fördern können – so daß eine individuelle, maßgeschneiderte Therapie selbstredend oberstes Gebot sein sollte. Oft genug wird dieses Gebot aber nicht befolgt, weil es offenbar weit wichtiger erscheint (zumindest dem Behandler), den Blutdruck oder andere Symptome in den Griff zu bekommen.

Wenn die Umfrage wahr ist, wovor Männer krankheitsmäßig am meisten Angst haben, dann ist es nicht der Krebs, auch nicht der Herzinfarkt oder der Schlaganfall (wie man naiverweise annehmen könnte) – es ist die Impotenz, die Männern den größten Horror einimpft.

Ganz offensichtlich sind die männliche Selbstachtung und der männliche Selbstwert ganz massiv mit einer ungestörten Libido, Erektion und Ejakulation gekoppelt.

Wenn des Mannes bestes Stück (ich erinnere nur an Alberto Moravias Roman: "Ich und Er") nicht „steht", ist der Mann böse auf „ihn". Oft wird der männliche Penis sogar mit einem eigenen Namen versehen, quasi so, als sei er völlig unabhängig von dem Mann.

Ich habe oft den Eindruck, daß der Mann in heiklen Situationen mit seinem Penis „verhandelt", um ihn dazu zu bewegen, sich so zu verhalten, wie der Mann dies wünscht.

Dies erinnert mich an die Situation vieler Männer, die in ihrem beruflichen Leben häufig auch einfach funktionieren müssen, gleichgültig, wie es innen in ihnen aussieht.

Dieses Muster aus „wenn ich muß, dann muß ich auch können" übertragen Männer dann wohl auch auf die erotisch-intime Situation. Dort jedoch treffen sie auf Partnerinnen, die manchmal ganz andere Bedürfnisse haben, bei denen die Erektion nicht oberste Priorität hat, sondern vielleicht Fähigkeiten wie Zärtlichkeit, Hingabe, Spüren, Schmusen ohne Zeitdruck, Austausch und absichtslose Berührung. Damit ich nicht falsch verstanden werde, ich möchte hier nicht dem „Kuschelsex" das Wort reden – auch Frauen wollen „Action" – aber nicht nur.

Wenn Männer aber schon so eng in ihrem Selbstwert an ihren Penis gebunden sind, würde man bei gesundem Menschenverstand erwarten, daß sie alles tun, um dessen Funktionieren auch im höheren Lebensalter zu garantieren.

Und schon drängen sich mir die weit spannenderen Fragen auf, wie:

- warum raucht jemand, obwohl er weiß, daß dies seiner Lust, zumindest mittel- und langfristig, schaden kann?
- Warum trinkt der nächste, was zwar seine Lust steigert, nicht aber seine Fähigkeit zum „Vollzug"?
- Warum ernähren sich Männer so ungesund, obwohl sie um die Wichtigkeit ausgewogener Ernährung wissen?
- Warum bleiben sie häufig so lange in Partnerschaften, die ihre Selbstachtung untergraben?
- Warum gibt es in so vielen Ehen die – meist heimliche – Geliebte anstatt der Trennung?
- Warum klappt es mit der Lust bei der Ehefrau nicht, wohl aber bei der Geliebten oder der Hure?
- Warum stehen so viele Männer auf Pornos, schweigen aber, wenn es darum geht, diese sexuell-erotischen Wünsche ihrer Partnerin mitzuteilen?

Hinter all diesen ja so offensichtlich kontraproduktiven Verhaltensweisen und Denkmustern vermutete ich schon ganz lange einen subtilen Boykoteur, der nur daran interessiert ist, dem jeweiligen Menschen sein Leben zu vergällen. Seit ca. zehn Jahren, genauer gesagt, seit ich mit der PSE (Psychosomatischen Energetik) in der Praxis arbeite, weiß ich genauer, was für diese Widersprüche verantwortlich ist:

Blockaden im menschlichen Energiesystem, hervorgerufen durch unbewußte seelische Traumen und ungelöste Konflikte.

Die PSE geht davon aus, daß jedes seelische Trauma, wenn nur stark genug, in der Lage ist, das menschliche Energiesystem subtil, aber dauerhaft zu stören und zu schwächen. Je früher und massiver das Trauma die Seele trifft, desto höher ist die Chance, daß der Mensch diese Wunde nicht sofort verarbeiten kann und sie daher verdrängt.

Mit dem Verdrängungsprozeß einher geht eine „Auslagerung" des seelischen Konfliktes in die unsichtbaren Schichten des feinstofflichen Energiesystems.

Die Folge davon ist, daß der Mensch sowohl körperlich, als auch seelisch und geistig diesen Ballast mit sich herumtragen muß und darüber hinaus auf der vegetativen Etage, die den Konflikt beheimatet, eher zu Funktionsstörungen und Symptomen neigt als anderswo.

Es gibt eine klare und eindeutige Zuordnung verschiedener Seelenthemen zu den sieben vegetativen Etagen (Chakren) des Körpers. So fällt es vergleichsweise leicht, alleine aus der Lokalisation eines Konfliktes rückzuschließen auf das entsprechende seelische „Oberthema". Umgekehrt kann man aber auch aus der Lokalisation des Symptoms Rückschlüsse auf seinen seelischen Hintergrund ziehen.

Im Bereich Becken und Beine sind als seelische Konflikte einige Themen zu Hause, die Männern ganz besonders unangenehm und peinlich sind, wie „sich minderwertig fühlen, nicht zu genügen", „sich hilflos und ausgeliefert fühlen" oder „sich immer extrem beherrschen zu müssen". Jeder dieser Konflikte agiert wie ein Vampir oder ein Kuckuck im Nest, der energiemäßig miternährt werden muß und damit die Versorgung mit Energie – und die Durchblutung – im jeweiligen Körpersegment reduziert.

Der Bereich von Becken, Unterleib und Beinen ist zugleich die Region, die der frühen Kindheit zugeordnet ist. Jedes Kind benötigt für seine seelische Entwicklung das Grundgefühl, gemocht und gewollt zu werden – ein Grundgefühl, das auch in einer funktionierenden Partnerschaft wichtig ist.

Daneben geht es im Segment Becken, Unterleib und Beine um das seelische Oberthema:

Urvertrauen, Erdung und Verwurzelung, es geht um die Seelenheimat. Auch und gerade beim Sex und bei der Arterhaltung will ein Mann bei seiner Partnerin innerlich ankommen und sich angenommen fühlen.

Es geht aber auch um Selbst-Wert-Gefühl. Was meine ich damit? Jeder Mensch, der hier große Blockaden hat, steht in der Auseinandersetzung zwischen sich selbst und der Welt. Es geht also darum, wie positioniere ich mich in der Welt? Wofür stehe ich ein? Wofür bin ich bereit zu kämpfen und mich zu „outen"? Kann ich auf meinen eigenen Beinen meinen Weg durch das Leben gehen? Welchen Wert messe ich mir selbst und meinen Bedürfnissen zu? Bin ich es mir wert, mir selbst treu zu sein, oder funktioniere ich nur nach den Anweisungen anderer? Wie gut und souverän kann ich mit meinen Gefühlen umgehen? Gebe ich meinen Gefühlen überhaupt Ausdruck, oder verlasse ich mich überwiegend auf meinen Verstand? Gebe ich mich cool da, wo ich Weichheit zeigen sollte? Erlaube ich mir selbst Schwächen und Lücken in meiner seelischen Rüstung?

Die Auseinandersetzung mit diesen wichtigen Fragen unterbleibt bei vielen Männern.

Sei es, daß ihr Beruf sie zu sehr fordert, sei es aus Bequemlichkeit, aus mangelnder Übung, sich solchen Themen zu stellen, sei es, weil sie glauben, ihre Partnerschaften seien noch okay, sei es, weil „die Seele" immer noch nicht so ganz gut zum männlichen Selbstverständnis paßt – oft bedarf es einer gehörigen Krise, daß diese Fragen überhaupt im Kopf entstehen oder von außen gestellt werden dürfen.

Die erektile Dysfunktion, das „Versagen" im Bett, kann dann ein geeigneter Anlaß sein zur Aufdeckung zuvor verborgener Energieblockaden. Meine Arbeit in der Praxis zeigt mir immer wieder, daß das Symptom der Impotenz behoben werden kann, wenn es Männern gelingt, die energetischen Hintergründe dafür zu erkennen und mithilfe geeigneter homöopathischer Medikamente aufzulösen. Natürlich übernehmen die Medikamente nicht die Aufgabe, all das zu ändern, was geändert werden muß – sie erleichtern aber dem Mann, sich über manches klar zu werden und helfen ihm dabei, mehr Wahlmöglichkeiten für sich selbst zu entdecken. Zusätzlich ist es in manchen Fällen erforderlich, selbstschädigende Verhaltensweisen zu ändern – in manchen Fällen kommt es bei zunehmender Bewußtheit auch zur Trennung von der Partnerin (allerdings ohne Rosenkrieg). Dadurch können die betroffenen Männer profitieren, der Zuwachs an Energie und seelischer Offenheit kommt aber auch den Partnerinnen zugute.

Kommentar des Herausgebers zum nachfolgenden Artikel

Der etwas seltsam anmutende und eher an eine Frauenzeitschrift erinnernde Titel des nachfolgenden Fachbeitrages war durch das Hauptthema einer Zeitschriftenausgabe bedingt, bei dem es um die Liebe ging. Die Überschrift des folgenden Beitrags sollte sinngemäß besser lauten: „Die seelische Chemie der vier Charaktertypen untereinander". Nach den Erkenntnissen der Psychosomatischen Energetik gibt es eine festgelegte Beziehungs-Ordnung, nach der sich die vier Charaktertypen untereinander verhalten (näheres dazu findet sich im Lehrbuch der PSE). In der täglichen Beratungspraxis hat sich dieses einfach anmutende Beziehungs-Schema außerordentlich bewährt. Es wird im nachfolgenden Beitrag in seinen wesentlichen Grundzügen dargestellt. Man kann es verwenden, um dem Patienten seine Paarproblematik verständlich zu machen. Genauso ist es natürlich bei allen anderen sozialen Konfliktfällen hilfreich, sobald man die Beteiligten bestimmten Charaktertypen zugeordnet hat.

	melancholisch	cholerisch	phlegmatisch	sanguinisch
Von Haus aus harmonisch	melancholisch	cholerisch	phlegmatisch	sanguinisch
Idealer Ausgleich	cholerisch	melancholisch	sanguinisch	phlegmatisch
ambivalent	phlegmatisch	sanguinisch	melancholisch	cholerisch
gegenpolar	sanguinisch	phlegmatisch	cholerisch	melancholisch

Verhältnis der vier Charaktertypen untereinander

Die Psychosomatische Energetik kann bei der Zuordnung zu einem bestimmten Charaktertypen ein wertvolles Hilfsmittel sein. Mit dem Testen des Zentralkonflikts erhält man zunächst einen ersten wichtigen Hinweis, der erfahrungsgemäß in der Mehrzahl der Fälle bereits auf den richtigen Charaktertypen hinweist. Aufgrund des vermutlichen Status des Zentralkonflikts sollte man unbedingt eine Befragung anschließen. Erst ihr positives Ergebnis gibt die endgültige Sicherheit! Anhand bestimmter Kernsymptome überprüft man, ob der gefundene Zentralkonflikt tatsächlich zu der Persönlichkeit des Betreffenden paßt. Der tatsächliche Charaktertyp wird eindeutig dadurch definiert, daß die Persönlichkeitsstruktur in ihren Grundzügen (das heißt in ihren Kernsymptomen) mit dem gefundenen Zentralkonflikt übereinstimmen muß. Erfahrungsgemäß gibt es nämlich immer wieder Fälle, bei denen ein vermeintlicher Zentralkonflikt sich als falsch ent-

puppt. In solchen Fällen handelt es sich um große Nebenkonflikte, die wegen ihrer Größe durch die Brunler-Bovis-Ampulle bei der Testung nicht unterdrückt werden können. Ich erwähne das deswegen so ausführlich, weil es hier immer wieder zu Mißverständnissen kommt.

Durch das geschilderte Vorgehen gelingt es im Laufe einer längeren Behandlung, ungefähr 95 % oder mehr der Patienten eindeutig einem bestimmten Charaktertypen zuzuordnen. Wenn man den Charaktertyp eines Patienten kennt, hat man dadurch ein außerordentlich nützliches Werkzeug der Lebensberatung (bei der Berufsberatung, bei Partnerproblemen, in der Kindererziehung, bei Problemen am Arbeitsplatz, bei der Entwicklung ausgleichender Charakterzüge im Sinne einer spirituellen Beratung usw.). Ebenso hat man durch die Kenntnis des eigenen Charaktertyps ein wertvolles Instrument zur ehrlichen Selbsterkenntnis – ich würde sogar so weit gehen zu sagen, daß man damit sogar das beste Instrument zur Verfügung hat, daß es gibt, um sich selbst und seine Schattenseiten besser kennen zu lernen.

3.10 Gibt es Liebe auf den ersten Blick?

Ulrike Banis

Spontan möchte ich dazu sagen: JA, es gibt sie. Ich erlebe immer wieder bei neuen Patienten, die zu mir in die Praxis kommen, daß es darunter Menschen gibt, zwischen denen und mir es sofort „funkt", wo die „Chemie" einfach stimmt und gute Gespräche möglich werden. Dabei wird viel gelacht und vieles von dem, was der andere noch nicht einmal in Worte faßt, kommt doch bei mir an. Umgekehrt passiert es mir aber auch zuweilen, daß ich gar keinen rechten Zugang zu meinem Gegenüber bekomme, obwohl ich guter Dinge bin, Lust aufs Arbeiten habe und auch keine sonstigen Störfaktoren da sind. Früher habe ich dann immer gesagt: „Naja, man kann halt nicht mit allen Menschen gleich gut". Aber warum ist das so?

Seit ich gelernt habe, daß es im wesentlichen vier verschiedene Charaktertypen gibt, die mehr oder weniger gut miteinander harmonieren, ist mein theoretisches Verständnis für solche Phänomene besser geworden. Den vollen Schlüssel zum Verständnis habe ich aber erst bekommen, seit ich mich mit den Blockaden des Energiesystems durch seelische Konflikte beschäftige. Dadurch habe ich nämlich am eigenen Leib erfahren, wie tiefgreifend mich meine eigenen seelischen Wunden in Bezug auf den Umgang mit anderen Menschen geprägt haben. Salopp formuliert kann man sagen: Erzähle mir, was Dich am meisten ärgert und frustriert, und ich sage Dir, was für ein Typ Du bist und mit wem Du auskommen wirst und mit wem nicht. Der „Zentralkonflikt" bestimmt unsere Charakterstruktur, die Art, wie wir die Welt erleben, unsere Reaktionsweisen, den Stoffwechsel und körperliche Schwachpunkte.

Der Zentralkonflikt des „Schizoiden – Melancholikers" findet sich immer im Becken oder im Oberkopf, der des „Hysterikers – Sanguinikers" immer im Unterbauch oder in der Stirnregion, der des „Zwanghaften – Phlegmatikers" im Bereich des Halses, und der des „Depressiven – Cholerikers" im Oberbauch. Im Bereich des Herzens, also im Zentrum eines Menschen, finden sich Anteile aller vier Charaktertypen wieder.

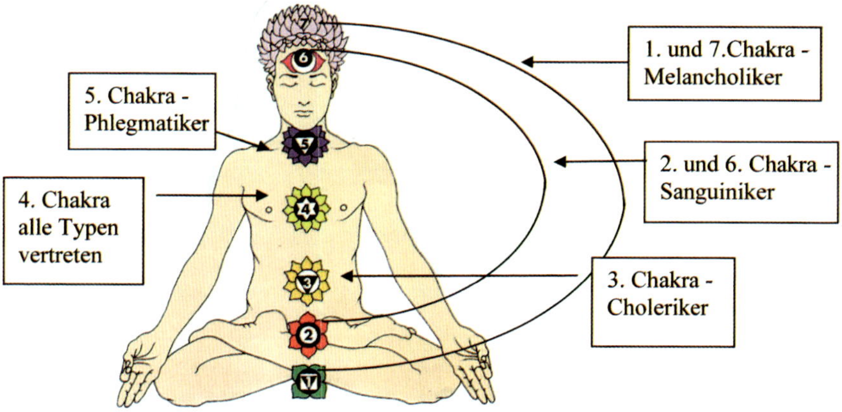

Zentralkonflikt und Charaktertyp

Der Melancholiker

Ist ein ernsthafter, strategischer Planer, kopfgesteuert, jemand, der lieber in der Natur als auf Parties ist. Er ist verläßlich und drückt sich nicht um Verantwortung. Solch ein Mensch kommt gut klar mit anderen, die seiner Wesensart entsprechen, wird sich bei der Partnersuche jedoch zu weichen, gefühlsbetonten, altruistischen Menschen hingezogen fühlen, weil die das haben, was ihm fehlt: Spontane Empathie und Herzenswärme. Das kann er im glückhaften Fall von seiner „besseren Hälfte" lernen. Der Charaktertyp, der am ehesten zum Melancholiker paßt, ist der „soziale Typ", den die alte Medizin den **Choleriker** nannte. Dieser Mensch ist emotional geprägt und oft von Hause aus warmherzig und mitfühlend, etwas, was den eher kühlen Melancholiker enorm attraktiert.

Noch viel mehr wird er vom extrem emotionalen *„Sanguiniker"* angezogen, jedoch hat diese Paarung einige Tücken auf lange Sicht, sobald die erotische Faszination nicht mehr dominant im Vordergrund steht. Dann nämlich offenbart sich, daß es dem einen um die Lust am Leben und die Unverbindlichkeit geht, während der andere auf „Sein oder Nicht- Sein" ausgerichtet ist – da prallen Welten aufeinander, die nicht kompatibel sind – solche Paarungen enden meist in Scheidung! Etwas besser geht es, wenn zwei „Kopfgesteuerte" zusammentreffen – der Melancholiker und der *Phlegmatiker.* Dabei wird die Partnerschaft zwar nicht vor Erotik übersprühen, aber auf der Verstandesebene werden sie sich gut verstehen. Es fehlt jedoch das Emotionale, Gefühlvolle, was auf Dauer in einer Partnerschaft elementar wichtig ist.

Der sozial angepaßte Typ (Choleriker)

Diese Menschen wirken auf den ersten Blick sehr lieb und sanft, sind eher zurückhaltend, jedoch stets um das Wohl der anderen bemüht. Sie freuen sich wie ein Kind, wenn man sie beschenkt, verwöhnt und sie schätzt und achtet, anstatt sie wie ein Aschenputtel zu behandeln. Sie sind die gute Ergänzung zum Melancholiker, von dessen Unabhängigkeit sie sich etwas abschauen können. Von ihm können sie auch lernen, nein zu sagen und Rückgrat zu entwickeln. Gerät ein „Choleriker" an einen Phlegmatiker, ist dies nicht glückhaft. Denn der eine mit seinem lebhaften, auf soziales Miteinander geeichten Gemüt wird den auf Gleichmaß bedachten Phlegmatiker regelmäßig aus der inneren Ruhe bringen – zuviel Umtrieb, zuviel Unordnung ... eine solche Partnerschaft ist wie Feuer und Wasser. Emotional intensiver geht es mit dem Sanguiniker, allerdings läuft hier der Choleriker Gefahr, ausgebeutet zu werden, weil der Sanguiniker auf der Klaviatur der Gefühle souverän zu spielen versteht und seinem weicheren und nachgiebigeren Partner allzugern ein paar „Ringe durch die Nase zieht" – um für sich selbst ein paar mehr Vorteile zu erlangen. Zudem kann es geschehen, daß einer solchen Paarung der „gesunde Menschenverstand" fehlt, weil die Kommunikation zu sehr gefühlsmäßig geprägt ist und zuwenig Ratio und Objektivität vorherrscht.

Der Sanguiniker

Dieser Charakter fällt auf, wenn er den Raum betritt. Er oder sie kann sehr charmant, gewinnend, attraktiv und voller lustiger Ideen sein. Oft sind diese Menschen auch rhetorisch gewandt, gute Tänzer und musikalisch begabt. Sie haben die Fähigkeit, mit ihren vielfachen Talenten alle Anwesenden zu verzaubern – sie sind die Partylöwen schlechthin. Man muß sie einfach mögen, weil sie immer einen Scherz auf den Lippen haben, nicht nachtragend sind und nach der Devise leben: Ein neuer Tag, ein neues Glück. Wer sich in einen solchen Menschen verliebt, hat zunächst oft den Himmel auf Erden.

Nach einer Zeit offenbaren sich aber auch die Kehrseiten dieses Charakters: Oft sind sie sprunghaft und nicht besonders zuverlässig, unstet und launenhaft. Einige haben auch immer Mühe, pünktlich zu Verabredungen zu erscheinen – eben weil irgendetwas wieder spannender und aufregender für sie war als die übliche Routine. Da sie sich für so viele unterschiedliche Dinge interessieren und begeistern können, reicht ihnen weder ihre Zeit noch ihr Geld, um all das haben zu können, was sie meinen für ihr Glück zu benötigen. Diese Menschen, die Mühe haben, ihr Temperament zu zügeln, finden im **Phlegmatiker** ihre „bessere Hälfte" – denn jener ist für sie der Fels in der Brandung, von dem sie Struktur und Ordnung lernen können, und der ihre innere Unruhe zügeln hilft. Mit dem Choleriker verstehen sie sich zwar auf der gefühlsmäßigen Ebene, jedoch fehlt hier der ordnende Verstand. Eine Verbindung mit einem Melancholiker indes würde einen Sanguiniker immerzu frustrieren, weil er nicht begreifen kann, warum sein Partner das Leben so ernst nimmt, während er selbst eigentlich nur Spaß haben möchte.

Der Phlegmatiker

Diese Menschen sind die Ordnungsliebe und Perfektion in Person. Fragen Sie ihn, in welchem Ordner etwas abgeheftet ist – er wird es wissen. Schauen Sie in seinen Schrank – dort wird alles ordentlich zusammengelegt und nach Farben geordnet zu finden sein. Er wird große Freude am Sammeln und Archivieren haben, egal, ob es Steine, Muscheln oder Briefmarken sind. Er wird sich große Mühe geben, seine weltlichen Güter zu erhalten und diese pfleglich zu behandeln, denn Chaos und Niedergang des Bestehenden sind ihm ein Greuel. Der **Sanguiniker** mit seinem mitreißenden Charme ist für ihn der gute Partner, denn durch ihn kann er lernen, etwas spontaner zu sein, und auch einmal „fünfe grade sein zu lassen" – gemäß dem Motto: nobody is perfect. Da diese Menschen verstandesbetont sind, ist ihnen die gefühlsbetonte und „zu mitfühlende" Art des *Cholerikers* extrem zuwider. Verbindungen dieser beiden Charaktere sind meist nicht sehr glückhaft und wenig haltbar. Einen besseren Kontakt haben sie mit dem *Melancholiker*, den sie ob dessen Tatkraft und wilder Entschlossenheit glühend bewundern – wenn auch dieser Beziehung immer etwas das „Herz" fehlt.

Heutzutage weiß ich also besser, warum es die Liebe auf den ersten Blick gibt. Sie geschieht im glückhaften Fall immer dann, wenn ich auf ein Gegenüber treffe, der zu mir paßt und so zu meiner „besseren Hälfte" werden kann. Davon unterscheiden muß man allerdings das Gefühl der „Verliebtheit" – das uns oft genug in die

Irre führt. Grund dafür ist, daß wir uns leider zuweilen in Menschen verlieben, die uns extrem gegensätzlich sind. Sie ziehen uns zwar sexuell und erotisch an, es fehlt jedoch die seelische und innere Verbundenheit, die zu dauerhaft glückhaften Beziehungen führen kann. Die Kenntnis des eigenen Charaktertyps – und wenn möglich auch die Kenntnis des Charaktertyps des Partners ermöglicht es Paaren, die gegenseitige Anziehung besser zu verstehen, aber auch duldsamer miteinander zu werden, wenn sie mit Gegensätzlichkeiten konfrontiert sind. Zu verstehen, daß der Partner so ist, weil er eben so ist, und nicht, weil er mich damit ärgern will, bereitet den Boden für fruchtbare Gespräche und trägt zu mehr Toleranz bei.

Kommentar des Herausgebers zum nachfolgenden Artikel

Bei der Dominanz des traditionellen schulmedizinischen Risikofaktoren-Konzeptes von Herz-Kreislaufkrankheiten wurde lange übersehen, daß seelische Faktoren mindestens ebenso wichtig sind, vermutlich in der Summe und der hintergründigen Ursachendynamik sogar noch wichtiger. Folgende Risikofaktoren sind heute bekannt:

Risikofaktoren für kardiovaskuläre Erkrankungen

1. Arteriosklerose
2. Rauchen
3. Diabetes mellitus
4. Übergewicht und Bewegungsmangel
5. Hyperurikämie
6. Hyperlipoproteinämie
7. Psychosoziale Aspekte

In einer neuen Forschungsdisziplin namens „Psychokardiologie" haben Forscher wie J. Siegrist herausgefunden, daß seelische Faktoren einen unerwartet großen Einfluß auf Herzkrankheiten wie etwa auf die Häufigkeit haben, einen Herzinfarkt zu bekommen. Menschen mit Gefühlen der Hoffnungslosigkeit und Resignation tragen ein 2- bis 4fach erhöhtes Risiko einer koronaren Herzkrankheit. Insbesondere Menschen mit klinisch relevanten Depressionen tragen ein wesentlich höheres Risiko, an Herz-Kreislaufkrankheiten zu versterben als an anderen Risikofaktoren[43]. Zynische, ärgerliche und mißtrauische Menschen neigen in mehreren Studien eher zu Herzkrankheiten[44].

All das sind direkte emotionale Schädigungsfaktoren, deren Bedeutung erst heute richtig erkannt wird. Daneben gibt es bekanntlich viele Risikofaktoren wie Rauchen oder Übergewicht, die auf indirekte Weise mit emotionalen Problemen verbunden sind. Insgesamt kann man daher festhalten, daß Herz-Kreislaufkrankheiten viel stärker von emotionalen Problemen abhängen, als das noch vor einigen Jahren für möglich gehalten wurde. In einem erweiterten Konzept der Risikovermeidung bekommt die Psychosomatische Energetik daher einen großen

---

[43] Siegrist J Herz 2001; 26: 316 – 325.

[44] The Epidemiology, Pathophysiology, and Management of Psychosocial Risk Factors in Cardiac Practice; The Emerging Field of Behavioral Cardiology: Alan Rozanski, MD et al; Journal of the American College of Cardiology Vol. 45, No. 5, 2005

Stellenwert. In der Praxis erleben wir, daß Patienten ohne sonstige Intervention zu einem gesünderen Lebensstil zurückfinden, sobald ihre seelischen Konflikte aufgelöst worden sind. Auch dürfte die Auflösung von Konflikten insgesamt zu einer Reduzierung des Gefährdungsrisikos beitragen, weil Menschen dadurch entspannter, emotional ausgeglichener und selbstbewußter werden – eine theoretische Annahme, die natürlich durch größere Studien verifiziert werden müßte.

3.11 Psychoenergetische Hintergründe von Herz-Kreislauferkrankungen

Reimar Banis

Herz-Kreislauferkrankungen führen in den westlichen Industrienationen die Todesstatistik an. Meist sind Herzinfarkt, Schlaganfall und Herzinsuffizienz die eigentliche Todesursache, aber die zugrundeliegende Gefäßschädigung beginnt natürlich schon viel früher. Meist spielen dabei bekanntlich hoher Blutdruck, Übergewicht und Rauchen eine Hauptrolle. Die wichtigsten Ursachen für Herz-Kreislauferkrankungen sind allgemein bekannt, so daß heute jeder als informiert gelten kann. Zigarettenrauchen, Übergewicht und ungesunde, im Übermaß zugeführte Nahrungsmittel ruinieren die Gefäßinnenwände und führen zu vorzeitiger Arterienverkalkung, hohem Blutdruck und Stoffwechselübersäuerung. Dadurch wird das Herz zunehmend schwach, das Verklumpungsrisiko des Blutes steigt an und die Gefäße verkrampfen und verfetten sich.

Daneben gibt es eine weitere große Gruppe von Patienten, auf die das gängige Klischee des Herz-Kreislaufkranken nicht zutrifft. Es handelt sich um normalgewichtige, nichtrauchende und recht gesund lebende Menschen. Ihr eigentliches Gesundheitsrisiko rührt daher, daß sie emotional ständig in erhöhtem Streß sind. Man weiß heute, daß mißtrauische, oft zu Ärger und Wutausbrüchen neigende Menschen ein bis zu fünfmal höheres Herzinfarktrisiko haben. Auch rangniedrige Angestellte und Arbeiter, die Aggressionen ranghöherer Kollegen hilflos ausgesetzt sind oder die dauernd gute Miene zu etwas machen müssen, was ihnen nicht gefällt, haben oft einen hohen inneren Streßpegel. Die Ausschüttung von Streßhormonen wie Adrenalin und Kortison erhöht bei ihnen das Verklumpungsrisiko des Blutes und läßt ihre Gefäße sich verengen. Es handelt sich um Faktoren, die beim Herzinfarkt eine Rolle spielen, so daß man die zugrundeliegenden krankmachenden Mechanismen gut nachvollziehen kann.

Erstaunlicherweise sind auch bei Rauchern und Übergewichtigen solche erhöhten Streßpegel zu finden. Vermutlich kompensieren sie ihren Streß und Frust durch den Konsum von Genußgiften und durch das Essen. Sie geraten dadurch in eine verhängnisvolle sich aufschaukelnde Spirale, denn später macht das schlechte Gewissen und der Selbstekel alles noch viel schlimmer. Wenn man nun tiefer nach den eigentlichen Ursachen erhöhter Streßpegel forscht, spielen auf der einen Seite soziokulturelle Gründe eine Rolle, an denen der Therapeut wenig ändern kann. Daß in der Unterschicht mehr geraucht, Alkohol und Drogen konsumiert und mehr und ungesünder gegessen wird als in der Mittel- und Oberschicht, kann man als Therapeut nicht oder nur wenig beeinflussen.

Was man jedoch als Therapeut beeinflussen kann, ist zu lehren, wie der Einzelne besser mit Streß umgehen kann, etwa durch Entspannungsübungen und gesündere psychologische Verarbeitungsmuster. Als Arzt versuche ich meinen Patienten beizubringen, daß es mehr im Leben gibt als die ständige Suche nach Geld und Anerkennung, oder daß ein drangsalierender Chef seelisch nicht in seiner Mitte ist, man derartige Angriffe also nicht allzu persönlich nehmen sollte. Man sollte den Patient auch dazu animieren, alles in seinem Leben zu fördern, was entkrampfend und beruhigend wirkt, seien es Spaß mit anderen, ein lustvolles Leben, ein schönes Hobby, sich langgehegte Wünsche erfüllen oder ab und zu den meditativen Rückzug mit der Suche nach dem wirklich Wesentlichem im Leben.

Die Erfahrung zeigt aber, daß eine bloße Lebensberatung oft nicht genügt. Der Patient weiß im Grunde oft selbst recht gut, was ihm eigentlich gut täte, nur kann er es oftmals aus bestimmten inneren Hemmnissen heraus selbst nicht umsetzen. Forscht man als Therapeut nach den eigentlichen Ursachen für dieses Unvermögen, findet man fast immer unbewußte seelische Konflikte, die als Selbstsabotage wirken. Unbewußte Konflikte sind nach meinen Erfahrungen daher eine wichtige, aber leider meist übersehene Ursache, die viele zivilisationsbedingte Herz-Kreislaufkrankheiten auslösen können. Um solche verborgenen seelischen Krankheitsursachen auf praktikable Weise aufzudecken, verwende ich die Psychosomatische Energetik. Es handelt sich um ein von mir entwickeltes Verfahren der Alternativmedizin, mit dem der Therapeut innerhalb kurzer Zeit erkennt, welche Konflikte vorliegen und wie groß sie sind. Im Unterschied zu langwierigen Methoden wie der klassischen Psychoanalyse, die natürlich auch manchmal notwendig sein können, erfordert die Psychosomatische Energetik nur wenig Zeitaufwand.

Mit der Psychosomatischen Energetik kann der Therapeut sehr präzise und umfassend erkennen, wie sich sein Patient emotional fühlt und welche seelischen Konflikte vorhanden sind. Im Anschluß an die Untersuchung wird der Konflikt behandelt und kann meist innerhalb einiger Monate mit homöopathischen Komplexmitteln aufgelöst werden. Dadurch kommt es zu einer seelischen Neuorientierung, die es dem Patienten erlaubt, seinen inneren Streßpegel abzusenken. Er schafft es dadurch leichter, zukünftig innerlich ruhiger zu leben und bei äußeren Belastungen entspannter zu reagieren. Viele Menschen konsumieren anschließend weniger Genußgifte und können leichter an Gewicht abnehmen. Weil offenbar die eigentliche seelische Wurzel der Risikofaktoren entfallen ist, erhöht sich dadurch logischerweise das allgemeine gesundheitliche Niveau.

Zwei typische Beispiele sollen das veranschaulichen:

1. *Eine 52jährige stark übergewichtige Patientin leidet an Hochdruck und klagt über ständige Müdigkeit. Ihr Internist behandelt sie mit einer Zweierkombination von Antihypertensiva, sie wurde auch vor kurzem zu einer Kur geschickt, aber der Blutdruck ist immer wieder zu hoch. Sie könne nur schwer abnehmen, komme kaum mit den täglichen Arbeitsalltag zurecht und fühle sich ständig erschöpft. Bei der Testung mit der Psychosomatischen Energetik (PSE) zeigt sich ein stark erniedrigter Vital- und Emotional-Wert und dazu ein Konflikt mit dem Thema „Unruhe". Bei der Besprechung gibt sie zu, sich ständig innerlich unter Anspannung zu fühlen und nicht zur Ruhe zu kommen. Nach fünfmonatiger Therapie des Konflikts mit dem homöopathischen Komplexmittel Emvita 22, dazu Simvita (Homöopathikum gegen Sympathikotonie) und einer parallelen Behandlung des stark verpilzten Darms kommt sie zur Kontrolluntersuchung. Der Blutdruck sei jetzt konstant und mit nur einem Blutdruckmittel gut einstellbar, sie habe 5 kg abgenommen und fühle sich viel frischer.*

2. *Ein 62jähriger Geschäftsmann hat bereits einen Herzinfarkt hinter sich und raucht trotzdem weiterhin zwei Päckchen am Tag. Jetzt klagt er über Schwindel und Konzentrationsstörungen, was ihn bei seiner anstrengenden Berufstätigkeit sehr beeinträchtigt. Bei der Untersuchung mit der PSE findet sich ein großer Angstkonflikt. Er bekommt vier Monate Emvita 16 verordnet, um den Konflikt aufzulösen und dazu homöopathische Anxiovita-Tropfen gegen die (ihm völlig unbewußte) Angst. Ihm wird eindringlich geraten, das Rauchen sofort aufzugeben, dazu verschreibe ich einen Nikotinkaugummi und setze eine Ohrakupunktur-Dauernadel, die er nach drei Tagen entfernen soll (sie ist winzig wie ein Pflaster). Bei der Kontrolluntersuchung berichtet er stolz, mit dem Rauchen aufgehört zu haben. Allerdings gelang das erst nach zwei Monaten, weil er erst dann das Gefühl gehabt habe, nicht mehr so unter innerem Streß zu stehen.*

Bei unzähligen Patienten mit den üblichen Risikofaktoren für Herz-Kreislauferkrankungen habe ich bis heute keinen gefunden, der nicht solche unbewußten seelischen Konflikte hat, wie sie in den beiden Beispielen geschildert wurden. Die Betreffenden werden durch den inneren Streß, den die Konflikte hervorrufen, zu einem risikoreichen Lebensstil verführt. Ihre gesundheitliche Verfassung wird schlechter und sie entwickeln Folgekrankheiten, die sich oft in Herz-Kreislaufkrankheiten äußern. Die zugrundeliegenden unbewußten Konflikte aufzulösen stellt daher nach meiner Erfahrung eine Therapie dar, mit der man als Therapeut an die eigentlichen Wurzeln des Problems kommt. Durch die guten Erfahrungen bei hunderten von Patienten bin ich mittlerweile überzeugt, daß eine wirklich dauerhaft wirksame Risikoprävention an den unbewußten Konflikten ansetzen sollte. Erst dadurch gelingt es, daß Menschen wieder seelisch zufriedener sind und sich energetisch wohlfühlen.

Bekanntlich sind alle bisherigen Versuche wie Nichtraucher-Werbefeldzüge, Eßtraining und dergleichen oftmals zum Scheitern verurteilt gewesen, weil sie nicht an der primären Ursache angesetzt haben. Meines Erachtens sollten bereits Kinder und Jugendliche mit Übergewicht und anderem Suchtverhalten psychoenergetisch harmonisiert werden. Man hat dadurch die Möglichkeit, von vornherein bei ihnen die Chancen auf eine gesunde Zukunft zu erhöhen. Aber auch bei bereits Erkrankten lohnt es sich, die seelischen Konflikte aufzuspüren und aufzulösen, wie ich an den beiden Praxisbeispielen zu zeigen versucht habe. Natürlich könnte man weitere Maßnahmen zur Risikoprävention wie Entspannungsübungen und dergleichen empfehlen, aber die Erfahrung zeigt, daß die Konfliktbehandlung im Durchschnittsfall meist ausreichend ist. Außerdem sollte hinzugefügt werden, daß die alternativmedizinische Behandlung keine notwendige schulmedizinische Therapie ersetzen kann. Das wissen auch die meisten Patienten, die intuitiv spüren, daß mehr für die Gesundheit getan werden kann, weshalb sie zum „Energiecheck" mit der Psychosomatischen Energetik kommen.

Literatur:

Banis, R: Durch Energieheilung zu neuem Leben; Verlag Via Nova, Petersberg, 2002

Banis, R: Lehrbuch der Psychosomatischen Energetik; VAK Vlg., Kirchzarten, 2003

Niaura, Raymond et al: Hostility, the Metabolic Syndrome, and Incident Coronary Heart Disease; Health Psychology, Vol 21, No. 6.

s. auch Fußnoten im Text

Kommentar des Herausgebers zum nachfolgenden Artikel

Im Kontext der Epilepsie sollte man aus der Sicht der PSE erwähnen, daß es enge Zusammenhänge zwischen dem feinstofflichen Energiesystem und den Hirnfunktionen gibt. So arbeitet das Reba-Testgerät bekanntlich durch Resonanz mit den vier bekannten Hirnfrequenzen. Den vier Bereichen der Hirnfrequenzen Alpha, Beta, Theta und Delta können gemäß der Theorie der PSE die vier feinstofflichen Energieebenen zugeordnet werden (Alpha = Mental, Beta = Kausal, Theta = Emotional und Delta = Vital). Hirnfunktion und Energiesystem hängen nach dieser Auffassung unmittelbar zusammen. Deshalb versteht man auch, daß ein gestörtes Energiesystem die Hirnfunktion direkt stören kann. Dafür spricht auch, daß bei der PSE Testung praktisch alle Epilepsiekranke schlechte Energiewerte und große Konflikte haben. Bessert man das, verschwindet oft die Epilepsie.

Die praktische Erfahrung mit der PSE-Therapie zeigt, daß bei der Epilepsie oftmals gute und dauerhafte Heilerfolge erzielt werden können. Auf zwei Probleme möchte ich aber näher eingehen, die einem zwar nicht bei jedem Patienten begegnen, die aber doch ab und zu auftreten, so daß man sie unbedingt kennen sollte. Das größte Problem sind in manchen Fällen vermehrte Anfälle, besonders in den ersten Wochen der PSE Therapie. Dem Patienten gegenüber sollte man das nicht explizit erwähnen, weil es unnötige Ängste erzeugt (eventuell im Extrem sogar einen Therapieabbruch zur Folge hat). Wie häufig es auftritt und ob es die Regel ist, weiß ich nicht, weil ich nur ein Dutzend Fälle überblicke. Mit einer Reduzierung der Tropfen oder der Einflaschen-Methode (gesamte Tagesdosis in 1 Liter Wasser und schluckweise über den Tag verteilt trinken) konnte ich das Problem aber immer zufriedenstellend lösen. Keinesfalls sollte man natürlich die Antiepileptika in dieser Phase reduzieren, selbst wenn sie zuvor energetisch schlecht getestet haben.

Der Medikamententest zeigt auf der anderen Seite, daß Antiepileptika oft ausgesprochen schlecht testen (im nachfolgenden Beitrag ist davon die Rede). Das gilt besonders für die ältere Generation solcher Mittel, die das Hirn gewissermaßen gewaltsam chemisch „herunterdrosseln". Keinesfalls sollte man auf den Fehler verfallen, in so einer Situation seinen Patienten zum Absetzen raten, sondern versuchen, in Absprache mit dem Facharzt eine andere Kombination oder ein anderes chemisches Einzelmittel zu prüfen. Leider muß man in aller Deutlichkeit sagen, daß die kollegiale Zusammenarbeit hier nicht immer leicht ist. Einzig der Hinweis auf objektiv verspürte Nebenwirkungen durch den Patient kann hier manchmal weiterhelfen (sofern er solche registriert). Auf das PSE Testergebnis zu verweisen ist meist sinnlos, weil die Signifikanz des alternativmedizinischen

Medikamententestes vom schulmedizinischen Kollegen meist geleugnet wird. Erfreulicherweise sind viele moderne Antiepileptika aus energetischer Sicht besser verträglich. Im Zug der PSE Behandlung bessert sich meist auch die Gesamtsituation, das heißt die Anfälle werden seltener, wodurch chemische Medikamente reduziert werden können. Man muß sich daher nach dem Motto „zwei Schritte vorwärts, einen zurück" auf pragmatische Weise vorwärtsbewegen, wie auch der nachfolgend geschilderte Fall veranschaulicht.

3.12 Kann man Epilepsie mit Energiemedizin bessern? Eine Kasuistik

Ulrike Banis

Epilepsien gehören, zumal wenn sie Kinder und Jugendliche betreffen, sicherlich zu den größten Herausforderungen eines Therapeuten. Die Eltern der betroffenen Kinder wehren sich aus begreiflichen und nachvollziehbaren Gründen oft dagegen, daß die Ärzte ihr Kind unter schwere Beruhigungsmittel setzen, denn schließlich haben diese Medikamente neben ihrer krampflösenden und anfallsreduzierenden Wirkung eben auch unangenehme Nebenwirkungen bezüglich der Wachheit und Lebhaftigkeit des Kindes. Die Eltern fürchten, ihr Kind könne in seiner Entwicklung zurückbleiben, weil es nurmehr vegetiere, aber gar nicht mehr wirklich „lebendig" sei durch die Antiepileptika.

Hier gilt es in der Praxis, Ängste zu reduzieren, indem man als Arzt über Wirkungen und Nebenwirkungen ausreichend informiert und aufklärt, es gilt aber auch, stets auf der Suche nach additiven Therapien zu sein, damit eventuell die Menge des notwendigen Allopathikums reduziert werden kann.

In meine Praxis kommen überwiegend jene Eltern und deren Kinder, die sich schon selbst über Internet oder Fachzeitschriften informiert haben, was es an Alternativen gibt, die vielversprechend klingen. Ich behandle alle meine Patienten nach energetischen Gesichtspunkten. Konkret bedeutet das, daß jeder zunächst einen „Energie-Check" mit dem Reba-Gerät bekommt. Hierbei wende ich den kinesiologischen Armlängenreflex an, und überprüfe dabei mithilfe verschiedener Testampullen, welche versteckten Energieräuber bei diesem Patienten am Werke sind – um jene hinterher mit verschiedenen homöopathischen Mischungen – aber auch allopathischen Mitteln, sofern nötig, anzugehen.

Insbesondere wende ich mich all jenen Faktoren zu, die der Schulmedizin entweder nicht interessant genug erscheinen, oder aber von dieser gar nicht beachtet werden, wie z.B. den Geopathien (Erdstrahlbelastungen), aber auch Elektrosmog, vegetativen Blockaden und seelischen Konflikten. Diese nicht nur zu erkennen, sondern darüber hinaus sogar quantitativ erfassen zu können, macht den besonderen Reiz der Methode PSE (Psychosomatische Energetik) aus, die zudem den Vorteil bietet, von jedem Laien auf Anhieb verstanden und akzeptiert zu werden.

Ich habe mich an die schönen Erfolge bei der Behandlung von chronischer Erschöpfung, Ängsten oder Depressionen fast schon genauso gewöhnt wie an das Besserwerden von Migräne oder anderen Schmerzsyndromen; aber daß es mit der Methode gelingen könnte, zuvor therapieresistente Epilepsien zu bessern, hätte ich mir nicht träumen lassen.

Wie es dennoch gelang, möchte ich in einem Beispiel darstellen:

Georg, 18 Jahre alt, litt seit seinem 10. Lebensjahr an einer **Epilepsie**, die ihm sowohl **Grand-mal-Anfälle als auch Petit-mal-Anfälle** bescherte. Die Ursache dieser Anfälle konnte trotz ausgiebiger Diagnostik nicht ermittelt werden. Er hatte neben der schulmedizinischen Behandlung mit dreierlei verschiedenen Antiepileptika auch schon Heilungsversuche bei Schamanen unternommen, sowie alles, was die Alternativszene sonst zu bieten hat. Bedauerlicherweise hatten alle diese Maßnahmen an seinen Anfällen nichts zu ändern vermocht.

Beim **ersten Energietest** (2/2003) waren seine körperlichen Energiewerte bei nur 70 % der Norm, und neben einer nervlichen Erschöpfung und einem großen Konflikt im Oberbauch fand ich zudem einen Zahnherd und eine Amalgambelastung bei ihm. Er wurde mit Neurovita, Chavita 3 und Emvita 10 behandelt, und ich empfahl die Entfernung des Amalgams.

Beim **zweiten Energietest (6/2003)** berichtete er, seine Anfälle seien seltener geworden, und seien auch weniger heftig, obwohl er eines der allopathischen Medikamente in der Zwischenzeit völlig abgesetzt habe (dieses hatte energetisch als nicht passend getestet, und es zeigte sich, daß es der Körper nicht vermißte – es hatte eh keinen positiven Einfluß gehabt). Das Amalgam war mittlerweile entfernt worden. Sein Vitalwert war auf 90 % der Norm angestiegen, was zu seinem subjektiv empfundenen Zustand paßte. Ich fand immer noch die nervliche Erschöpfung, dazu eine vegetative Krampftendenz und als Konflikt „vermeintliche Stärke – ich muß immer stärker erscheinen, als ich in Wahrheit bin", mit Sitz im Unterbauch (Chakra 2), im Bereich der Nebenniere- als Hinweis auf einen tiefsitzenden Streß des Körpers.

Außerdem zeigte sich eine Pilzbelastung des Darms, die ihm Heißhungerattacken und ein ziemliches Übergewicht bescherte. Er bekam erneut Neurovita, dazu Paravita, Chavita 2 und Emvita 7 verordnet, dazu Itroconazol gegen die Pilze.

Der **dritte Energietest (12/03)** zeigte eine vegetative Übererregbarkeit des Sympathikus – etwas, was sich in dem Unterbauchthema zuvor schon angedeutet hatte, dazu den Konflikt „angespannt" im Bereich der Hirnanhangsdrüse (Chakra 6). Seine körperliche Energie war bei 100 % der Norm, gleichwohl klagte er, er habe in der Zwischenzeit einmal einen großen Anfall gehabt, und vergesse auch in der Schule immer einmal wieder seine gelernten Vokabeln. (Ausdruck des Konfliktes im Bereich des Kopfes?) Der Konflikt, den ich fand, hatte mit einer körperlichen Ladung von 90 % und einer kausalen Ladung von 90 % eine erhebliche Größe – und so war ich gespannt, was geschehen würde. Ich verordnete ihm Simvita, Chavita 6 und Emvita 23

Das **vierte und letzte Mal** sah ich Georg im Juli 2004. Voller Freude berichtete er, daß er seit **Januar 2004 anfallsfrei** sei, seinen Führerschein gemacht und bestanden habe, und auch die Schule mit guten Noten abgeschlossen habe. Beim Energietest fand sich keine aktive Blockade mehr, alle seine Werte waren bei 100 % der Norm, und ich fand auch keinerlei organische Schwachpunkte mehr. Als „Kürübung" durfte er noch den Konflikt „isoliert" im Oberbauch behandeln – quasi als Nachhall seiner Krankheitsgeschichte, die ihn ja in Tat und Wahrheit über fast zehn Jahre seiner Jugend vom Geschehen ringsum isoliert hatte – denn er hatte lange Zeit weder Skifahren können, noch radeln, Fußball spielen, bei Freunden übernachten, etc – weil die Angst vor Anfällen solch soziale Aktivitäten blockiert hatte. Nun geht all dies aber und Georg kann das Leben eines normalen jungen Mannes führen!

Rückmeldung seiner Mutter im Januar 2005: Georg ist seit über einem Jahr anfallsfrei, und lebt sein Leben. Seine allopathischen Antiepileptika nimmt er in solch niedriger Dosierung, daß die Professoren der Universitätsklinik aus dem Staunen nicht heraus kommen; sein EEG zeigt jedoch keine Krampfpotentiale mehr.

Resumée

Die Energiebehandlung mithilfe der PSE hat im Falle von Georg dazu geführt, daß er anfallsfrei wurde (im Gegensatz zu all den Jahren rein allopathischer Behandlung) und vor allem, daß er sich in seinem eigenen Körper wohl und vertraut fühlt. Dies ist für mich ein weiterer Beleg dafür, daß sich Schulmedizin und Energiemedizin aufs Beste miteinander kombinieren lassen, daß Medikamente gezielt eingesetzt und andere eingespart werden können – wenn man die Lebensenergie als einen wichtigen Faktor für die Gesundheit in seine Überlegungen mit einbezieht.

Kommentar des Herausgebers zum nachfolgenden Artikel

Während man in den siebziger Jahren vereinzelt noch eine reine Psychotherapie der Schizophrenie propagiert hat oder sogar im Extrem die Ablehnung jedweder Intervention (Stichwort: „Der wahre Kranke ist die Gesellschaft", Ronald Laing), hat die konventionelle Psychiatrie mittlerweile die gestörte Biochemie des Hirns in den Mittelpunkt ihrer Bemühungen gestellt. Logischerweise bilden die modernen Antipsychotika den Schwerpunkt eines solchen rein rationalen, naturwissenschaftlich orientierten Therapiekonzeptes. Sie verhelfen dem Gros der Kranken erfreulicherweise zu einem relativ normalen Leben und sorgen dafür, daß Folgeschäden (Residualzustände usw.) auf ein Minimum reduziert werden. Insofern sollte man sie auch als Naturheilkundler wertschätzen und ihre Einnahme als großen Fortschritt sehen.

Trotzdem wollen sich natürlich manche Patienten oder deren Angehörigen nicht damit zufriedengeben, ausschließlich ständig chemische Pillen einzunehmen oder Depot- Spritzen zu bekommen. Sie haben das Gefühl, daß damit nur die Symptome unterdrückt werden, sie aber auf Dauer nicht wirklich gesünder werden. Setzt man die Mittel nämlich ab, ist die Krankheit häufig sofort wieder da. Oftmals spüren Psychose-Kranke intensiv, daß die Krankheit eine psychoenergetische Komponente hat. Der Grund dafür sind die hohen Kausalwerte der Psychotiker, die mit einer hohen Sensibilität einhergehen. Nicht selten handelt es sich um recht hoch schwingende Patienten, die bekanntlich meist eine ungewöhnlich große Empfindsamkeit haben.

Die Psychosomatische Energetik hat bei der Schizophrenie eine echte Alternative zur traditionellen Psychiatrie anzubieten, wie der nachfolgende Beitrag zeigt. Vorsorglich möchte ich darauf hinweisen, daß sie keine fachärztliche Behandlung ersetzen kann oder soll, sondern als Therapieerweiterung verstanden werden möchte (das heißt als komplementäre Methode). Konkret bedeutet das, dem Kranken unbedingt zu raten, seine verordneten Antipsychotika, Neuroleptika usw. während der PSE Therapie weiter einzunehmen. Erfahrungsgemäß kann man sie dann während der PSE Behandlung reduzieren, sollte jedoch umgekehrt auf ihre wichtige Schutzwirkung nicht völlig verzichten, die natürlich von einem bestimmten Wirkspiegel abhängt. Jede Modifikationen oder gar das Absetzen der Therapie sollte der Patient selbstverständlich mit seinem Facharzt besprechen.

Außerdem möchte ich hervorheben, daß die Psychosomatische Energetik bei diesem Krankheitsbild nicht nur therapeutisch gute Dienste leisten kann, wie der nachfolgende Beitrag zeigt, sondern auch diagnostisch. Die Höhe des Mental-

wertes scheint mir ein idealer Parameter zur Verlaufsbeobachtung zu sein (meist liegt er bei Psychosen bei 10 -20 %). Wenn er deutlich ansteigt, kann das als prognostisch günstiges Zeichen gewertet werden und dazu als Hinweis, daß die gewählte Therapie anschlägt. Erfahrungsgemäß macht die diffuse und häufig wechselnde Symptomatik es schwierig, den Krankheitsverlauf in allen Fällen objektiv einzuschätzen, so daß man für derartige Hilfsmittel sehr dankbar ist. Viele Patienten quälen sich darüber hinaus mit einer zwanghaften Selbstbeobachtung, die oft wieder paranoide Züge hat, um nämlich auf gar keinen Fall einen neuen Schub zu übersehen. Mittels der besser gewordenen PSE-Werte kann man eine entängstigende Wirkung beobachten und den Kranken beruhigen, daß alles seinen guten Weg nimmt.

Zuletzt möchte ich auch erwähnen, daß sich die Persönlichkeits-Typologie der PSE bei diesem Krankheitsbild als hilfreich erwiesen hat. Meist handelt es sich bei Schizophrenen um Melancholiker (=Schizoide), die gewissermaßen konstitutionell zu diesem Krankheitsbild neigen. Natürlich darf man das nicht verallgemeinern, weil bekanntlich auch Menschen mit einem cholerischen Charaktertyp (etwa schwer Depressive mit psychotischen Schüben) oder Sanguiniker (Beispiel: der Maniker) psychotisch werden können. In der Mehrzahl der Fälle handelt es sich aber um Melancholiker. Erklärt man ihnen ihre Persönlichkeitsdynamik, fühlen sie sich verstanden und angenommen („Sie haben völlig recht, genauso bin ich wirklich!"). Eine solche tiefgehende Akzeptanz eines therapeutischen Urteils hat natürlich eine ganz wichtige psychotherapeutische Stützfunktion für den Patienten, denn er fühlt sich dadurch richtig wertgeschätzt. Gerade der Melancholiker als verstandesorientierter Typ bekommt außerdem mit der Psychosomatischen Energetik ein logisch nachvollziehbares Krankheitsmodell angeboten, was seiner rationalen Wesensart entgegenkommt.

Im Gegensatz zur konventionellen Gesprächspsychotherapie hat die Psychosomatische Energetik den Vorteil, wortlos zu wirken, was mir angesichts der Labilität psychotischer Patienten und der Unbeschreibbarkeit dessen, was sich in ihnen abspielt, als sehr hilfreich zeigt. Oft erweist sich die Anbehandlung durch die Psychosomatische Energetik als „Türöffner", mit der Patienten erstmals in die Lage versetzt werden, über die Inhalte der Psychose zu reden und sich innerlich zugleich besser davon distanzieren zu können. Genau das artikulieren sie auch, wenn sie lobend erwähnen, daß die Psychosomatische Energetik es ihnen möglich gemacht hat, sich über ihr Innenleben besser klarzuwerden und dabei angstfreier zu sein.

3.13 Kann man Psychosen mit Homöopathie und Energiemedizin heilen?

Ulrike Banis

Wer immer mir diese Fragen vor zehn Jahren gestellt hätte, der hätte von mir nur ein fragendes Gesicht zur Antwort bekommen – zu abwegig wäre mir eine solche Frage vorgekommen. Viele Therapeuten, Mediziner wie Heilpraktiker, haben eine Scheu davor, Menschen mit den Mitteln der Komplementärmedizin zu behandeln, die so unheimliche Symptome haben wie „Stimmen zu hören", oder die sich von ihren Mitmenschen „verfolgt oder beeinträchtigt" fühlen. Ich gebe zu, daß es mir nicht anders ging – inzwischen allerdings bin ich durch die Erfolge, die ich in der Praxis sehe, mutiger geworden, und fürchte mich nicht mehr vor diesen Patienten.

Die Schizophrenie, paranoide Psychose oder was der Umschreibungen mehr sind, ist ein Leiden, das in der Allgemeinbevölkerung mit einem großen Maß an Scham, Unwissenheit und Angst behaftet ist, denn wer daran leidet, ist in der Tat „verrückt" – d.h. dessen Denken hat verschobene Inhalte und Maßstäbe. Ich vermute, daß der Grund für unsere große Angst vor diesem Leiden mit darin begründet liegt, daß es um unser Denken geht – um das Gehirn, das wir ja in seiner ungestörten Funktion so hoch schätzen, weil es uns hilft, zu erkennen, wer wir sind, und uns Orientierung ermöglicht in einer Welt, die in ihrer Komplexität und Undurchschaubarkeit schon dem Gesunden oft genug angstmachend erscheint.

Wer an Schizophrenie oder Psychose leidet, dessen „Geist" ist verwirrt – er sieht Dinge, die andere nicht wahrnehmen, er hört Stimmen, die keiner außer ihm hört, er spürt Phänomene, die andere nicht spüren, er wird unruhig, wo andere ganz ruhig bleiben, er kann sich schlecht oder gar nicht mehr konzentrieren, er fühlt sich von fremden Mächten angezapft, verbogen, besetzt oder vergewaltigt – all das löst massive Ängste und innere Unruhe aus. Der betroffene Mensch hat in der Tat das Gefühl, er und sein EGO, seine Persönlichkeit, löse sich in Einzelbestandteile auf und zerfalle.

Dieses Gefühl des Zerfalls und der Auflösung dessen, was wir für unser Ureigenstes, unsere Persönlichkeit halten, ist der massivste Angriff auf unsere Integrität, den man sich vorstellen kann. Der Mensch fühlt, daß er untergeht, daß es ihn gar nicht mehr gibt, daß das Meer des Unbewußten ihn verschlingt und auffrißt. Das schildern mir meine Patienten, wenn sie von ihrer Krankheit genesen und zurückblicken können. Die schulmedizinische Behandlung von Psychosen bestand früher darin, daß man diese unruhigen, oft auch aggressiven Kranken einfach verwahrt und weggesperrt hat. Sinnvolle Medikamente gab es nicht, man nannte sie „Besessene" – und hinter vorgehaltener Hand raunten viele auch, diese Kranken stünden mit dem Teufel im Bunde – weil sie scheinbar Zugang zu Bewußtseinsebenen hatten, die anderen verschlossen blieben.

Heutzutage gibt es eine ganze Reihe von „Neuroleptika und Antipsychotika", die die innere Unruhe der Kranken und ihre „Wahnvorstellungen" gut in den Griff bekommen. Die Nebenwirkungen, wie Müdigkeit, Gewichtszunahme und Lethargie werden in Kauf genommen, weil sich die meisten Patienten durch die Medikamente doch wohler fühlen, als im Würgegriff von Angst und „Sich-ausgeliefert-fühlen". Die neuen Medikamente zur Schizophreniebehandlung haben zum Großteil weniger subjektive Nebenwirkungen. Warum erwähne ich die alten Begriffe von Besessenheit und Teufelswahn dennoch?

Ich meine, daß meine Art der Energiemedizin genau da ansetzt, wo schon die alte Krankheitsauffassung begann – allerdings ohne die zugehörige Diffamierung der Kranken. Die PSE (Psychosomatische Energetik), mit der ich seit knapp zehn Jahren arbeite, geht wie die alte Medizin davon aus, daß Krankheit dann beginnt, wenn die Lebensenergie nicht mehr richtig fließt, weil sie uns entzogen wird.

Die „Energieräuber" oder „Vampire" sind auch hier negative und selbstzerstörerisch wirksame Kräfte, allerdings befinden diese sich in uns – sind also nicht fremd. Sie sind unsere eigenen verdrängten oder unaushaltbaren seelischen Traumen, alte Gefühle, die uns einmal überwältigt und die wir „abgespalten" haben, das, was die Schamanen die „verlorenen Seelenanteile" nennen. Diese Traumen sind jedoch in unserem Energiefeld immer noch präsent – und wir müssen sie nach wie vor mit unserer Lebenskraft ernähren, als Preis dafür, daß wir sie nicht integrieren.

(Interessante Parallele zu unseren Asylanten, Arbeitslosen, „Pennern" und anderen Randgruppen – diese können wir zwar an den Rand der Gesellschaft drängen, sie werden aber nicht verschwinden, nur weil sie uns lästig sind – im Gegenteil, sie kosten den Staat jede Menge Geld und Energie!! – auch hier wäre ein Umdenken dringend erforderlich.)

Jedes Trauma, das ich auf diese Weise „mitziehen" muß, schwächt meine verbleibende Lebenskraft und kann mich im Extremfall krank machen – an Leib, Seele oder Geist, je nach Thema und Inhalt des Konfliktes, um den es ging und geht. Die PSE und das dabei verwendete Reba-Testgerät helfen mir, diese versteckten Krankheitsursachen aufzufinden. Dabei kann ich zunächst die Menge an Energie messen, die einem Menschen aktuell zur Verfügung steht, in den Bereichen Körper – Seele- Geist – Intuition.

Bei den Psychosekranken fällt hierbei schon auf, daß sie meist recht ordentliche Körperwerte haben, auch seelisch geht es ihnen nicht ganz schlecht. Aber der Wert für den „Mentalkörper", der mit der Denkfähigkeit und der Konzentrationsfähigkeit zu tun hat, ist bei allen (!!) erheblich reduziert. Bei vielen Psychotikern fällt zudem auf, daß sie auf der Ebene der Intuition und Feinfühligkeit extrem hohe Werte haben, weit höher als bei „Durchschnittspatienten". In Indien gibt es den Volksglauben, daß Schizophrene den Göttern näher seien als der Durchschnittsmensch.

Die Kombination aus reduzierter kritischer Denkfähigkeit bei gleichzeitig weit erhöhter Durchlässigkeit ist ein Kardinalzeichen für Psychose – sowohl in der Schulmedizin als auch beim Energietest!

Umgekehrt kann man sagen, daß meist äußerst feinfühlige Menschen überhaupt an Psychose erkranken – ein „Grobstoffel" bekommt diese Erkrankung seltener.

Ich habe im Laufe der Zeit feststellen können, daß eine Gruppe von Menschen besonders anfällig für die Entwicklung einer Psychose ist – die „Schizoiden" bekommen häufiger eine Schizophrenie.

Der Charaktertyp prägt demnach die Krankheitsdisposition.

Diese Erkenntnis nun ist nicht neu. Schon die alten Griechen haben den Melancholiker als denjenigen klassifiziert, der an der Welt leidet und immer eher ernsthaft ist. Warum leidet gerade dieser Typ an der Welt, weit mehr als alle anderen?

Der Melancholiker mit der „schwarzen Galle" als Konstitutionselement, hat extrem empfindsame Nerven, ist neurasthenisch, nervlich schwächlich, lärmempfindlich, ablenkbar und leicht kränkbar. Alles um ihn herum kann ihn irritieren, schon als Kind bezieht er vieles auf sich, sucht Ruhe in der Natur oder bei Tieren, hat aber Mühe mit seinen Mitmenschen. Er ist eher ein verschlossenes Kind, ein Einzelgänger, ein schwieriges, nicht so leicht lenkbares Kind, dazu nicht grade schmusig und charmant, eher spröde und unnahbar, ein kleiner Professor, altklug, aber auch zuweilen renitent.

Solche Kinder nehmen alles wahr, nehmen alles auf, teilen sich aber oft nicht mit, wenn sie sich verletzt, gekränkt oder angegriffen fühlen. Sie versuchen die Masse an Eindrücken allein zu filtern, was oft mißlingt.

Kommen dann noch familiäre Spannungen dazu, eine Scheidung der Eltern oder der frühe Tod einer wichtigen Bezugsperson, kann die Welt dieses kleinen Menschen innerlich in die Brüche gehen. Auch eine Mutter, die dieses Kind nicht versteht oder ablehnt, oder die es mit einer Mischung aus Überprotektion, Übergriff und subtiler Ablehnung erzieht, bahnt in diesem Kind eine „double-bind" Wahrnehmung. Das Kind spürt, daß etwas nicht stimmt, bekommt verbal aber die Botschaft: Es ist alles in Ordnung – und lernt nun entweder, der eigenen Wahrnehmung nicht mehr zu trauen, oder aber den Erwachsenen!!

Dieses Muster von „meine eigene Wahrnehmung paßt nicht zu der aller anderen" findet sich später dann in der Psychose wieder.

Manche meiner Psychosepatienten fühlten sich zu meinem Erstaunen von ihren Stimmen und anderen Wahrnehmungen nicht in dem Maße belästigt, wie ich unterstellt hatte – sie fühlten sich im Gegenteil oft sehr wohl damit, etwas besonderes zu sein, anders als die anderen, mit Fähigkeiten, die sie von der Masse abhoben.

Schizoide, oder Melancholiker, wie ich sie lieber nenne, sind ja von Hause aus sehr verstandesbetonte Menschen. Sie wollen mit ihrem wachen Geist alles erkunden, was dieses Leben zu bieten hat, und Grenzüberschreitungen, z.B. mittels Drogen, ekstatischem Atmen und anderer Techniken, reizen sie mehr als andere Typen.

Diese Fokussierung auf den geistigen Bereich macht sie daher auch anfällig für gerade diese Krankheit des Geistes – denn dort, wo bei ihnen die Musik spielt, nämlich in ihrem Kopf – genau dort sitzen auch die seelischen Konflikte, die ihnen Energie und Lebensfreude abzapfen. Wenn ich Patienten mit der PSE teste und behandle, mache ich das immer „blind", d.h. ich mische die Ampullen des Tests willkürlich und drehe die Etiketten der Ampullen so weg, daß ich sie nicht sehen und lesen kann. Damit erreiche ich ein Höchstmaß an Objektivität, und teste nicht das, was ich meine, testen zu müssen, sondern das, was der Körper „erzählt". Hierbei komme ich aber immer wieder zu den gleichen Ampullen, wenn es um Psychosen geht.

Bei diesen Patienten finde ich mit großer Regelmäßigkeit als Zentralkonflikt, d.h. als größten und bedeutsamsten Energieräuber, einen Konflikt auf der Etage des Kopfes, der Gehirnregulation, oder aber auf der Etage des Beckens, dort, wo das Urvertrauen sitzen sollte.

Ich habe in fast zehn Jahren noch keinen Psychosekranken erlebt, bei dem diese Regel nicht gestimmt hätte!

Habe ich nun diesen Energieräuber gefunden, kann ich mit der Methode auch seine Größe messen – was für die Therapie recht wichtig ist. Es macht nämlich einen Unterschied, ob ein Konflikt nur zu 40 % im Unbewußten eingegraben ist, oder zu 80 % – grob gesagt, verdoppelt sich die Behandlungszeit beim letzteren – und das muß der Patient wissen, damit er sich keine falschen Hoffnungen macht. Der Genesungsprozeß ist relativ langsam, er erstreckt sich in den meisten Fällen, die ich überschaue, über ca. 1 – 2 Jahre.

Warum ist das so? Ich erkläre es meinen Patienten wie folgt: Die Seele hat ein bestimmtes Thema – oder deren mehrere – vor langer Zeit als zu unerträglich abgespalten. In der Therapie mit den homöopathischen Tropfen (Chavita, Emvita und Akutmittel) geht es nun darum, das Konfliktthema aufzulösen. Zugleich sollte der Mensch erkennen, daß hinter jedem Konflikt ja auch noch ein positive Botschaft der Seele verborgen ist. Diese Botschaft als Lernaufgabe anzunehmen und mithilfe meiner positiven Lösungssätze nachzureifen, ist für mich ein ebenso wichtiger Bestandteil der Therapie geworden, wie die Verordnung der Tropfenmischungen.

Wenn die Seele des Patienten bereit ist für Wachstum und Wandlung, können mit dieser Methode Heilungen geschehen, die fast an Wunder grenzen, wie die nachfolgenden Beispiele zeigen mögen:

Manuel, 27 Jahre alt

litt seit 4 Jahren an rezidivierenden Schüben einer Psychose und wurde mit Risperdal® behandelt. Seit dem Unfalltod seines einzigen Bruders vor einigen Monaten war die Psychose wieder akut geworden und hatte ihn arbeitsunfähig gemacht.
Seine Werte waren 90/40/70/100 – also körperlich fit (90), emotional reduziert (40) – sicher auch ein Zeichen der reaktiven Trauer und Depression, geistig nicht ganz bei sich (mental 70), dabei aber ein spirituell extrem feinfühliger Mensch (kausal 100).
Sein erster Konflikt hatte mit einem gebrochenen Herzen zu tun (Emvita 15) – was bei der Familiengeschichte nun keine Überraschung war.
Dieser Konflikt wurde über 5 Monate lang behandelt, danach war der Mentalwert bereits bei 90 und der Patient setzte das Neuroleptikum von sich aus ab.
Die nächsten Konflikte hatten mit dem Gefühl zu tun, isoliert und alleine zu sein (Emvita 8) – was ja nicht von der Hand zu weisen war, und mit Mißtrauen (Emvita 25) als zentralem Lebensthema mit Sitz im Kopf – eine Haltung, die man nach einem solchen Schicksalsschlag sicherlich auch leicht nachvollziehen kann.
Bereits nach einem Jahr Energiebehandlung konnte Manuel wieder voll arbeiten, und er ist seither auch nicht wieder krank geworden – Nachbeobachtungszeitraum zwei Jahre.

Kleiner Nachsatz: Er war mit der Behandlung so zufrieden, daß er mir in der Folge eine Reihe an Freunden und Bewohnern seines Dorfes zur Therapie schickte ....

Beat, 32 Jahre alt

erlitt mit 15 Jahren seinen ersten Psychoseschub. Seither war er etliche Male in stationärer Behandlung und hatte schon diverse Antipsychotika ausprobiert – ohne wirklichen Erfolg. Trotz hoher Intelligenz und Abitur hatte er es bisher nicht geschafft, einen Beruf zu erlernen – ein Studium hatte er abbrechen müssen.
Seine Energiewerte waren mit 90/60/60/60 deutlich anders als bei Manuel. Auffällig bei beiden der gute körperliche Zustand – aber auch die deutlich niedrigen Werte für die Emotionen und den Geist. Beat war am Anfang mit seinen Kausalwerten im mittleren Bereich – machte aber eine verblüffende Entwicklung durch!
Seine Themen waren zunächst Angst, schlechter Schlafplatz, vegetative Übererregbarkeit, nervliche Anspannung und auch das gebrochene Herz (!!), und schon nach vier Monaten kam er erneut, um mir zu berichten, er mache jetzt eine berufliche Umschulung, die ihm gut gelinge, weil er sich deutlich fitter und ruhiger fühle.
Seine Werte waren auch schon auf 90/80/100/80 angestiegen.
Sein zentrales Lebensthema, das wir anschließend angingen, hieß „Realität nicht sehen wollen" (Emvita 27 – im Kopf!) – prägnanter kann man eine Psychose nicht ausdrücken! Mit den Themen „Mangel an Zentrierung" (Emvita 2) und „unentschlossen" (Emvita 19) führten wir die Therapie fort.

Nach 1 ½ Jahren waren seine Werte bei 90/90/100/90, er fühlte sich absolut wohl und belastbar. Lediglich der erste Arbeitsmarkt war ihm verschlossen, weil die Sachbearbeiter sowohl bei Krankenkasse als auch Arbeitsagentur nicht nachvollziehen konnten, wie ein ehemals so schwer psychisch Kranker wieder habe gesunden können ... da gilt es noch manches Vorurteil auszuräumen!

Weitere drei Fälle habe ich derzeit in Behandlung, alles junge Männer zwischen 20 und 35 Jahren, mit Krankheitsverläufen zwischen fünf und fünfzehn Jahren. Gemeinsam ist ihnen eine schwierige Beziehung zu ihren Müttern – alle werden stabiler und erholen sich von ihrer Krankheit mithilfe der homöopathischen Energietropfen. Meine Vermutung ist, daß das fehlende Urvertrauen zur Mutter das latente Grundgefühl dieser jungen Melancholiker verstärkt hat, auf dieser Welt am falschen Ort zu sein – was wiederum die Flucht in eine Traumwelt begünstigt hat.

Alle hatten ein überstarkes Interesse an Philosophie, Religion, übernatürlichen Phänomenen, so daß ich mutmaße, daß die Sinnsuche in ihren Fällen nur in weniger destruktive Muster kanalisiert werden sollte. Hilfreich wäre dabei die Unterstützung einer starken Leitperson – leider habe ich die Väter dieser jungen Männer als nicht kraftvoll erlebt, während die Mütter dominant, wenig einfühlsam und übergreifend erschienen.

Ich möchte dabei nicht den Müttern die Schuld an der Krankheit ihrer Söhne in die Schuhe schieben, vielmehr neige ich zu der Auffassung, daß die Seelen der Söhne sich genau die richtigen Mütter ausgewählt haben, um auf deren Bühne ihr eigenes Drama perfekt zu inszenieren. Gleichwohl halte ich es für unbedingt notwendig, diese zerstörerischen Muster aufzudecken, energetisch aufzulösen und damit mehr Harmonie und Frieden ins Familiengefüge zu bringen. Die PSE erscheint mir hierfür ein sehr taugliches Werkzeug zu sein.

Kommentar des Herausgebers zum nachfolgenden Artikel

Die drei im folgenden Beitrag geschilderten Fälle sind geradezu exemplarisch für die alltägliche Praxis mit der Psychosomatischen Energetik. Es handelt sich keineswegs um besonders schöne oder ungewöhnliche Fälle, sondern im Gegenteil um normale Durchschnittsverläufe. An allen drei Fällen wird gut erkennbar, daß der Behandlungswunsch eigentlich nur die Spitze eines Eisberges und damit eines ganzen Problembündels darstellt. Sehr gut wird an den geschilderten Fällen deutlich, daß es mithilfe der Psychosomatischen Energetik jedesmal möglich war, zum eigentlichen Kern des Problems vorzudringen und es anschließend aufzulösen, wodurch entscheidende Impulse zur Selbstheilung gegeben werden konnten.

Die Fälle möchte ich hier der Reihe nach kommentieren, um auf bestimmte Punkte hinzuweisen. Im ersten Fall der jungen Frau steht ein labiles Selbstwertgefühl aufgrund Missbrauchs im Kindesalter im Zentrum der Problematik, wodurch vermutlich ein hysterischer Zentralkonflikt (ZK) mit einer starken Angstkomponente aktiviert worden ist (wobei große Angst erfahrungsgemäß grundsätzlich seelisch stark schwächend und geradezu paralysierend wirkt). Für den, der die psychoenergetischen Zusammenhänge zu lesen imstande ist, wundert es nicht, daß die Patientin sowohl über Rückenprobleme klagt (zum Chakra 2 zugehörig, wo ihr ZK sitzt) als auch über Nebenhöhlenkrankheiten (Chakra 6 als korrespondierendes Energiezentrum). Die berufliche Entscheidungsschwäche ist auch typisch für Hysteriker, die sich ungern auf etwas festlegen lassen.

Beim nächsten Fall handelt es sich um einen depressiven Charaktertyp mit einer Suchtproblematik (Kiffen), bei dem wie im vorigen Fall der Zentralkonflikt aktiv ist. Erwähnt werden sollte an dieser Stelle, daß bei schwierigen und chronischen Krankheitsbildern, u. a. auch bei Süchten, Psychosen, langjährigen Neurosen usw. häufig ein aktiver Zentralkonflikt gefunden wird. Gerade bei jungen Menschen mit ihrer labilen Psyche scheint sich ein aktiver Zentralkonflikt besonders zerstörerisch auszuwirken. Die Suchtproblematik des jungen Mannes (Kifferei) kann man psychodynamisch als Ausdruck seiner beiden wesentlichen Konflikte sehen, die nacheinander ans Tageslicht kommen: „isoliert" als Thema des Zentralkonflikts wird man tatsächlich, wenn man sich in die eigenen Phantasiewelten zurückzieht, und gleichzeitig bekämpft der junge Mann damit seine innere Unruhe, die ein anderer Konflikt zum Thema hat („hektisch, nervös"). Nach der Auflösung beider Konflikte besteht logischerweise keine Notwendigkeit mehr zum Kiffen, so daß er damit problemlos aufhören kann.

Beim Lesen des dritten Falls kam mir sogleich die Bemerkung der Kinderärztin Frau Gehlhoff in den Sinn, die beobachtete, daß Kinder mit großen psychoener-

getischen Konflikten häufig Schwierigkeiten mit Gleichaltrigen haben. Parallel zur Konfliktheilung werden sie wieder kontaktfreudig und zeigen ein normales und gesundes Sozialverhalten.

Man kann sich vor diesem Hintergrund zusammenreimen, wie durch den aktiven Konflikt eine Negativspirale in Gang kommt:

1. *Kinder werden schlecht in den Schulleistungen (wie Marko im Beispiel von Frau Bieber).*
2. *Sie werden emotional unsicher und ziehen es deshalb vor, lieber allein zu sein. Sie verlieren immer mehr Freunde, so daß sie sich abkapseln.*
3. *Zugleich können ihre Defizite auch im familiären Rückzugsbereich nicht mehr kompensiert werden.*
4. *Es kommt zu vermehrter oder (wie im Fall von Marko) zu stark verminderter Aggression unter Geschwistern.*
5. *Wegen der seelischen Labilität und Reizbarkeit kommt es zu Erziehungsproblemen.*
6. *Verhaltensauffälligkeiten treten auf (etwa frühes Erwachen mit Lesen von Heftchen wie bei Marko, dissoziales Verhalten, Gewalttätigkeit usw.).*

Weil man aus der Persönlichkeitsforschung weiß, daß solche sich aufschaukelnden Prozesse irgendwann zu irreversiblen Endzuständen werden können, sollte man natürlich möglichst frühzeitig eingreifen. Die Psychosomatische Energetik setzt dabei an einer entscheidenden Ursache an, nämlich am psychoenergetischen Konflikt, und kann dadurch in vielen Fällen hilfreich sein, die Negativspirale von emotionalem Rückzug, Verhaltensstörungen, schlechten Schulleistungen usw. zu beenden.

Abschließend möchte ich noch etwas zur programmatischen Überschrift des nachfolgenden Beitrages sagen (Stichwort „schnelle Hilfe"). Wie schon an früherer Stelle erwähnt, handelt es sich bei der Psychosomatischen Energetik nicht um eine Soforttherapie, sondern sie benötigt eine gewisse Zeit (das heißt pro Konflikt mehrere Monate, außerdem gibt es meist mehrere Konflikte). Man hat es demzufolge nicht mit einer „rasanten" Hilfe zu tun, wie die Überschrift suggeriert, aber sie im Vergleich zu anderen Verfahren trotzdem vergleichsweise schnell. Die Psychosomatische Energetik entspricht daher vom Zeitaufwand dem, was Patienten heute von einer modernen psychosomatischen Therapie erwarten. Insofern hat die Überschrift des nachfolgenden Beitrags trotzdem seine Berechtigung.

3.14 Schnelle Zeiten brauchen schnelle Hilfe

Silvia Bieber

Erfahrungen mit der „Psychosomatischen Energetik" in der Coaching-Praxis

Seit 1994 arbeite ich als Psychologische Beraterin und Coach in eigener Praxis. Lange Jahre lag der Schwerpunkt meiner Arbeit auf der Gesprächstherapie und Innenweltarbeit, obwohl ich durchaus auch auf Techniken aus dem NLP[45] und der Kinesiologie zurückgriff. Vor einigen Jahren las ich dann in der Zeitschrift Co'Med von der „Psychosomatischen Energetik", die vom Arzt Dr. med. Reimar Banis entwickelt wurde. Das Verfahren selbst ist relativ einfach, auch wenn tiefgehendes und komplexes energetisches Wissen einfließt. Bei der „Psychosomatischen Energetik" handelt es sich um eine Methode, die den Körper, die Seele und die Lebensenergie berücksichtigt. So wie ich mit einem Blutdruckmeßgerät die physischen Werte eines Menschen ermitteln kann, kann ich mit Hilfe des Reba-Testgerätes die vier feinstofflichen Energie-Ebenen (Vital, Emotional, Mental und Kausal) des Klienten messen. Dadurch erfahre ich, wie körperlich fit, gefühlsmäßig stabil, geistig konzentriert und wie sensibel, bzw. intuitiv die Person ist. Optimale Werte liegen bei: 100 % / 100 % / 100 % / 40 %.

Der zweite Schritt bei diesem Meßverfahren liegt darin, herauszufinden, welches Energiezentrum (Chakra) akut blockiert ist. Diese Blockierung kann sowohl zu körperlichen, als auch zu psychischen Störungen führen, und sich durchaus auch im Verhalten bemerkbar machen. Im dritten Stepp messe ich, welches seelische Konfliktthema der Blockierung zu Grunde liegt. Um beim Klienten Verständnis für seinen Konflikt zu wecken, vergleiche ich diesen gerne mit einem Vampir. So, wie der Vampir sich von Blut ernährt, „ernährt" sich der Konflikt von der Energie des Klienten, zapft ihm quasi seine so dringend benötigte Lebenskraft ab. Diese abgenommene Menge läßt sich wiederum messen. Außerdem kann ich erfahren, inwieweit dem Klienten dieses Thema überhaupt bewußt ist und wann in etwa die Ursache für das

---

[45] Beim Neuro-Linguistischen Programmieren (NLP) handelt es sich um eine in den 70er Jahren in Kalifornien entstandene psychologische Richtung. NLP ist von den drei Begriffen Neuro (Nerven), Linguistik (Sprache) und Programmierung (zielgerichtete Anordnung von Informationsabläufen) abgeleitet. Sie wurde von den Psychologen und Linguisten Richard Bandler und John Grinder entwickelt, indem sie zahlreiche Therapieverfahren neu zusammengeführt haben. Eine wichtige Basis von NLP bilden die Regeln, die man im Verhalten besonders erfolgreicher Menschen zu erkennen glaubt.

Problem gesetzt wurde. Danach messe ich, ob der Bettplatz gestört ist, also ob eine Geopathie vorliegt und ob ein akutes Streß-, Angst- und/oder nervliches Thema vorhanden ist.

Anschließend bespreche ich die Ergebnisse mit dem Klienten, empfehle entsprechende homöopathische Mittel und arbeite gegebenenfalls noch auf anderen Ebenen weiter.

Beispiele aus meiner Praxis

Marion

eine 24jährige Klientin, lernte ich im Rahmen eines Inspirationstages kennen, welchen sie bei meinem Mann besuchte. Sie fiel mir auf, weil sie für ihr Alter eine unwahrscheinliche Reife und Sensibilität aufwies. Sie war zu dieser Zeit arbeitslos und wollte mit Hilfe des Seminars klären, wie es für sie beruflich weitergehen könnte. Zu mir kam sie dann, weil sie für ihre Entscheidungsfindung noch persönliche Unterstützung brauchte. Ihre Energiewerte waren Vital 60 % (d.h. erheblich eingeschränkt), Emotional 40 % (seelisch sehr instabil), Mental 90 % (nicht ganz fit) und Kausal 90 %! Bei diesem hohen Kausalwert wunderte mich dann ihre Sensibilität schon nicht mehr. Sie beschrieb folgende körperlichen Symptome: Sie hätte seit ca. 4 Jahren immer wieder mit den Nasennebenhöhlen zu tun, sei im Moment auch stark erkältet und hätte seit längerem extreme Rückenschmerzen, so daß sie teilweise ihren Tanzsport nicht ausüben könne. Außerdem wäre eine Hypermobilität im Rücken bekannt, ihre Wirbel würden immer wieder raus springen und die Hüfte nach vorne und hinten kippen. Sie ist diesbezüglich in ärztlicher Behandlung. Auch emotional war sie sehr desolat. Als Kind wurde sie jahrelang sexuell mißbraucht, war deshalb auch in Therapie und hat heute noch „ganz schön daran zu knappern". Zu den Eltern besteht kein Kontakt.

Als blockiertes Segment testete der Unterbauch, 2. Chakra, mit dem Konflikt „vermeintliche Stärke". Die Energiewerte des Konfliktes waren riesig, nämlich 80/100/20/90. Es handelte sich um ihren Zentralkonflikt, der sich gleich beim ersten Mal meldete. Außerdem sprach noch Anxiovita an, was auf eine versteckte Angsterkrankung hindeutete und bei ihrer Vorgeschichte ja auch kein Wunder ist. Im Nachgespräch deckte sie dann noch einige Details auf, die auch wiederum zu dem Konflikt paßten, welchen sie für sich absolut erkennen konnte. Sie meinte: „Das lebe ich in allen Bereichen meines Lebens. Immer muß ich mehr leisten als andere und außerdem habe ich keine Unterstützung, bzw. kann auch nicht darum bitten". Sie nahm dann die empfohlenen Mittel, hatte allerdings sogleich mit ziemlichen Alpträumen zu kämpfen, die wir in regelmäßigen Telefoncoachings aufarbeiteten, so daß sie schließlich ihren Weg fand. Im Moment holt sie an der Fachoberschule ihren Abschluß nach, damit sie anschließend eine physiotherapeutische Ausbildung machen kann.

Rolf

ein 23jähriger Klient, kommt auf Anraten der Mutter. Er möchte gerne aufhören zu kiffen, kann es aber einfach nicht lassen. Er ist bei der Mutter aufgewachsen, der Vater verließ die Familie, als er 4 Jahre alt war. Dreizehn Jahre lang hatte er keinen Kontakt zu ihm. Mit 17 hat er dann von sich aus die Verbindung gesucht. Doch da ihm diese zu oberflächlich und nichtssagend war, hat er sie wieder abgebrochen. Er beschrieb sich selbst als eher introvertierten Typen, dem es an Unbeschwertheit fehlt und der auch oft sehr voreingenommen ist. Seine Werte waren 100 % / 90 % / 70 % / 60 %. Er hatte eine Geopathie von den Füßen bis zum Becken und gleich zwei aktive Konflikte, wobei der eine sein Zentralkonflikt war. Hierbei handelte sich um eine Blockierung im 3. Chakra mit dem Thema „isoliert". Aber zuerst wollte das Thema „hektisch" bearbeitet werden, welches im 2. Chakra beheimatet ist und zu dem er sagte, daß kein Mensch ihm anmerken würde, wie es in ihm arbeitet, weil er ja nach außen hin ganz souverän auftritt. Na klar, um das alles im Griff zu behalten, betäubte er sich täglich mit Haschisch.

Mit Hilfe der Mittel hat es der junge Mann geschafft, daß Kiffen aufzugeben. Seit ca. 3 Monaten hat er eine Freundin und ist gerade dabei, sich in ihrer Nähe sowohl eine Wohnung, als auch einen neuen Job zu suchen. Er scheint die Herausforderungen anzunehmen, wird laut seiner Aussagen innerlich ruhiger und fühlt sich nicht mehr ganz so gestreßt. Er überlegt sogar wieder, ob er noch einmal eine Annäherung zu seinem Vater wagen soll.

Der 9-jährige Manuel

geht in die 3. Klasse. Seine Mutter kam mit ihm, weil er Bettnässer ist und bisher keine Therapie erfolgreich war. Manuel war noch nie trocken. Er wacht oft zwischen 4 und 5 Uhr auf und liest dann irgendwelche Heftchen. Auch sei er sehr unkonzentriert und seine Hausaufgaben erledige er extrem langsam. Außerdem hätte er so gar kein Selbstvertrauen. Er sagt von sich selbst: „Ich habe keine Freunde und keiner mag mit mir spielen." Überdies weiß er auch gar nicht, was er spielen soll. Mir fiel auf, daß er nicht in der Lage war, mir in die Augen zu schauen.

Manuels Werte waren wie folgt: Vital 100 % – körperlich fit und aktiv, Emotional 60 % – seine Seele weint, Mental 100 % – auf der geistigen Ebene besteht kein Anlaß für seine Unkonzentriertheit und Kausal 60 % – überdurchnittlich sensibel. Blockiert war das Herzchakra mit dem Konfliktthema „eingeschlossen, Zwänge". Außerdem testete das Mittel Neurovita, was auf eine erhebliche nervliche Anspannung hindeutete. Dieses Thema nahm Manuel 50 % seiner Vitalität und 70 % seiner guten Laune. Nachdem ich der Mutter den Konflikt etwas erläuterte, erzählte sie mir, daß Manuel nach der Geburt seines Bruders für 14 Tage vollständig verstummte und sich komplett in sich selbst zurückzog. Manuel war damals 1 ½ Jahre alt. Anscheinend war die Geburt des Brüderchens ein erheblicher Schock für den kleinen Jungen.

Manuel nahm daraufhin für knapp drei Monate die Mittel Chavita 4 und Emvita 14. Schon nach ca. 14 Tagen wurde das Einnässen seltener, bis es dann tatsächlich ganz aufhörte. Beim darauffolgenden Termin testete ich dann ein blockiertes 3. Chakra, welches als energetisches Oberthema die Verdauung hat. Damit ist sowohl die körperliche Verdauung gemeint, als auch das „Verdauen" und Verarbeiten von Ereignissen der Lebensgeschichte. Als seelisches Konfliktthema kam „explodieren – man ist wütend und ärgerlich, versucht jedoch, sich zu beherrschen". Anscheinend war die kleine Seele jetzt bereit, sich diesen heftigen Gefühlen zu stellen. Als ich Manuel fragte, ob er denn ab und zu mal wütend wäre, verneinte es dies vehement. Es gäbe auch in der Klasse niemanden, auf den er sauer wäre. „Nur ein ganz klein wenig auf den Daniel", kam sachte hinterher und dabei legte er seine Stirn in heftige Falten. „Der ärgert mich auch immer und schubst mich." „Und was machst Du dann?", fragte ich den Jungen. Da kam nur ein leichtes Achselzucken. „Nichts, ich mache gar nichts", meinte Manuel. Und innerlich wütete er wahrscheinlich.

Ich machte seine Mutter darauf aufmerksam, daß es durchaus sein könne, daß Manuel unter Einnahme der Mittel in nächster Zeit auch mal in Raufereien und Querelen verwickelt sein könnte, und daß sie ihm dann den Rücken stärken solle, damit er nicht gleich wieder den Mut verlöre. Ca. sechs Wochen später erhielt ich einen Anruf der Mutter, die mich informieren wollte, daß Manuel plötzlich sowohl Freunde hätte, als auch „Feinde". Sie war sehr glücklich darüber, daß aus ihrem introvertierten Jungen langsam ein lebhafter und geselliger Knirps wird, der immer mehr auch in der Lage ist, den Menschen in die Augen zu schauen.

Ich könnte noch jede Menge Fälle wie oben beschrieben hier darstellen. Ganz generell kann ich sagen, daß ich sehr froh bin, auf die Psychosomatische Energetik im Rahmen meiner Arbeit zurückgreifen zu können. Es erleichtert das Vorwärtskommen ganz ungemein und läßt sich wunderbar mit jeder anderen Therapieform kombinieren.

Kommentar des Herausgebers zum nachfolgenden Artikel

Die Autorin des nachfolgenden Beitrages erzählte mir vom Bauern, der ursprünglich fast abgetrieben worden wäre, in einer E-Mail. Weil ich den Fall so eindrücklich fand, habe ich Frau Balzer gebeten, weitere Fälle hinzuzufügen und daraus einen kleinen Beitrag für das Lesebuch zu machen. Sie hat dann noch einen weiteren eindrücklichen Fall angefügt, den eines Mädchens mit einer Alkoholembryopathie. Beide Fallschilderungen möchte ich im folgenden ausführlich kommentieren.

Beim ersten Fall besteht eine gewisse Tragik darin, daß manche Menschen nicht die soziale Stellung erhalten, die ihren psychoenergetischen Möglichkeiten entspricht. Der Bauer hat einen Kausalwert von 90, ein Wert, den man eher bei einem herausragenden Künstler, Meditationsmeister und dergleichen erwarten würde. Erfahrungsgemäß korreliert der Kausalwert in grober Annäherung mit dem Sozialstatus beziehungsweise mit bestimmten Berufsbildern. Bei einem Bauern erwartet man eher einen Kausalwert von 40 %, der dem Durchschnitt der Bevölkerung entspricht. Eine so große Diskrepanz zwischen dem eigenen Beruf und dem subjektiven Befinden schafft begreiflicherweise Probleme. In der Praxis begegnen mir immer wieder hochschwingende Menschen, die damit zurechtkommen müssen, von anderen Menschen nicht richtig beachtet zu werden. Der Bauer im nachfolgenden Fall hat auf der anderen Seite das Glück, als Landmann viel mit der Natur zu tun zu haben. Natur und Tiere haben auf hochschwingende Menschen ganz generell einen wohltätigen Einfluß. Insofern kann man das als ein großes Glück ansehen und in gewisser Weise sogar als eine Möglichkeit der Selbstheilung.

Hochschwingende Menschen haben eine ganz eigene Pathologie, die stark vom eigenen Energiesystem diktiert wird. Weil das Energiesystem normalerweise nicht gemessen werden kann – es sei denn, ein Therapeut arbeitet mit der Psychosomatischen Energetik, hat man es demzufolge mit Patienten zu tun, deren eigentliches Problem nicht richtig erkannt geschweige denn gewürdigt wird. Schnell werden hochschwingende Menschen als überkandidelt, mimosenhaft, neurotisch usw. abgestempelt, bis man ihre übergroße Empfindsamkeit aufgrund des hochschwingenden Kausalwertes anstatt als Folge als Ursache anerkennt. Überempfindliche Menschen reagieren eben oft auf übertriebene Weise und können nichts dafür, einfach weil sie hochschwingend sind. Man versteht die große Erleichterung des Bauern, sich endlich einmal richtig verstanden zu fühlen, als Frau Balzer ihm seine Therapiewerte erläutert. Mir sind zahlreiche Patienten in Erinnerung, die geradezu mit Tränen der Erleichterung auf meine Diagnose reagiert haben, endlich eine objektive Bestätigung ihrer subjektiven Leiden zu erhalten.

Besonders möchte ich auf das dramatische Wiedererleben der eigenen Abtreibung eingehen, von dem der spanische Bauer erzählt. Sinnigerweise erlebt er das in einem Weinkeller, der für sein Unbewußtes zur Projektionsfläche des Uterus wird. Die Abtreibung scheint bei ihm mit seinem Konflikt „Gefühlsleere, Schock" (Emvita 17) assoziiert zu sein. Während der Konflikt behandelt wird, hat er das besagte Erlebnis. Man kann erfahrungsgemäß feststellen, daß bestimmte Phantasien, Albträume, Ängste usw. oft eng mit dem Inhalt des gerade behandelten Konflikts assoziiert sind. Von der Dramatik der Schilderung her würde ich vermuten, daß es sich um seinen Zentralkonflikt handelt. Normalerweise ist kein anderer Konflikt mit einer derartig massiven Existenzgefährdung verbunden. Den Konflikt „Gefühlsleere" findet man gehäuft bei schweren Depressionen, aber auch bei schweren Traumatisierungen. Das Abtreibungserlebnis paßt daher zu dem großen Schock, den der Konflikt „Gefühlsleere" repräsentiert.

Lange Zeit hat die naturwissenschaftlich ausgerichtete Psychologie bezweifelt, ob vorgeburtliche Erfahrungen wie das bewußte Rückerinnern der eigenen Abtreibung überhaupt möglich sind. Angesichts eines noch unausgereiften kindlichen Gehirns schien das nicht möglich. Fachleute waren überzeugt, bis zum dritten Lebensjahr seien Erinnerungen nur nonverbal abgespeichert (wenn überhaupt). Verschiedene Erkenntnisse neueren Datums sprechen jedoch dafür, daß an solchen Schilderungen etwas dran sein kann. Dazu zählen die zahlreichen Erlebnisse mit bewußtseinserweiternden Drogen (LSD, siehe S.Grof), in Trance (holotropes Atmen) oder durch tiefe Meditation, deren Inhalte sich erstaunlich oft mit Details decken, die eigentlich bei Nachfragen nur der Mutter, Hebamme usw. bekannt waren (und bis dahin von ihr nicht kommuniziert wurden). Es gibt mittlerweile auch gut dokumentierte Ultraschall-Untersuchungen des Fötus, die klar nachweisen, daß er bereits sehr viel mehr wahrnehmen kann, als man das früher für möglich hielt.

Um den Fall des Bauern abzuschließen, sollte noch auf die eigenartigen Häufungen von Glück eingegangen werden, die ihm widerfahren sind. Einmal steigt er glücklicherweise nicht in einen „Todeswagen", ein anderes Mal wird er Lotto-Millionär. Bei hochschwingenden Menschen habe ich immer wieder erlebt, daß sie über ausgezeichnete parapsychologische Fähigkeiten (Präkognition usw.) verfügen. Das kann lange Zeit unbewußt passieren, so daß der Patient davon nicht viel mitbekommt. Es fällt auf, daß sich in seiner Gegenwart ungewöhnliche Vorkommnisse häufen (Parapsychologen sprechen vom „Psi-Faktor"). Im Fall der Lotto-Million verwandelt sich jedoch sein anfängliches Glück in Pech, als nämlich die vom Lottogewinn gekaufte Hasenzucht verendet. Spontan kommt einem die andere Bedeutung des Emotionalmittels 17 in den Sinn: „Opfer der Umstände". Insofern können sich auch Glückssträhnen bei Hochschwingenden in Pech verwandeln. Doch ich bin mir relativ sicher, daß ihm ein solches Unglück nach Auflösen des Konflikts nicht mehr passieren dürfte, weil es dann keine negativen unbewußten Inhalte mehr gibt, mit denen das Schicksal in Resonanz gehen kann.

Dann möchte ich etwas zum Mädchen mit der Alkohol-Embryopathie eingehen. Vom verstorbenen Kinderarzt Prof. Schmid[46] habe ich gelernt, daß man in solchen Fällen mit gefriergetrockneten Trockenzellen (früher als „Frischzellen" bezeichnet) gute Erfolge erzielen kann. Man darf die Erwartung natürlich nicht zu hoch schrauben, aber es scheinen doch Fortschritte möglich zu sein, die weit über das hinausgehen, was man bei solchen Krankheitsbildern normalerweise erwarten kann. Zudem hat sich die PSE als sehr hilfreich erwiesen, wie man an der Schilderung von Frau Balzer sehen kann.

3.15 Drei Praxisfälle

Renate Balzer

Der Bauer

Ich fasse mich so kurz wie möglich, denn die Therapie der betroffenen Person dauert mittlerweile 2 Jahre! Besagter Mensch ist ein ganz einfacher Bauer, der immer merkwürdiger und merkwürdiger wurde. Er kannte sich selbst nicht mehr und seine Familie wußte auch nicht, was mit ihm los war. Er rannte von Therapeut zu Therapeut, von Heiler zu Heiler (zu Ärzten hat er kein Vertrauen, sorry). Alle sagten ihm, er wäre ganz in Ordnung und es gäbe gar nichts, worüber er sich sorgen müsse. Aber es ging ihm nicht gut und er ließ in seiner Suche nicht locker. Irgendwie landete er dann bei mir. Als ich ihn teste und ihm sagte, wie mies es ihm eigentlich gehen müßte (30/20/80/90), weinte er und sagte, ich sei der erste Mensch, der ihn verstände.

Nachdem wir über ein Jahr Konflikte "abgeräumt" hatten, testete nichts mehr. Nach 3 Monaten rief er an, er müsse mich unbedingt sehen (er wohnt 2 Autobusstunden von Madrid) und ich sagte ihm, daß ich da wohl auch nicht mehr viel tun könne. Er

[46] Sehr lesenswert ist das Buch „Zelltherapie- ein Schritt in die Zukunft der Medizin" von Prof. Dr. med. Franz Schmid. Zum Verständnis nimmt die Zelltherapie im Grunde die Stammzelltherapie vorweg, wie mir der verstorbene Dr. Fuchs (Produzent der Zelltherapeutika) im persönlichen Gespräch mitgeteilt hat.

bestand darauf zu kommen und ich sagte ok., trotz Warnung. Er testete einen riesigen Konflikt: Emvita 17. Also fing er wieder an, die Wundertropfen zu nehmen. Nach 3 Wochen rief er mich an und erzählte mir die 'sauberste' Geschichte seines Lebens: Er wußte, daß er ein ungewolltes Kind war und daß seine Mutter Abtreibungsversuche unternommen hatte (man bedenke die Zeit und dann in Spanien, sicherlich waren diese Versuche nicht von schlechten Eltern).

Also was war nun passiert: In seinem Dorf gibt es einen kleinen Weinkeller, der von allen Dorfbewohnern benutzt wird. Man hatte ihn beauftragt, da mal sauber zu machen. Als er so halbwegs in dem Weinlager war und anfing zu fegen, hatte er plötzlich das Gefühl, daß da jemand war, der ihn umbringen wollte. Mit einer gewaltigen Panikattacke machte er kehrt und rannte nach Hause. Dort angelangt, fiel er kreidebleich aufs Sofa, und keiner wußte, was nun. Nach einiger Zeit beruhigte er sich und der Spuk schien vorbei zu sein. Dann hatte er den Traum, welcher der Grund seines Anrufs war: Er erlebte sich im Mutterleib und 'fühlte', daß ihn jemand umbringen wollte. Jetzt verstünde er nun gar nichts mehr. Als ich ihn bat, den Weinkeller zu beschreiben, fing er an und nach ein paar Sekunden sagte er: „Ja das gibt's doch nicht, der sieht ja aus wie eine Höhle. Könnte das der Uterus gewesen sein?" Ja, so schien es wohl. Jetzt ist der Konflikt aufgearbeitet, er schläft besser (er konnte überall schlafen, nur nicht in seinem Bett, nein, keine Geopathie) in seinem Bett (früher kamen die Kinder ja im Bett auf die Welt). Und er hat sein inneres Kind entdeckt und arbeitet sehr spirituell mit sich (90 % kausal). Die Augen von dem Mann müßten Sie sehen! Er ist wieder liebevoll mit seiner Familie und seine Frau sagte mir, nun sei er wieder der Mann, den sie geheiratet habe.

Ich gebe Ihnen noch ein paar Daten dazu. Antonino (Patient) war nicht nur ein ungewolltes Kind. Als er 6 Jahre alt war, haben ihn 2 Cousinen im Pferdestall "verführt". Er sagte immer, daß er seit diesem Ereignis nie wieder richtig denken konnte und große Schwierigkeiten in der Schule hatte. Wort wörtlich: "Aus mir ist nichts geworden, denn damals ist irgend etwas mit meinem Gehirn passiert. Ich habe immer das Gefühl gehabt, daß seitdem mein Gehirn leer ist." Das Trauma ist aufgearbeitet (Chakra 4, Emvita 16 -Zentralkonflikt).

Als er dann heiratete, sollte er in dem Auto einer seiner Brüder zur Trauung fahren. Aus Gründen, die ich jetzt nicht mehr weiß, mußte er in ein anderes Auto steigen – das war sein Glück – denn das erste Auto verunglückte und der Beifahrer starb. Seine Zeit war also wohl noch nicht gekommen. Vor etwa 5 Jahren gewann er 14 Millionen Peseten Dank der Weihnachtslotterie, die hier in Spanien sehr populär ist. Er wollte mit dem Geld eine Kaninchenzucht aufbauen, also kaufte er 20 Kaninchen und einen Stall. Aber das ging daneben, denn der Stall war total belastet mit einer Geopathie und alle Kaninchen starben. Nein, er hat kein einfaches Leben.

Der Sohn des Bauern

Letzthin hat er seinen Sohn (20 Jahre) zu mir geschickt. Der Junge hatte angefangen, hier in Madrid zur Uni zu gehen und wohnte bei seiner Oma. Er wurde immer unlustiger, fand Madrid gräßlich und wollte nach Hause. Es gab also einen riesigen Krach – wie das so ist, wenn die Kinder nicht das tun, was man selber gerne getan hätte. Außerdem bekam der junge Mann einen häßlichen Furunkel an einer Pobacke. Besagter Furunkel wurde von dem Arzt seines Dorfes aufgeschnitten und er kam wieder zurück nach Madrid. Voll Sorge rief die Mutter mich an, ich möchte doch bitte nach dem Jungen gucken, es ginge im schlecht und außerdem ginge er nicht einmal mehr ans Telefon. Ende der Geschichte: Mama kam nach Madrid und schleifte den Jungen zu mir.

Personenwerte: 20/20/100/70. Kein Konflikt, aber eine Geopathie, die sich gewaschen hatte – von den Knien bis zum Oberbauch! Sie haben das Bett umgestellt und am 14 Dez. wird er hier in Madrid 'richtig' operiert. Er nimmt fleißig Geovita und es geht ihm schon sehr viel besser.

Meine kleine Patientin

ist 12 Jahre alt. Sie ist das Kind einer Alkoholikerin und kam mit dem Abstinenzsyndrom auf die Welt. Seit 7 Jahren lebt sie bei Pflegeltern, ist aber sehr geschädigt. Als sie zu mir kam, lief sie nicht richtig, sondern ging 2 Schritte und dann kam der Hüpfer, etc. Gleichzeitig hat sie ein andauerndes Zucken im Gesicht und spastische Bewegungen am ganzen Körper. Ebenfalls ist sie viel zu klein und dünn für ihr Alter. Damit nicht genug, sie mußte sich ständig den Finger in die Nase stecken und den Daumen gegen den Gaumen drücken. In der Schule war natürlich "tote Hose".

Nach 4 Monaten Behandlung mit den Tropfen und Craniosacral geht sie normal, es ist immer weniger nötig die Finger in Nase und Mund zu stecken (während der Schulstunden – immerhin bis 18h – tut sie es jetzt gar nicht mehr). Sie hat die Schule gewechselt und ihre Noten sind jetzt mehr als passabel. Die nervösen und spastischen Zuckungen gibt es nur noch, wenn sie sehr nervös ist. Sie beteiligt sich auch mehr an der Hausarbeit, z.B. bietet sie selbst an den Tisch zu decken, etc., Dinge die vorher undenkbar waren. Leider haben die Eltern jetzt entschieden, ihr das Wachstumshormon zu geben, und ich hoffe nur, daß alles gut geht. Ich arbeite weiter mit ihr, und nach dem nächsten Test müßte ihr Zentralkonflikt reif sein: 7. Chakra – falsch Denken.

Kommentar des Herausgebers zum nachfolgenden Artikel

Herr Schoch weist zu recht darauf hin, daß es trotz des allgegenwärtigen Therapieüberangebots eine immer größere Gruppe scheinbar therapieresistenter Patienten gibt. Die Psychosomatische Energetik kann dabei oft weiterhelfen, was der Autor an erfolgreich behandelten Fällen deutlich macht. Die Fallschilderungen von Herr Schoch möchte ich als geradezu typisch für den Alltag mit der Psychosomatischen Energetik ansehen. Meist müssen mehrere Konflikte aufgelöst werden, bevor es zu einem stabilen Zustand kommt. Nicht selten kommt der größte und wichtigste Konflikt ganz zum Schluß zum Vorschein, wie man am Fall der Dame mit den Herzrythmusstörungen sehen kann, bei der zuletzt ein riesiger Angstkonflikt ans Tageslicht kommt (was man bei Herzkranken übrigens relativ häufig findet).

3.16 Therapieresistenz
Ein Blick hinter die Kulissen

Uwe Schoch

Manch ganzheitlich orientiertem Therapeuten fällt, wenn er den Begriff „Therapieresistenz" hört, bestimmt mindestens ein Patient ein, bei dem er vermeintlich am Ende seiner Kunst war und vielleicht frustriert – resigniert abgebrochen hat. Therapieresistenz ist immer enttäuschend für beide Seiten. Zum einen leidet das Selbstbewußtsein des Behandlers darunter, das heißt die eigenen therapeutischen Fähigkeiten werden nachhaltig erschüttert. Zum anderen erlebt der Patient eine weitere Enttäuschung, was mindestens genauso schlimm ist, hat er doch vorher oftmals schon einiges naturheilkundlich probiert. Und noch beklemmender sind Aussagen wie: „Da kann man nichts machen, mit dem müssen Sie halt leben."

Vielen Dank auch für das Mutmachen, denkt sich der Patient, wagt es vielleicht zu widersprechen oder aber zieht sich unverstanden völlig zurück. Und dann gibt es noch die Sorte, die sich mit all dem nicht zufrieden gibt und nach dem Motto: „Jetzt erst recht" weitermacht in dem tiefen Glauben und Wissen, daß es für jedes Problem eine Lösung gibt. Mir fällt auf, daß in den letzten Jahren die sogenannten Therapieresistenzen bzw. angeblich austherapierten Patienten zunehmen. Dabei stellt sich mir die Frage, ob wirklich alles, was als Therapieresistenz eingestuft wird, tatsächlich ein Krankheitszustand ist, gegen den vergeblich angegangen wird. Wie viele davon sind nur vordergründig unheilbar und erweisen sich bei näherem Hinschauen als Therapieblockade? Darauf möchte ich im folgenden näher eingehen.

Krankheiten und deren Verläufe werden immer rätselhafter, die dafür aufgebrachten Kosten explodieren ins Unermeßliche. Laut Pharmaindustrie ist Gesundheit ein Zustand, den keiner mehr erreichen kann. Die Wechseljahre der Frau sind erst seit einigen Jahren eine schwere Krankheit, die dringend mit Hormonen bekämpft werden muß. Und dann wurden vor nicht all zu langer Zeit die Cholesterinnormwerte in Deutschland von 240 auf 200 gesenkt, was zur Folge hatte, daß über Nacht Millionen gesunder Deutscher zu Patienten wurden. Und dabei wird des Guten oft zu viel getan, entweder ohne nennenswerte Erfolge oder mit entsprechenden Nebenwirkungen. Im Gegensatz dazu werden bei der Psychosomatischen Energetik die Spielregeln der Natur befolgt, die sonst unbeachtet bleiben.

Es gibt also nicht nur eine Therapieresistenz beim Patienten, es gibt auch eine gewaltige bei den Therapeuten und im Gesundheitswesen. Es stellt sich mir am Rande auch die Frage: Wie kann und will ich heilen, wenn ich selbst nicht weiß, was Heil-Sein bedeutet? Daher macht es Sinn, daß ich als Behandler zunächst meine eigenen Konflikte auflöse, mein Energiefeld stärke, um dem Gegenüber eine wirkliche Hilfe zu sein. Ich möchte in diesem Artikel Patienten wie Therapeuten motivieren, auch unter erschwerten Bedingungen nicht zu kapitulieren, sondern weiterzumachen und öfter einmal einen Blick hinter die Kulissen zu werfen. Darauf richte ich jetzt meinen Blick.

Ich denke bei hartnäckigen Fällen immer natürlich auch an eine Therapieblockade:

- Eine Körperzelle, ein Organ, der Patient ist nicht mehr in der Lage, auf einen Außenreiz adäquat zu reagieren, das wird in der funktionellen diagnostischen Medizin als „Regulationsstarre" bezeichnet.

- Der menschliche Organismus ist wie jedes lebende Wesen ein Fließsystem, welches sich im optimalen Falle im Fließgleichgewicht befindet. Durch beispielsweise toxische Wirkfaktoren wird dieses Gleichgewicht gestört. Auch geopathische Belastungen und Elektrosmog beeinflussen die gesamte Regulation.

- Durch häufige Unterdrückung des Immunsystems werden natürliche Abwehrvorgänge wie Fieber oder Entgiftung über die Ausscheidungsorgane gebremst oder gar auf Jahre hinaus abgestellt.

- Durch bestimmte Arzneimittel werden Grundregulationen des Organismus blockiert (z.B. Antirheumatika, Antibiotika, Kortikoide usw.).
- Durch konstante Intoxikationen (z.B. Amalgam, Nikotin, Alkohol) werden im Zentralnervensystem wichtige Regelmechanismen unterdrückt.
- Durch Mißtrauen dem Therapeuten oder der Therapie gegenüber sind die Selbstheilungskräfte des Patienten blockiert.
- Durch Fehldiagnose des Therapeuten ist die Therapie falsch.
- Durch ungünstiges soziales Umfeld ist die Therapie blockiert.
- Durch Angsterkrankungen, die den gesamten Organismus in Streß versetzen und so eine Blockadewirkung entfalten.
- Durch segmentale Regulationsblockaden, d.h. durch vegetative Fehlsteuerungen.
- Durch eine Fehlbesiedlung des Darmes mit eventuellem Pilzbefall sowie einem oft damit verbundenen gestörten Säure-Basen-Haushalt.
- Durch Fehlstellung des Beckens, einhergehend mit Beinlängendifferenz und Wirbelblockaden.

Es gäbe bestimmt noch weitere Ansatzpunkte einer Therapieresistenz. Dieser Begriff sollte in meinen Augen zurückhaltend verwendet werden, weil der Patient auf ein Gleis von „unheilbar" gesetzt wird, was weder im Sinne des Therapeuten, noch des Heilsuchenden sein kann und darf. Es läßt sich also zusammenfassend sagen, daß eine Therapieblockade dann vorliegt, wenn ein Patient auf einen äußeren Reiz wie etwa ein Medikament, eine therapeutische Intervention etc. nicht mit einer erkennbaren Regulationsantwort reagiert. Solche Blockierungen können sich auch durch Umwelteinflüsse oder soziale Bindungen aufbauen.

Es gibt verschiedene Methoden, die Erstarrung bestimmter Regelkreise zu erkennen: Dunkelfeldmikroskopie, Irisdiagnose, körperliche Untersuchung, Psychosomatische Energetik etc ... Nachfolgend werde ich auf die Vorgehensweise in meiner Praxis eingehen. Mit der Psychosomatischen Energetik (PSE), einer ganzheitlichen Energiemedizin, habe ich ein umfassendes Werkzeug, das heißt sowohl ein Diagnostikum wie ein Therapeutikum an der Hand. Mit Hilfe des Reba-Testgerätes kann ich einen Energiecheck beim Patienten durchführen, welcher mir Auskunft über seine momentane körperliche Fitneß, seine seelische Verfassung, seine Alltagstauglichkeit sowie seine Sensibilität gibt.

Ich habe zudem die Möglichkeit, Arzneimittel auf ihre Wirksamkeit hin zu überprüfen, nach schädlichen Toxinen Ausschau zu halten und Organe auf ihre Funktion zu testen. Dabei lege ich großen Wert auf einen intakten Darm. Wenn wir uns vor Augen führen, daß 80 % des Darmes unser Immunsystem darstellen, wird schnell klar, warum es Sinn macht, diesen im Bedarfsfall zu sanieren. Ich teste auf Pilze, schaue nach der Darmflora, nach einer Übersäuerung sowie nach belastenden Schadstoffen. Insbesondere, wenn ich einen Energiemangel im Oberbauch feststelle, liegt es nahe, daß ich meine Aufmerksamkeit verstärkt diesem Organ widme, weiß ich doch aus eigener leidvoller Erfahrung, was ein gestörter Darm so alles anrichten kann.

Natürlich gibt es in diesem Segment noch andere Organe, die ich, wenn nötig, austeste. Mich interessiert ebenso das dazugehörige Konflikt- sprich Emotionalmittel, welches ich ebenfalls mit speziell angefertigten Testampullen von Dr. Banis austesten kann. Diese unerledigten Themen, die plastisch gesehen als gebundene Energie gleich einem Anhängsel des Körpers gesehen werden können, stören den Energiefluß im Körper. Erst mit Auflösen dieser Seelenthemen, kann diese gebundene Energie wieder zurückfließen und der Körper in diesem Segment seine volle vegetative Leistungsfähigkeit erlangen. Dazu verwende ich die komplexhomöopathischen Mittel der Fa. Rubimed. Des weiteren kombiniere ich das Ganze stets immer mit dem positiven Lösungssatz zum jeweils gefundenen Thema, um dem Patienten Lösungswege aus seiner Sackgasse aufzuzeigen, damit er diese in seinen Alltag integrieren kann. So sollte z.B. ein Mensch mit dem Seelenthema „nervös-hektisch" (solche Menschen sind innerlich unruhig) lernen, daß er ruhig und gelassen bleiben kann, im sicheren Wissen, daß alles seine Zeit hat.

Und dabei ist die PSE für mich eine gute Wahl, weil sie so verblüffend einfach ist und mit wenigen Mitteln Energieräuber aufgelöst werden können, damit sich ein Mensch anschließend gefestigter, selbstbewußter und vitaler fühlt. Dazu gehört natürlich auch ein gesunder Schlafplatz, dazu den Willen, durch die Seelenbotschaften etwas in seinem Leben zu ändern, vielleicht auch manchmal einen gewissen Krankheitsgewinn zu überdenken und wenn erforderlich zusätzlich psychotherapeutische Hilfe in Anspruch zu nehmen. Als Beiwerk werde ich wie erwähnt darauf achten, einen nicht intakten Darm zu sanieren. Wenn dieser durch z.B. jahrelange Medikamenteneinnahme, chronische Strahlenbelastung etc. völlig geschädigt wurde und dadurch vielleicht eine Fehlbesiedlung vorliegt, reichen die Selbstregulierungsmechanismen oft nicht mehr aus und es muß von Außen nachgeholfen werden.

Ich behebe mechanische Ursachen wie z.B. Wirbelblockaden durch die „sanfte Aufrichtung" des Körpers, wobei sich diese Blockade oftmals sowieso in der betreffenden Etage beim Austesten zeigt, das heißt es sich mitunter um ein Problem energetischer Natur handelt. Wenn ich das Gefühl habe, daß eine Heilbehandlung zusätzlich von Nutzen ist, bei dem der Heiler Kanal für die göttliche Energie ist, setze ich meine Hände zum Wohle des Patienten ein. Krankheit ist die liebevolle Aufforderung des Lebens zu erkennen, zu lernen und etwas zu verändern.

Um das zu veranschaulichen, möchte ich dem Leser einige Beispiele einer angeblichen Therapieresistenz an Hand von Fällen aus meiner Praxis aufzeigen:

Ein Mädchen, 11 Jahre alt

kommt zu mir in die Praxis wegen Bauch- und Kopfschmerzen mit Erschöpfung, welche sie fast täglich in der Schule plagen. Schulmedizinisch ist alles abgeklärt worden. Die Diagnose lautet: Hormonelle Umstellung und Schulstreß mit der Aussage, daß sich das schon wieder einpendeln wird. Es werden ihr leichte Analgetika verordnet, was der Jugendlichen keinerlei Besserung bringt und geraten, ein Kontrazeptivum einzunehmen, was die Eltern aber ablehnen. Die junge Dame wird also bei mir vorstellig. Ich teste sie lege artis aus und stelle in der 1.Sitzung einen Energiestau im Oberbauch mit dem Seelenthema „Isoliert" fest, was die Elfjährige mir auch so bestätigt, d.h. sie sich in der Klasse isoliert fühlt, gemieden und ausgegrenzt wird. Das Akutmittel Simvita, welches bei Nervosität und innerer Anspannung hilfreich ist, reagiert ebenfalls bei der Austestung. Es handelt sich um einen kleinen Konflikt, der innerhalb von 6 Wochen aufgelöst ist. Beim nächsten Check folgt das Emotionalmittel Nr. 21 „körperlich überanstrengt", welches sich im Stirnsegment befindet, unserer Hormonachse. Dieses Mal zeigt sich Neurovita, welches bei Schmerz- und Spannungszuständen angezeigt ist. Nach weiteren 3 Monaten sind alle Symptome verschwunden, Daniela ist jetzt in der Klasse integriert und freut sich endlich wieder schmerzfrei zu sein.

Eine 65jährige Frau

ist der 2. Fall. Sie kommt mit Herzrhythmusstörungen und Verdauungsbeschwerden, welche schulmedizinisch mit ß-Blockern bzw. Laxantien bis dato erfolglos behandelt wurden. Ihre Energiewerte sind beim 1. Check ziemlich im Keller – und so fühlt sie sich auch. Ich finde eine Blockade im Unterbauch, unter anderem dem Sitz des Dickdarms mit dem Konfliktthema: „durchhalten – somatisierte Ängste" und Anxiovita, welches der schnellen Auflösung von Angst, Unruhe und Erschöpfung dient. Die Bearbeitung dieses Energiemangels dauert 3 Monate, wobei zusätzlich noch eine Darmsanierung gemacht wird, da sich Pilze im Darm befinden und die Darmflora aus dem Gleichgewicht geraten zu sein scheint. Die Patientin fühlt sich nach Einnahme der homöopathischen Tropfen der PSE und dem Darmaufbau schon wesentlich besser. Die Rhythmusstörungen haben sich kaum verändert. Ich finde nach und nach weitere Energiestauungen, die sie geduldig auflöst, bis sich zu guter Letzt ein riesiges Thema im Herzzentrum zeigt und zwar „Panik – Todesängste" oder anders ausgedrückt: „Es bricht mir das Herz". Sie kann mit diesem Thema sehr gut etwas anfangen. Anxiovita ist nach wie vor angezeigt. Ein halbes Jahr benötigt sie, um diese Blockade zu beseitigen, fühlt sich aber danach wie befreit und neu geboren.

Und nun noch etwas zum Punkt Mißtrauen dem Therapeuten oder der Therapie gegenüber. Auch dazu gibt es ein Konfliktthema, das da lautet, daß man nicht an das Gute glaubt. Und genau das zeigt sich beim Austesten früher oder später sowieso, also sollte ich mir darüber nicht den Kopf zerbrechen, sondern mein Denken und Handeln auf das Wesentliche richten. Das bedeutet auch nicht krampfhaft eine Diagnose zu stellen, weil diese aus psychoenergetischer Sicht ohnehin nur ein Potpourri von diversen Symptomen darstellt. Für mich ist das sekundär, denn es nützt weder mir noch dem Patienten, wenn ich ihm eine Krankheit andichte, ihn „schubladisiere" und vielleicht völlig daneben liege. Ist es nicht wichtiger, den Ist-Zustand des Hilfesuchenden herauszufinden, ihn an dem Bahnsteig abzuholen, an dem er gerade steht, ihn liebevoll an die Hand zu nehmen, um ihm Wege aufzuzeigen, wie es anders und besser werden kann? Das heißt, daß ich mein Ego hinten anstelle, jeden Patient versuche so anzunehmen wie er ist, mit all seinen Stärken und Schwächen. Es heißt auch, daß ich selbstverständlich meine eigenen Konflikte auflöse, also an mir arbeite, um damit mein Energiefeld anzuheben und somit wirklich offen für das Gegenüber bin, welches hilfesuchend zu mir kommt.

Wenn ich all das beherzige, dem Patienten und mir auch Zeit gebe, daß Veränderungen stattfinden können sowie mir klarmache, daß ich lediglich Türöffner bin, jeder aber selber hindurchgehen und sein Leben in die Hand nehmen sollte, dann werden auch die Therapieresistenzen auf ein Minimum reduziert. Und dabei ist die PSE bei einem Großteil der Fälle in meiner Praxis eine echte Alternative, weil Probleme mit ihr ursächlich und nicht symptomatisch behandelt werden.

Kommentar des Herausgebers zum nachfolgenden Artikel

In der Heilpraktiker-Praxis von Herrn Fauser bildet die Psychosomatische Energetik den Schwerpunkt. Anhand der nachfolgenden Fallschilderungen wird deutlich, was die Psychosomatische Energetik im Praxisalltag zu leisten imstande ist. Eine Domäne der Methode sind zweifellos psychosomatische und psychiatrische Krankheiten, bei der sie alleine, aber auch in Kombination mit dem schulmedizinischen Vorgehen erfolgreich sein kann. Herrn Fausers folgende Schilderungen sind plastisch und gleichzeitig sachlich-knapp gehalten, wodurch das jeweilige Vorgehen und der individuelle Therapieverlauf gut nachvollzogen werden können. Wie schon an früherer Stelle betont, erfordert eine erfolgreiche Therapie meist das Auflösen mehrerer Konflikte, wie man bei praktisch fast allen folgenden Fallschilderungen sehen kann. Das Auf und Ab des Heilverlaufes wird an Herrn Fausers Beschreibungen sehr schön deutlich, so daß es sich in der Regel um einen längerdauernden Lern- und Transformationsprozess handelt.

Natürlich hat die Psychosomatische Energetik nicht den Anspruch, anerkannte Therapieverfahren zu ersetzen, sondern arbeitet als Fortsetzung, wenn solche Verfahren nicht weitergeholfen haben, beziehungsweise als Ergänzung, wenn das der Patient aus den verschiedensten Gründen wünscht. Der Patient ist daher im allgemeinen gründlich schulmedizinisch untersucht worden, bevor er in die PSE- Behandlung kommt oder hat eine derartige Abklärung demnächst vor sich (oder wir raten ihm dazu). Die meisten psychiatrisch oder psychosomatisch erkrankten Patienten nehmen darüber hinaus allopathische Medikamente ein, die einer PSE- Therapie im allgemeinen nicht im Wege stehen. Die Psychosomatische Energetik ersetzt daher weder eine konventionelle Diagnose und Therapie noch begreift sie sich als Konkurrenz, sondern dient als zusätzliches Angebot.

Im allgemeinen fördert die PSE-Diagnostik nichts Neues zutage, sondern bestätigt nur, daß ein Depressiver sehr niedrige Emotionalwerte, ein Psychotiker niedrige Mentalwerte und ein Neurotiker dagegen häufig mittelgradig schlechte Vital- und Emotionalwerte hat. Man findet also von den Energiewerten her meist das, was man ohnehin schon erwartet. Natürlich ist das keineswegs „l'art pour l'art", sondern ist gleich aus mehrerlei Gründen sinnvoll:

1. *Man bekommt dadurch nicht nur Meßwerte ansonsten subjektiver Zustände, sondern kann den späteren Heilverlauf optimal verfolgen.*

2. *Psychosomatisch Kranke leiden oft unter dem Makel, keine objektivierbare Krankheit zu haben, sondern „bloß" was Seelisches, also gemäß einem weit-*

verbreiteten Vorurteil etwas Eingebildetes. Die PSE-Messung wird als entlastend empfunden, weil der Patient damit Meßwerte in der Hand hält.

3. *Dem erfahrenen Therapeuten dienen die Werte als Bestätigung der klinischen Diagnosen, manchmal darüber hinaus auch als weiterführender Hinweis, etwa wie schwer man eine Depression tatsächlich einzustufen hat, wie sensibel und hochschwingend ein Psychotiker ist (erkennbar an hohen Kausalwerten) usw..*

Natürlich fördert die PSE-Diagnostik nicht nur Bekanntes zutage. Nicht selten wird man selbst als erfahrener Therapeut überrascht, etwa bei den recht häufigen versteckten Angstpatienten. Deren Angst wird oft erst durch das positive Ansprechen auf Anxiovita im Medikamententest sichtbar und war davor hinter unspezifischen Symptomen wie Unruhe, Anspannung, Erschöpfung usw. verborgen. Auch viele rein körperlich anmutende Störungen wie Kreuzschmerzen können Zeichen einer Angsterkrankung sein. Bekanntlich haben auch viele Alkoholiker und Süchtige eine Angstkrankheit.

Manche Angstpatienten haben auch eine eigentlich offen zutage liegende Angst, die aber zuvor nicht richtig gedeutet wird:

1. *weil sie – wie etwa bei der Hypochondrie – für den Therapeuten logisch nachfühlbar erscheint, etwa weil es beim Patient anamnestisch Krebsfälle in der Familie oder Verwandtschaft gibt,*

2. *oder weil der Arzt wegen seines eigenen Aktionismus die Angst seines Patienten nicht mehr wahrnehmen kann oder die eigene Angst damit unterdrückt (häufig ein Phänomen, das bei Balint-Gruppen[47] aufgedeckt wird).*

3. *Manche Ängste erscheinen auch vordergründig normal, etwa wenn sich jemand Tag und Nacht um seine Kinder Sorgen macht, mag er als treusorgend erscheinen. Er kann aber in Wahrheit genauso gut eine Angsterkrankung haben.*

[47] Balint-Gruppen sind Arbeitsgruppen von ca. acht bis zwölf Ärztinnen bzw. Ärzten, die sich unter der Leitung eines erfahrenen Psychotherapeuten regelmäßig treffen, um über Problempatienten zu sprechen. Das Ziel ist eine verbesserte Arzt-Patient-Beziehung, die schließlich zu einem verbesserten Verständnis und einer verbesserten Behandlung des Patienten führen soll. Die Methode wurde nach Michael Balint, einem Psychiater und Psychoanalytiker ungarischer Herkunft benannt.

Man sieht, daß man es bei der Angsterkrankung mit einem vielgestaltigen und chamäleonhaften Krankheitsbild zu tun hat, dessen wahre Tragik darin liegt, daß die wahre seelische Not des Patienten häufig nicht oder erst sehr spät erkannt wird, außer wie gesagt, man bedient sich von vornherein der Psychosomatischen Energetik.

3.17 Die Behandlung von Depressionen und Angsterkrankungen mit der Psychosomatischen Energetik

Ralf Fauser

Depressionen werden nach Ansicht von Medizinern oft nicht rechtzeitig erkannt und nicht richtig behandelt. Die Patienten gehen selten zum Arzt, und die Diagnose ist schwierig, sagte der Psychiater und Leitende Oberarzt an der Medizinischen Hochschule Hannover, Detlef Dietrich. Meist sind Depressionen lang anhaltend und blockieren das tägliche Leben der Patienten. Die Erkrankung geht anders als bei einfachen Stimmungstiefs mit Schlaf- und Konzentrationsstörungen, innerer Unruhe und Angst-Symptomen einher. Oft gehen der Krankheit auch Lebenskrisen voraus, wie der Verlust eines geliebten Menschen oder anhaltende soziale Probleme.

In westlichen Industrienationen erkranken nach Schätzungen rund 18 % der Bevölkerung an einer Depression. Frauen sind etwa doppelt so häufig betroffen wie Männer.

Depressionen kosten in Europa jährlich einer neueren schwedischen Studie zufolge 118 Milliarden Euro. Zwei Drittel der Kosten würden verursacht, weil viele Menschen mit Depressionen nicht mehr arbeiten können, berichtete das Karolinska- Institut in Stockholm. Nur jeder dritte Betroffene sucht medizinische Hilfe. Viele Menschen gehen aus Scham nicht zum Arzt. Die Zahl der Erkrankten steigt stetig an. Die wirtschaftliche Unsicherheit und die Angst um den Arbeitsplatz, sowie soziale Mißstände sorgen ebenfalls für steigende Zahlen.

Mit der Psychosomatischen Energetik (PSE) haben wir eine einfache und kostengünstige Therapie zur Hand. Es handelt sich um ein Verfahren der Alternativmedizin, mit dem Energieblockaden mit einem Testgerät gemessen werden (vital, emotional, mental und kausal in %). Anschließend wird mit Testampullen geprüft, welche Blockaden das im Einzelnen sind. Häufig sind es seelische Konflikte, die mit speziellen homöopathischen Komplexmitteln innerhalb mehrerer Monate aufgelöst werden können. Interessanterweise bessert sich dadurch der allgemeine Zustand der Patienten deutlich. Nachfolgende Berichte handeln von Patienten, bei denen eine Depression oder Angsterkrankung diagnostiziert wurde. Es wurden diverse Psychopharmaka verabreicht, Psychotherapien durchgeführt und manche meiner Patienten verbrachten sogar mehrere Aufenthalte in Psychiatrien.

Der Großteil derjenigen, die zu mir in die Praxis kommen, leidet an seelischen Erkrankungen. Die Erfahrung zeigt, daß mit der PSE auch selbst dann Erfolge erzielt werden können, wenn Psychopharmaka schon eingenommen werden. Das halte ich für einen entscheidenden Vorteil, daß ich nicht zum Absetzen der Medikamente raten muß, sondern daß ich hier parallel mit den Patienten arbeiten kann. Je nach Verlauf der Therapie werden mit Rücksprache des behandenden Arztes, die Medikamente zuerst reduziert und dann nach und nach abgesetzt. Dies gelingt nicht vollständig bei allen Patienten, aber bei einem Großteil. Durch die PSE werden die Menschen wieder offener, zuversichtlicher, spüren ihre Lebendigkeit, und sehen wieder Licht im grau in grau erscheinenden Alltag. Dadurch werden schnellere Erfolge in psychotherapeutischen Behandlungen erzielt und wie eingangs schon erwähnt, wird dadurch das Absetzen der Psychopharmaka erleichtert.

Einige typische Fälle möchte ich schildern:

Marco 36 Jahre

kam mit seiner Frau zu mir in die Sprechstunde. Er wirkte etwas schüchtern, unsicher und war sehr nervös. Marco hatte zuvor noch nie eine naturheilkundliche Therapie in Anspruch genommen und war sehr skeptisch, was da wohl auf ihn zukommen würde. Er erzählte mir von seinen Problemen und Ängsten, die er überhaupt nicht einordnen konnte. Dies belastete ihn dermaßen, daß auch die gesamte Familie darunter litt. Schulmedizinisch wurde bei ihm alles abgeklärt und alle Befunde schienen tadellos zu sein. Körperlich war er also gesund und dennoch fühlte er sich schlapp, müde und antriebslos. Immer wieder bekam er Herzrhythmusstörungen, Magenschmerzen, Durchfall, litt an Migräneattacken begleitet von Schwindel und war muskulär stark verspannt. Des weiteren bekam er wie aus heiterem Himmel immer wieder Panikattacken. Medikamente nahm er noch keine ein, machte jedoch seit längerem eine Verhaltenstherapie.

Die Werte mit dem Reba-Testgerät von 50 / 40 / 70 / 70 zeigen seine körperliche (50) und emotionale (40) Erschöpfung an. Er hatte einen großen Konflikt im Herzbereich mit dem Thema Panik. Ebenfalls testete noch Anxiovita positiv. Ein Akutmittel, daß sich bei Angststörungen sehr bewährt hat. Marco hatte also einen aktiven Angstkonflikt. Als ich das Ergebnis mit ihm besprochen hatte, war er sichtlich erleichtert. Daher kam auch sein momentan mangelndes Selbstvertrauen. Die Werte des Konfliktes betrugen 70 / 90 / 20 / 80. Deshalb sollte er die Tropfen fünf Monate lang einnehmen (pro 20 % des Kausalwertes sind es erfahrungsgemäß 5 Wochen, daher verordnet man bei einem Kausalwert von 80 % genug Medikamente für rund 5 Monate)). Anschließend kam er zum zweiten Test und war nicht wiederzuerkennen. Jetzt merkte man ihm seine italienische Herkunft an. Er zeigte ein gestärktes Selbstvertrauen und war voller Zuversicht. Die Panikattacken sind seither auch verschwunden.

Da er Abteilungsleiter ist, muß er einmal pro Woche einen Bericht vor versammelter Mannschaft vortragen. Zuerst war er noch aufgeregt, mittlerweile kommt er auch mit dieser Situation gut zurecht. Wir behandelten noch einen kleineren Konflikt im sechsten Zentrum mit dem Thema Unruhe, bevor es dann an seinen Zentralkonflikt ging. Dieser saß bei ihm im zweiten Zentrum mit dem Thema „hektisch" (Emvita 5). Das war nun die Erklärung, weshalb er ständig unter Strom, also unter einem Dauerstreß, stand. Marco hatte auch Angst etwas zu verpassen, und er wollte am liebsten mehrere Dinge gleichzeitig tun. Auch seine körperlichen Beschwerden paßten sehr gut zu diesem Thema. Menschen mit diesem Thema leben nach dem Motto „ schneller – höher – weiter", sie würden am liebsten auf zwei Hochzeiten gleichzeitig tanzen. Auch wird die eigene Meßlatte zu hoch angesetzt, was zwangsläufig zu Frustrationen führen muß. Darüber sprachen wir dann auch ausführlich, damit er sich in Zukunft nicht weiterhin selbst unter Druck setzte. Für die Auflösung seines Zentralkonfliktes benötigten wir fünf Monate, um dann erneut zu testen.

Seine Werte sind auf 100 / 100 / 100 / 80 angestiegen. Marco geht es mittlerweile sehr gut. Auch seine Psychotherapeutin ist mit seinen Fortschritten sehr zufrieden, und es konnte die Therapie beendet werden. Seine körperlichen Beschwerden sind vollständig verschwunden. Er fühlt sich wieder leistungsfähiger, fröhlicher und vor allem kann er sich auch einmal eine Ruhepause gönnen. Die Therapie war somit beendet.

Thomas, 39 Jahre

Ähnlich wie Marco erging es Thomas. Er ist leitender Angestellter und erzählte mir, daß er unter fürchterlichen Angstzuständen litt, die ihm sogar nachts den Schlaf raubten. Er war nervlich sehr instabil, fühlte sich müde, schlapp und antriebslos. An Medikamenten nahm er Tavor, Stangyl und ein hochdosiertes Johanniskrautpräparat ein. Beim Rebatest erzielten wir folgende Werte, 60 / 50 / 80 / 70. Seine Fitneß war mit 60 % eingeschränkt und sein emotionaler Zustand von 50 % verdeutlicht seine Antriebslosigkeit und Unlust. Seine Konzentrationsfähigkeit (80) wurde in Mitleidenschaft gezogen.

Er hatte eine vegetative Störung im sechsten Zentrum mit dem Thema „angespannt", also Emvita 23. Von den Akutmitteln testete Anxiovita positiv. Die Konfliktwerte von 70 / 80 / 30 / 80 waren sehr hoch. Mittels einer Spezial-Testampulle (der Brunler-Bovis-Ampulle) stellte sich heraus, daß es sich um seinen Zentralkonflikt handelte. Thomas war unfähig, sich zu entspannen und stand so unter einem ständigen Dauerstreß. Nach außen hin konnte er diese Anspannung gut kaschieren, und kaum jemand bemerkte etwas von seinen Ängsten. Ich riet ihm, die Tropfen fünf Monate lang einzunehmen.

Danach kam Thomas wieder in die Praxis und konnte das Ergebnis des erneuten Testes kaum abwarten. Er sagte mir, daß es ihm insgesamt schon wesentlich besser ginge. Von seinen Medikamenten benötigt er nur noch die halbe Dosierung. Seine Werte von 80 / 90 / 100 / 70 bestätigten dann auch sein Empfinden und spiegelten es exakt wieder. Es zeigte sich ein weiterer Konflikt, diesmal im Herzbereich, Emvita 15 mit dem Thema „ängstlich sein". Häufig kommt es bei diesem Thema zu einer Angst vor der Angst, was bei Thomas voll und ganz zutraf. Im Herzbereich geht es auch um das Thema Vertrauen und das fehlte ihm noch. Da es sich um einen kleineren Konflikt handelte, dauerte die Behandlung diesmal nur zwei Monate.

Thomas kam dann nochmals zum Test. Im Lauf der Therapie konnte er nach Rücksprache mit seinem Arzt Tavor vollständig absetzen und Stangyl noch einmal reduzieren. Er fühlt sich sehr wohl, treibt wieder Sport und unternimmt mit der Familie wieder viele Dinge. Seine Werte sind auf 100 / 100 / 100 / 80 angestiegen. Also Optimalwerte. Auch seine Feinfühligkeit, Sensibilität und Intuition hat von vormals 70 auf 80 % zugenommen. Das spürte er auch deutlich. Ich fand noch einen Konflikt im dritten Zentrum mit dem Thema „mehr Habenwollen". Er bezog dies auf seine momentane berufliche Situation, wo er noch diverse Dinge ändern möchte. Seine Medikamente konnte er inzwischen vollkommen absetzen und es geht ihm wieder richtig gut. Die Therapie dauerte bei Thomas gerade mal neun Monate.

Sabine, eine 34jährige Sekretärin

litt an Angstzuständen und Panikattacken. Bei ihr wurde eine Depression diagnostiziert. Sie hatte immer wieder starke Kopfschmerzen begleitet von Schwindelanfällen. Ab und zu Magenschmerzen und einen ständigen Drang, etwas Süßes essen zu müssen. Abends lag sie oft stundenlang wach im Bett. Es kreisten immer und immer wieder dieselben Gedanken durch ihren Kopf, bevor sie einschlafen konnte. Dementsprechend fühlte sie sich schlapp, müde, ausgelaugt, und es fiel ihr schwer etwas zu unternehmen. Bis dato hatte sie mehrere Psychiatrieaufenthalte hinter sich.

Ihre Testwerte von 50 / 30 / 70 / 60 überraschten sie dann auch nicht weiter. Mit denen konnte sie etwas anfangen. Ich fand bei ihr einen aktiven Zentralkonflikt im dritten Zentrum mit dem Thema „hungrig nach guten Gefühlen". Im dritten Zentrum geht es um Verarbeiten und Verdauen. Hier lagern sich unsere Frustrationsgefühle, Wut, Ärger und Enttäuschungen ab. Menschen mit einem Zentralkonflikt im dritten Zentrum möchten immer allen und alles recht machen. Es besteht eine überaus große Fürsorglichkeit für andere. Erst wenn es allen anderen gut geht, kann man ja vielleicht mal nach sich schauen. Sabine versuchte durch den Konsum von Süßigkeiten ihre Frustration in Schach zu halten. Ihre Konfliktwerte von 80 / 90 / 20 / 80 waren dementsprechend hoch. Sie fing mit einer niedrigeren Dosierung von 2 x 6 Tropfen an um dann so allmählich auf die Normaldosis von 2 x 12 Tropfen zu steigern.

Ein halbes Jahr später testeten wir erneut, und ihre Werte von 80 / 80 / 90 / 70 waren doch schon ganz passabel. Sabine hatte während der Therapie eine heftige Traumphase. Dies läßt sich dadurch erklären, daß Konflikte hauptsächlich im Schlaf verarbeitet werden. Ihre körperlichen Beschwerden waren besser, allerdings noch nicht ganz verschwunden. Sie nahm zu diesem Zeitpunkt nur noch eine halbe Tablette Euplix (Paroxetin) ein. Als nächstes meldete sich noch ein Konflikt im Herzchakra, wobei es sich um Emvita 15, „Ängstlichkeit" handelte. Da erhofften wir uns, daß sich ihre Angstzustände bessern würden, was dann auch in der Tat passierte. Nach einem viertel Jahr kam sie nochmals und erzählte mir „ daß es ihr jetzt wieder richtig gut gehen würde". Ihre Ängste sind verschwunden. Auch die restlichen Beschwerden sind abgeklungen. Ab und zu habe sie noch ein wenig Kopfschmerzen, insgesamt aber hatte sie das Gefühl, ein anderer Mensch zu sein. Diesbezüglich wurde sie auch schon von ihren Verwandten und Bekannten angesprochen. Zum Abschluß bearbeitete sie noch einen kleineren Konflikt, danach hatte sie Werte von 100 / 100 / 100 / 80. Sabine fühlt sich heute rundherum wohl, ist wieder sehr aktiv und unternehmungslustig. Das Medikament Euplix konnte sie vollständig absetzen.

Tobias, 40 Jahre alt

kam mit gemischten Gefühlen zu mir in die Praxis, wie er offen zugab. Er war sehr skeptisch, da er sich die PSE und deren Wirksamkeit nicht vorstellen konnte. Tobias war seit einem Jahr krankgeschrieben. Er erzählte mir, daß er starker Raucher sei und ab zu Drogen zu sich nehme. Schon des öfteren wäre er in einer Psychiatrie gewesen und leide am Burnout-Syndrom. Seit Jahren nahm er Seroquel und Mirtazapin ein. Einmal die Woche begibt er sich in psychotherapeutische Behandlung. Er möchte sich beruflich verändern, weiß aber nicht was und vor allem wie er das schaffen solle, da er doch völlig am Ende sei.

Seine Werte von 40 / 20 / 60 / 60 erstaunten auch mich. Tobias hatte gleich zu Therapiebeginn einen aktiven Zentralkonflikt mit dem Thema „angespannt" – im sechsten Energiezentrum. Seine Konfliktwerte waren dementsprechend hoch 80 / 90 / 10 / 80. Durch diesen Konflikt stand er unter einem Dauerstreß. Die Gedanken verfolgten ihn bis in den Schlaf. Er machte sich über alles mögliche Gedanken und Sorgen. In seinem Charaktertyp (der sich durch den Zentralkonflikt erkennen läßt) steckt auch eine gehörige Portion Perfektionismus, welcher einen nie zufrieden sein läßt. So erging es auch Tobias, der alles zu 1000 % richtig machen wollte. Er war unfähig, zu entspannen und loszulassen. Solche Menschen benötigen Anspannung, um zu einer Entspannung kommen zu können. Deshalb empfahl ich ihm, so gut es geht Sport zu treiben, damit das überschüssige Adrenalin verarbeitet werden kann. Während wir sein Testergebnis besprachen, fühlte er sich erkannt und versicherte mir, die Therapie voll „durchzuziehen". Ergänzend benötigte er noch Neurovita.

Nach fünf Monaten Tropfeneinahme sah man eine deutliche Veränderung. Sein Kommentar: Ich bin von der Therapie total überrascht und sehe endlich wieder Land in meinem Leben. Seine Werte verbesserten sich auf 70 / 60 / 90 / 60. Eine deutliche Veränderung in allen Bereichen. Tobias konnte sich wieder besser konzentrieren, liest Bücher und möchte unbedingt eine Zusatzausbildung machen. Sein nächstes Thema war „Realität nicht sehen wollen", welches sich im siebten Zentrum befindet. Ein typischer Konflikt bei Drogenproblematiken.

Anmerkung: Bei sehr vielen Jugendlichen ist „Kiffen" schick, und wird auch in den Medien als etwas eher Harmloses dargestellt. Man denke nur an bestimmte Musiktitel.

Leider ist dem nicht so. Ich habe viele Jugendliche in meiner Praxis, die regelmäßig kiffen, und dadurch massive Probleme mit ihrem Leben bekommen haben. Es stellten sich Symptome von Ängsten, Unkonzentriertheit, sozialer Rückzug, Null-Bock-Einstellung ein, nur um ein paar zu nennen. Alle haben durchweg sehr niedrige Mentalwerte und überhäufig den Konflikt „Realität nicht sehen wollen".

So war es auch bei Tobias. Er konnte seine Realität nicht sehen und anerkennen und flüchtete mit Drogen in eine Scheinwelt. Nach ein paar Monaten kam er erneut in die Praxis. Zwischenzeitlich fühlte er sich richtig gut, und er kann sich jetzt besser mit seiner Realität auseinandersetzen. Hat viele positive Gespräche mit seiner Frau und seinen drei Kindern. Drogen hat er bisweilen keine mehr genommen. Das Rauchen brauche er noch, möchte aber auch damit in naher Zukunft aufhören. Sein Nachtest ergab folgende Werte 90 / 80 / 100 / 80. Interessant auch der Anstieg im Kausalbereich, welcher seine Sensibilität und Feinfühligkeit anzeigt, von Anfangs 60 auf jetzt 80 %. Tobias sieht seine Umwelt jetzt mit anderen Augen und hat klare Pläne, was seine Zukunft betrifft, die er auch schon teilweise erfolgreich umsetzen kann. Er hatte noch ein Herzthema „zurückgezogen sein" zu bearbeiten. In seiner Jugendzeit gab es eine Phase, wo er nur noch alleine sein wollte und am liebsten in ein Kloster gegangen wäre. Solch ein Konflikt entsteht durch tiefe emotionale Verletzungen. Um nicht erneut verletzt zu werden, ziehen sich die betreffenden Menschen dann zurück. Seit der Bearbeitung des Herzthemas ist Tobias seelisch sehr stabil, und es geht ihm richtig gut. Er hat auch endlich einen Platz für eine Umschulung erhalten.

Margot, 48 Jahre

litt schon seit sechs Jahren an Erschöpfungssymptomen und Depressionen. Sie wurde mehrere Male in eine Psychiatrie eingeliefert. Bei der Anamnese gab sie an, daß sie sich antriebslos, lustlos und abgekämpft fühle. Auch Ängste plagten sie gewaltig. Vor allem hatte sie ständig Angst um ihre Kinder. Sie wirkte sehr verunsichert und schüchtern, obwohl sie dafür keinen Grund hatte. Margot würde gerne wieder arbeiten gehen, allerdings fehlte ihr dazu noch die notwendige Kraft. Ihre Ausgangswerte von 40 / 30 / 70 / 70 sprachen eine deutliche Sprache. Sie mußte ihre körperliche Kraft (40) gut einteilen und fühlte sich seelisch (30) sehr niedergeschlagen.

Als erstes zeigte sich bei ihr ein Konflikt im sechsten Zentrum mit dem Thema „Körperlich überanstrengt" sowie Anxiovita. Die körperlich Überanstrengten sind die typischen Workaholics. Die eigenen Grenzen werden mißachtet und so wird Raubbau am eigenen Körper betrieben. So war es auch bei Margot, die sich nie eine Ruhepause gönnte, denn es gab ja immer etwas zu tun. Dieser Konflikt raubte ihr in den letzten Jahren sehr viel Energie. Ich verordnete ihr Chavita 6, Emvita 21 und Anxiovita für drei Monate. Anschließend erschien sie viel frischer, wacher und präsenter zum Nachtest. Ihre Werte stiegen auf 80 / 70 / 90 / 70 an. Eine deutliche Verbesserung im emotionalen Bereich von 30 auf 70 %.

Sie hatte das Gefühl, „daß noch etwas drin sitzen würde". Und tatsächlich meldete sich ihr Zentralkonflikt, der das Thema „hungrig nach guten Gefühlen" hatte. Dieser paßte sehr gut zu ihrer überaus großen Fürsorglichkeit. Sie „opferte" sich ja regelrecht in den letzten Jahren für ihre Familie auf. Diese Aufopferung rührt aus einer tiefen Frustration. Der Frustrierte erhofft sich als Entlohnung, Liebe zu bekommen. Diesmal nahm sie für fünf Monate die Tropfen ein und kam erneut in die Praxis. In der Zwischenzeit hatte sie eine Halbtagsstelle angenommen. Es fiel ihr zwar manchmal noch schwer, dennoch fühlte sie sich wohl in ihrer neuen Rolle. Auffallend für mich war ihr neuer Kleidungsstil. Sie trägt jetzt hellere Farben mit dazu passendem Accessoire. Zuhause ist sie am Renovieren, Umräumen und bringt viel Farbe an den Wänden an. Zum Abschluß bearbeitete sie noch ihren Herzkonflikt. Margot ist wieder mit sich und ihrer Umwelt zufrieden. Sie kann das Leben jetzt genießen und macht sich weniger Sorgen um ihre Familie.

Weitere Erfolgsberichte in Kurzform:

1. Frau W. 50 Jahre, mußte nach einem Nervenzusammenbruch ein Antidepressivum einnehmen. Sie hatte Schlafstörungen, war energielos und wurde bei der Arbeit gemobbt. Nach Bearbeiten von insgesamt vier Konflikten geht es ihr heute wieder gut und sie kann auf sämtliche Medikamente verzichten.

2. Herr A. 46 Jahre, wohnte noch zu Hause, da er soziale Ängste hatte. Nahm Citalopram und Supradyn über einen längeren Zeitraum ein. Ständige Kopfschmerzen gehörten zu seinem Alltag. Aufgrund seiner manisch-depressiven Erkrankung wurde er zweimal in einer Psychiatrie behandelt. Nach einem Jahr Therapie geht es ihm schon wesentlich besser. Ist mittlerweile von zu Hause ausgezogen und steht auf eigenen Beinen. Die Behandlung dauert noch an.

3. Frau B. 57 Jahre, ging es sehr schlecht. Sie litt schon seit 30 Jahren an Asthma, Rheuma, Allergien, Depressionen und Schlafstörungen. Mußte eine Vielzahl von Medikamenten einnehmen. Auch ihr geht es nach ca. einem Jahr Therapie viel besser. Manche Medikamente konnten schon abgesetzt werden.

4. Herr M. 30 Jahre, kam wegen Depressionen und Ängsten. Er nahm Tavor, Trevilor, Stangyl und Concor ein. War sehr unsicher, unselbständig. Nach exakt einem Jahr Therapiedauer konnten alle Medikamente abgesetzt werden. Hat mittlerweile ein ganz neues Lebensgefühl.

5. Frau S. 70 Jahre, fiel nach ihrer Ehescheidung in ein emotionales Tief. Hatte rheumatische Schmerzen und extreme Schlafstörungen. Nahm starke Schlafmittel ein. Heute kommt sie komplett ohne Medikamente aus und fühlt sich wieder wohl in ihrer Haut.

6. Frau H. 59 Jahre, litt seit ihrem zweiten Kind an immer wiederkehrenden Depressionen und sozialen Phobien. Hatte Herzrhythmusstörungen, Tinnitus und starke Muskelverspannungen. War von Tavor abhängig. Machte eine Psychotherapie. Nach Bearbeiten von ihren fünf Konflikten ist sie heute wesentlich stabiler und kann auf Tavor verzichten.

7. Herr N. 45 Jahre, bekam nach einem schweren Verkehrsunfall eine Angsterkrankung und wurde dadurch arbeitsunfähig. War sehr in sich gekehrt und teilweise apathisch. Er kann seit der PSE-Behandlung wieder am Leben teilnehmen.

8. Frau D. 50 Jahre, war jahrelang depressiv und konnte nicht mehr arbeiten. Sie nahm ein Antidepressivum und Schlafmittel ein. Litt an dauernden Rückenschmerzen, Allergien und Vergeßlichkeit. Schon nach wenigen Monaten ging es ihr bereits besser, und heute ist sie wieder gesund.

9. Herr T. 33 Jahre, hatte nach jahrelangem Cannabiskonsum enorme psychische Probleme. Er konnte kaum noch das Haus verlassen. Nach knapp zwei Jahren kann er jetzt wieder ein normales Leben führen.

Die Behandlung von Kindern mit der PSE

Die Behandlung von zwei Jungen möchte ich schildern, bei denen man sehen kann, daß fast identische Konfliktinhalten ganz unterschiedliche Auswirkungen haben können.

Marius, 10 Jahre alt

ist ein richtiger Lausejunge, der scheinbar nicht bis drei zählen kann. Er hörte ganz genau zu, was ich mit seiner Mutter besprach. Die erzählte mir, daß Marius nicht gerne zu Therapeuten gehe, da ihm doch nichts fehlen würde, und er ist nur mitgegangen, weil sie es wollte. Bei Marius wurde eine Legasthenie mit ADS diagnostiziert. Er konnte wirklich keine Sekunde lang ruhig sitzen. In der Schule hatte er Probleme, Freunde zu finden und er sagte mir, daß sein Lehrer ihn auch nicht so besonders mag. Seine Lieblingsfächer sind Sport und Religion.

Er lies sich erst testen, nach dem ich ihm versprochen hatte, daß auch er an den bunten Knöpfen des Reba-Testgerätes herumdrücken darf. Seine Werte von 100 / 70 / 60 / 90 zeigten deutlich an, daß es ihm körperlich gut ging (100) und er sehr sensibel und feinfühlig war (90). Allerdings war seine Stimmung etwas gedrückt (70) und seine Unkonzentriertheit (60) war deutlich zu erkennen. Marius hatte den Konflikt „geistig überanstrengt", der dem Herzzentrum zugeordnet wird. Dies paßte sehr gut zu ihm, da er ständig versuchte, alles mit dem Kopf zu steuern und so kaum noch Gefühle zulassen konnte. Er würde sich um Gott und die Welt Gedanken und Sorgen machen. Sein mangelndes Selbstvertrauen hing auch mit diesem Thema zusammen.

Von dem Test ist er sehr angetan („der wollte ja gar nicht viel von mir"), und freute sich schon auf seine Globulis. Diese sollte er für vier Monate einnehmen. Zum zweiten Test kam er freiwillig mit und konnte es kaum erwarten, auf die Liege zu springen. Seine Werte besserten sich auf 100 / 90 / 80 / 90. Die Mutter meinte, daß es ihm insgesamt besser ginge. Allerdings haperte es in der Schule noch. Seit Marius die Globulis einnehme, würde er streng riechen, was sich durch die Entgiftungs- und Entsäuerungsreaktion erklären läßt.

Als nächstes Konfliktthema zeigte sich Emvita 2 „Konzentrationsmangel", welches im ersten Zentrum sitzt. In Wirklichkeit war Marius noch gar nicht richtig hier. Auch traute er sich selbst und seinen Fähigkeiten noch nicht richtig. Das ist auch mit ein Grund, weshalb er sich noch so zurückhielt. Man fühlt sich wie ein Blatt im Wind. Auch diesmal dauerte die Therapie vier Monate. Danach ging es Marius richtig gut. Kurz nach Beginn der zweiten Runde veränderte er sich enorm. Marius ist bei weitem selbstsicherer und zugänglicher. In der Schule fiel den Lehrern auf, daß Marius sich nicht mehr alles gefallen ließ und sich auch mal wehrte. Seine Aufmerksamkeit im Unterricht ist deutlich besser. Besonders lobten die Lehrer seinen Willen und Bereitschaft, etwas lernen zu wollen. Zuhause kann er auch wieder Gefühle zeigen. Wenn z.B. etwas Trauriges im Fernsehen läuft, muß er auch mal weinen.

Alexander, 9 Jahre alt

ein sehr höflicher und wohlerzogener Junge. Wirkt aufgrund seines Verhaltens und seiner Ausdrucksweise älter als er ist. Alexander kam noch jede Nacht so gegen 22:00 Uhr zu den Eltern ins Bett. In der Schule lief es bei ihm ganz gut, nur daß er ab und zu noch etwas abwesend war. Körperlich ging es ihm auch bestens, außer im Frühjahr plage ihn immer wieder eine Pollenallergie. Beim Rebatest zeigten sich folgende Werte 80 / 70 / 100 / 80. An dem hohen Kausalwert sieht man, daß Alexander auch ein sehr feinfühliger und intuitiver Junge ist (wie Marius im vorigen Beispiel). Seine Stimmungslage war etwas gedrückt und auch körperlich fühlte er sich nicht ganz fit.

Ich testete bei ihm Chavita 1 und Emvita 3 (ausgeliefert sein). Die Konfliktwerte lagen bei 60 / 70 / 0 / 50. Da dieser Konflikt im ersten Zentrum sitzt, möchte auch Alexander noch gar nicht hier sein. Deshalb vermutlich immer wieder diese Abwesenheit im Unterricht. Alexander träumte sich in eine andere Welt. Er machte auf mich einen sehr steifen und anpassungsfähigen Eindruck für einen Jungen in seinem Alter, was gut zu seinem Konfliktthema paßte. Ich verordnete ihm jeweils zwei Flaschen Globuli, um ihn dann zehn Wochen später erneut zu testen.

Die Mutter strahlte über das ganze Gesicht und erzählte mir, daß etwas Unglaubliches passiert sei. Nach ungefähr fünf Wochen Therapie waren sie und ihr Mann mitten in der Nacht aufgeschreckt, da Alexander nicht neben ihnen im Bett lag. Sie liefen mit dem Gedanken, da muß doch etwas passiert sein, ins Kinderzimmer. Zum Glück war nichts passiert und Alexander schlief seelenruhig in seinem eigenen Bett. Überhaupt das allererste Mal in seinem Leben! Und dies hält bis heute an. Alexander hatte auch bis dahin noch nie bei Freunden oder den Großeltern übernachtet. Die Freude ist natürlich bei allen riesengroß.

Auch in der Schule klappte es jetzt besser. Seine Werte kletterten auf 100 / 90 / 100 / 80 hoch, und er hatte noch das Thema „geistig überanstrengt" im Herzbereich zu bearbeiten. Es fehlte ihm an Vertrauen, und er versuchte viel mit dem Kopf zu steuern. Nach knapp drei Monaten kam Alexander noch einmal, und er hatte jetzt ideale Werte von 100 / 100 / 100 / 90. Seine Sensibilität ist während der Behandlung angestiegen. Die Mutter berichtete mir noch zum Abschluß, daß Alexander viele neue Freunde gefunden hat, und auch die Lehrer bemerkten seine jetzt offene und fröhliche Art. Sein gestiegenes Selbstvertrauen ist ihm anzumerken. Viele Dinge, die er zuvor nicht alleine erledigen wollte, macht er jetzt ganz selbstverständlich allein.

Zusammenfassung

Es macht große Freude so zu arbeiten, und welche Möglichkeiten die Psychosomatische Energetik bietet, läßt sich sehr schön an den vielen Beispielen erkennen. Mit der Psychosomatischen Energetik (PSE) kann kostengünstig, relativ schnell und dauerhaft geholfen werden. Wir können mit der PSE und Energiebehandlung dazu beitragen, daß es betroffenen Menschen wieder besser geht und sie ein normales Leben führen können.

Gerade bei Kindern ist es wichtig, daß sie authentisch werden und vor allem bleiben können, denn Kinder sind unsere Zukunft.

Kommentar des Herausgebers zum nachfolgenden Artikel

Ebenso wie bei den Autoren der beiden vorigen Beiträge ist die Praxis von Frau Rössel eine Schwerpunktpraxis der Psychosomatischen Energetik. Die nachfolgenden zwei Fälle verdeutlichen, wie das Vorgehen mit der Psychosomatischen Energetik im Alltag aussieht. Besonders wird erkennbar, wie es im Verlauf der Behandlung zu einer seelischen Nachreifung kommt. So verfällt der kleine Junge mit der ADS-Symptomatik zeitweise in genau die depressive Verstimmung, die seinem momentanen Konflikt „eingeschlossen" entspricht. Man sollte hinzufügen, daß sich ein bestimmter Konfliktinhalt oft gerade zu Anfang der Konfliktbehandlung stark ausgeprägt zeigt. Besonders häufig erlebt man das bei Kindern. Wie bei einem Sterbenden, der sich noch mal aufbäumt, versucht der Konflikt zu überleben. Psychodynamisch handelt es sich um eine kurzdauernde Regression, bevor es zur seelischen Nachreifung kommt. Man kann Patienten und Angehörige damit beruhigen, daß es sich dabei meist um kurzdauernde Zustände handelt.

An dem ADHS-Fall des Jungen wird auch erkennbar, daß energiearme Kinder und Jugendliche keineswegs erschöpft sind, wie man das bei Erwachsenen erwartet, sondern im Gegenteil eine besonders große Unruhe haben. Herzkonflikte wie bei dem Jungen rauben erfahrungsgemäß besonders viel Energie. Das rührt daher, weil der Herzbereich das eigentliche Zentrum des menschlichen Energiehaushaltes bildet. Der Konflikt „eingeschlossen" enthält neben seiner depressiven Gestimmtheit viel Angst. Angst erzeugt Unruhe und Anspannung, wodurch man nachvollziehen kann, wie es bei dem kleinen Jungen überhaupt zu einer ADHS-Symptomatik gekommen ist. Löst man den Konflikt auf, der hier tragischerweise noch zusätzlich durch eine Geopathie zementiert war, verschwindet der ganze Spuk und die vermeintliche ADHS-Erkrankung löst sich in Luft auf.

Wenn man sich vor Augen hält, wie leicht und kostengünstig derartige Probleme behandelt werden können, vor allem, welche negative Schulkarriere und welches ungünstiges weiteres Schicksal damit verhindert wird, versteht man Frau Rössels Wunsch, die Psychosomatische Energetik offiziell zu fördern (siehe ihre Anmerkung am Schluß des Beitrags). In einem Brief an eine Schweizer Gesundheitsstelle schreibt Frau Rössel: „Weil man mit der Psychosomatischen Energetik auch bei langjährigen, chronischen Krankheiten sehr häufig sehr gute Resultate erzielt und die Krankenkassen eine Unmenge Geld sparen könnten, erlaube ich mir, Ihnen kurz darüber zu erzählen. Denn nach meiner Meinung und den Erfahrungen meiner Kollegen/Kolleginnen müßte die Methode zuoberst auf der Pflichtliste der Zusatzversicherungen stehen." Leider hat sich auf Frau Rössels Brief hin wenig bewegt, was natürlich vor dem Hintergrund der aktuellen politischen Lage (leere Kassen) verständlich erscheint.

Um als Methode in den Leistungskatalog der Pflichtversicherungen aufgenommen zu werden, ist die Psychosomatische Energetik ein noch viel zu neues, mit zu wenigen Studien geprüftes Verfahren (siehe meine Ausführungen im Vorwort dieses Lesebuchs). Realistischerweise sollte man auch bedenken, daß sogar gut dokumentierte Verfahren wie die Akupunktur es angesichts der leeren Kassen schwer haben, selbst in verzweifelten Fällen manchmal erstattet zu werden. Die Schulmedizin dominiert den Leistungskatalog der Versicherer, wobei man dem als Patient wehrlos ausgeliefert ist. In Umfragen sprechen sich jedoch die Mehrzahl aller Befragten für die Komplementärmedizin aus. Dabei sind die Meisten bereit, derartige Methoden selbst zu bezahlen, vorausgesetzt, sie sind ihnen bekannt. Daher ist es die Aufgabe der Therapeuten, Patienten über die bestehenden Therapie-Möglichkeiten aufzuklären.

3.18 Zwei Praxisfälle

Edith Rössel

ADHS – ein Fall für die Invalidenversicherung?

Ende September will Frau S. mit ihrem 8-jährigen Sohn zum Testen kommen, weil er in der Schule „auffällig" sei, zum Schulpsychiater verwiesen wurde und nun Ritalin erhalten sollte. Das möchte die Mutter aber verhindern. Der Junge habe sich schon 2 x in der Schule auf dem Boden gewälzt und gesagt, daß er einfach nicht mehr möge. Er war schlicht nicht mehr aufnahmefähig. Außerdem sei er zapplig, ungeduldig, aggressiv, störe den Unterricht, habe mit dem Lernen Mühe und brächte entsprechend schlechte Schulnoten. Also das „typische" Bild von ADHS.

Ich bestelle Mutter und Sohn zum Reba-Test und erkläre dem Kind hinterher, daß es jetzt Tropfen einnehmen darf, die es wieder fit für die Schule machen. Es darf auch Stickers aussuchen und sie auf die betreffenden Fläschchen kleben. So weiß der Junge immer, welches „seine" Tropfen sind. In Anwesenheit der Kinder rede ich generell nicht über Konflikte und Hintergründe, sondern bitte die Mutter, mich zu einer bestimmten Zeit anzurufen. Gesagt – getan.

Bei der Testung mit dem Reba-Gerät hatte ich – für ein Kind – miserable Werte gefunden: Vital 50 %, emotional 50 %, mental 70 %. (anstatt jeweils 100 %). Der Kausalwert von 50 % ist hingegen ok. Ein Energieräuber (Konflikt) sitzt im Herz-Chakra mit dem Thema „eingeschlossen". Diese Thematik stiehlt dem Jungen sehr viel Energie: 70 % Vitalität, 70 % gute Laune, sie ist praktisch nicht bewußt (10 %), aber schon recht alt (60 %).

Außerdem zeigen sich eine recht starke Geopathie im Bereich Ober- und Unterbauch sowie eine große Angst (60 % kausal). Der Testvorgang ist nicht ganz einfach, weil Luis nonstop zappelt, Muskelzuckungen hat und nicht entspannen kann.

Im Gespräch mit der Mutter kommt vieles zum Vorschein: So hat sie vor 2 Wochen (nachdem sie meinen Vortrag über Erdstrahlen und PSE besucht hatte) Luis Bett umgestellt. Vorher habe er sehr schlecht geschlafen, sei immer wieder aus dem Bett gefallen, war generell nicht gern im Bett und klagte oft über Bauchweh. Jetzt, am neuen Platz, schlafe er super! Gut, schon mal ein wichtiger Schritt in die richtige Richtung. Es stellt sich aber auch heraus, daß der Kleine abends sehr lange draußen ist, und einfach nicht hereinkommen will, wenn die Mutter ruft. Er sei halt sehr lebhaft, abends munter, und halte sich gerne im Freien auf – so bis ca. 23 Uhr, im Sommer auch mal etwas länger. Ich falle fast vom Stuhl! Ein 8-jähriges Kind! Klar, daß er bei nur 7-9 Stunden Schlaf am nächsten Tag in der Schule „nicht mehr mag"!

Ich erkläre der Mutter, daß sie dem Kind keinen Dienst erweist, wenn sie ihn so lange draußen läßt. Luis müßte etwa 10-12 Stunden schlafen, um fit zu sein. Sein Verhalten in der Schule würde deutlich auf einen großen Energiemangel hinweisen. Ich gebe ihr einen Bericht mit, in dem amerikanische Studien aufgeführt sind, die ergeben haben, daß ADHS-Kinder eigentlich großenteils unter Schlafmangel leiden. Das macht Eindruck. Wir besprechen zu-Bett-geh-Rituale, die dem Kind das Einschlafen angenehm machen sollen. Beiläufig erwähnt die alleinerziehende Mutter auch, daß sie selber „todmüde" sei, weil sie zu wenig schlafe. Dies eben, weil sie nicht zu Bett gehen konnte, bevor nicht der Sohn wieder in der Wohnung war .... Wir kommen zurück auf das Konfliktthema „eingeschlossen". Die Mutter sieht die Thematik schon bei der Geburt: der Kleine konnte bei der Geburt nicht raus, war irgendwie „eingeschlossen". Der Arzt mußte eingreifen um das Leben des Babys zu retten.

Einen Monat später berichtet Frau S. am Telefon, daß der Junge viel länger und intensiver schlafe. Er habe momentan eine Art depressiver Phase „Immer ich ...". Sie hätten auch nochmals einen Termin beim Schulpsychiater, der intensiver abklären wolle, ob es sich bei Luis wirklich um ADHS handle. Wenn Ja, könnte er bei der Invalidenversicherung (!!) angemeldet werden, denn wenn er noch nicht 9 Jahre alt sei, würde die Symptomatik als „angeboren" taxiert. Im Klartext: die Invalidenversicherung würde dann alle weitern Behandlungs- und Medikamentenkosten (Ritalin o.ä.) übernehmen! Ich kann es nicht fassen. Aber anscheinend ist dies gängige

Praxis. Und keiner der Fachleute (Kindergärtnerin, Lehrer, Schulpsychologe, Arzt) hat bisher nach einer geopathischen Belastung gefragt, und keiner nach den Schlafenszeiten!!!

Bei der Kontrolle, 6 Wochen nach dem ersten Test, zeigt sich bereits eine eindrückliche Verbesserung: die Werte sind auf 70/70/70/60 gestiegen. Die geopathische Belastung ist inzwischen verschwunden und die Angst auf 40 % geschmolzen. Der Konflikt zeigt nur noch 45 % kausal. Die Mutter berichtet, daß Luis jetzt früher zu Bett gehe, um ca. 21 Uhr, er schlafe nach einem kleinen Kuschel-Ritual schneller, ruhiger und besser. Beim Testen ist er zwar immer noch zapplig, hat Muskelzuckungen und kann kaum entspannen, aber nicht mehr so arg wie beim ersten Mal.

Zwei Tage vor Weihnachten ruft mich die Mutter an: Der Junge gehe jetzt fast freiwillig schon um 20 Uhr zu Bett und schlafe nach dem Gute-Nacht-Ritual schnell ein. Er schlafe auch tief und fest die Nacht durch und erwache fröhlich und fit. In der Schule ist Luis viel besser geworden, hat wieder Freude am Lernen und bringt jetzt gute Noten nach Hause!

Die Abklärung beim Schulpsychiater vor wenigen Tagen habe ein ganz wunderbares Resultat gezeigt: „Es sei doch kein ADHS" ! Also kein Ritalin (mehr) nötig. Und mit der Tropfenkur sind wir noch nicht zu Ende ....

Fibromyalgie – oder das Ende einer 10jährigen Leidensgeschichte

Am 22. März 05 erscheint Frau B. in der Sprechstunde. Sie hat in einer Zeitschrift von der Psychosomatischen Energetik gelesen und möchte diese Methode noch versuchen, so quasi als letzten Strohhalm. Es geht ihr nicht gut. Seit 10 Jahren leidet sie an Fibromyalgie mit Schmerzen Tag und Nacht. Das zermürbt! Sie kann die Hände nicht schließen (vor allem links), hat keine Kraft in den Händen, der linke Arm kann nicht einmal bis zur Waagrechten gehoben werden. Starke Kopfschmerzen 24 Stunden/Tag. Auch sonst tut es überall weh: Rücken, linke und rechte Körperseite, Arme, Beine, Füße, Gelenke .... Jede Bewegung schmerzt, auch das Stehen und Gehen. Und die Nerven sind gereizt: Frau B. hat Empfindungsstörungen, meint, im ganzen Körper zu vibrieren, als säße sie auf einer Batterie. Außerdem hat der Arzt ein Myom festgestellt, das in absehbarer Zeit operiert werden sollte. Eigentlich ist die Kundin sehr sensibel, auch sensitiv, sie gibt Yoga-Unterricht und Reiki-Therapien. Eigentlich. Aber eben – seit geraumer Zeit geht gar nichts mehr. Sie kann nicht mal mehr richtig meditieren und die Reiki-Energie fließt nicht.

Als ehemalige Krankenschwester kennt Frau B. die üblichen schulmedizinischen Behandlungsformen bei Fibromyalgie – sie hat das am Spital oft genug beobachten können. Im Vordergrund standen dort Cortison- und Ponstan-Kuren, durch welche die Patienten aber aufgedunsen wurden und verschiedene andere Nebenwirkungen zeigten. Die Resultate waren alles andere als überzeugend. Deshalb sucht sie für sich einen besseren Weg, hat auch schon die verschiedensten Therapien hinter sich, vor allem im Bereich Physiotherapie, Alternativmethoden und natürlich auch Schmerzmittel. Bisher erfolglos – die Schmerzen nehmen eher zu.

Also machen wir mit Hilfe des Reba-Tests eine Bestandesaufnahme: Ihre Energiewerte: 40 % vital, 50 % emotional, 70 % mental und 70 % kausal. Es findet sich das Konfliktthema „Realität nicht sehen wollen", das zu einem Energieverlust im Chakra 7 (Kronenchakra, Grosshirn) führt. Diese Thematik raubt der Kundin 70 % der vitalen Energie, 60 % der guten Laune, ist ihr aber nur zu 10 % bewußt, begleitet sie schon ihr ganzes Leben lang und hält hartnäckig an ihr fest (70 % kausal). Daß die Nerven gereizt sind, bestätigt sich ebenfalls beim Testen mit der Neurovita-Ampulle (40 % kausal) und der „Streß-Ampulle" Simvita mit 70 % kausal.

Frau B. kann sich sofort in den Meßwerten wiederfinden, stimmt auch der Thematik von „Realität nicht sehen wollen / nicht klar sinnlich wahrnehmen können" zu und liefert mir ergänzende, sehr persönliche Erklärungen. Und Ja: sie ist absolut müde, physisch und psychisch! Kein Wunder nach einer so langen Leidensgeschichte, bei der sie von Fachleuten nur immer zu hören bekommt, daß das eben so sei bei Fibromyalgie, daß es da halt keinen Ausweg gebe und sie doch schon mal den Rollstuhl in Betracht ziehen solle.

Für die Behandlung erhält sie Chavita 7, Emvita 27, Simvita und Neurovita, wobei sie mit dem Emvita erst nach 4 Wochen mit einer noch reduzierten Dosis beginnen soll, damit sie zunächst selber Energie aufbauen kann, bevor der Konflikt angegangen wird.

Mitte April 2005 berichtet sie am Telefon, daß sie verschiedene Reaktionen gehabt habe:

a) 2 Tage Nierenschmerzen, 1 Tag „Blasenentzündung" mit Blutgerinnsel im Urin,
b) Aphten im Mund,
c) Augenentzündung,
d) viele Träume, z.T. mit Panik und Druck auf der Brust.

Es tut sich was!

Am 27. Mai ist Kontrolltermin. Ihre Vitalität und seelische Befindlichkeit sind um 10 % gestiegen (von 40 auf 50, resp. von 50 auf 60 %), der Konflikt ist kausal von 70 auf 50 % geschmolzen, obwohl nicht von Anfang an die volle Tropfendosis eingenommen wurde.

Auch die „Nervenwerte" haben sich verringert: Simvita von 70 auf 50 %, Neurovita von 40 auf 30 %. Prima. Dafür zeigt sich jetzt eine starke Geopathie (Belastung durch Störungen wie Wasseradern, Verwerfungen oder Gitternetze) und zwar vom Kopf bis zum Unterbauch. Da der Ehemann von Frau B. sich ebenfalls testen ließ und keine geopathische Belastung zeigt, nehme ich an, daß die Störzone sich nur im Bereich von Frau B's Bett befindet, sehr wahrscheinlich diagonal, fast längs. Ich rate ihr dringend, einen guten Rutengänger zuzuziehen und das Bett entsprechend umzustellen. Zudem kriegt sie Geovita, die „Geopathie-Tropfen", damit schon fürs erste besser schlafen kann und nachts (möglicherweise) weniger Schmerzen hat.

Am 5. Juni 06 – also 2 ½ Monate nach Beginn der Tropfen-Einnahme, ruft Frau B. mich an und erzählt überglücklich, daß sie soeben 3 Stunden lang geglättet (=Schweizerdeutsch für „gebügelt") habe – schmerzfrei!! Ein Meilenstein! Was das bedeutet, kann wahrscheinlich nur jemand wirklich ermessen, der auch 10 Jahre lang Tag und Nacht Schmerzen hatte! Auch jetzt seien wieder ein paar alte Sachen aktiviert worden: Aphten, Fieberbläschen, Blasenentzündung, Augenstörung, kurze Bronchitis. Sie meint lachend, daß der Körper halt einiges zu tun habe, „das alte Haus aufzuräumen". Genau so ist es ja auch.

Am 4. August 05 erhalte ich wieder einen begeisterten Anruf einer glücklichen Patientin: Kein Kopfweh mehr!!!! Höchstens noch 1x in 14 Tagen. Aber das sei ja gar nichts. Auch sei der Kopf viel freier, das Herz viel besser, Arme und Hände wieder ok – also frei und schmerzlos beweglich! Das rechte Bein sei auch wieder in Ordnung, nur im ganzen linken Bein bestehe noch ein Gefühl von Krampf, was sehr schmerzhaft sei. Gemäß Hausarzt seien dies die Beinmuskel-Ansätze. Sie benützt zur Entlastung Krücken.

Der 3. Reba-Test, am 12. August 2005 zeigt einen erfreulichen Fortschritt: Personenwerte von 75/70/70/70. Im Klartext: die Vitalität ist von ursprünglich 40 auf 70 % geklettert, die seelische Befindlichkeit/Stabilität von 50 auf 70 %. Der Mentalwert ist noch immer auf 70 % – aber wir sind zuversichtlich, daß es auch hier in nächster Zeit bergauf geht, da die Tropfen speziell im 7. Chakra (sozusagen mit einer „Datenreorganisation" im Grosshirn) tätig sind.

Frau B. hat das Ehebett in ein anderes Zimmer stellen lassen. 3 Radiästheten hätten die starke geopathische Zone bestätigt, die diagonal durch ihr Bett verlief: von links oben nach rechts unten, so daß das Bett ihres Mannes nicht betroffen war. Aber jetzt im neuen Zimmer schläft sie viel besser, fühlt sich nochmals besser im Kopf und im Oberkörper. Am Morgen erwacht sie fit und ausgeruht, und nicht mehr so „zerknittert" wie früher.

Gegen Ende September sind die Tropfen (Chavita 7 und Emvita 27) fast fertig, so daß die Kundin wieder zur Kontrolle kommt.

4. Reba-Test am 23. September 05: Jetzt – wohl wegen der Bettplatz-Umstellung – ist ein großer Rutsch passiert.

Personenwerte 90/85/100/80. Der Konflikt ist praktisch „in Wohlgefallen aufgelöst" bei einem Kausalwert von 6 %. Auch das Nervensystem ist ins Lot gekommen (Simvita noch 4 %, Neurovita noch 6 %). Frau B. soll die restlichen Tropfen noch fertig nehmen.

Und dann – sie ist voll motiviert – will sie den 2. Konflikt angehen, den wir heute gefunden haben: Chakra 1 mit dem Konfliktthema „Mangel an Zentrierung", Werte 30/50/10/40. Interessant dabei ist, daß sich jetzt das Basis-Chakra meldet, nachdem das Kronenchakra behandelt worden ist. Die beiden sind ja energetisch verbunden wie siamesische Zwillinge. Wenn's dem einen nicht gut geht, leidet häufig auch das „Partner-Chakra", was sich schon durch die Blasenentzündungen manifestiert hatte. Auch die Beine gehören energetisch zum 1. Eneregiezentrum (Basis-Chakra), so daß wir auf eine Besserung der noch bestehenden Bein- und Knie-Schmerzen links hoffen können.

Die Kundin berichtet begeistert, daß sie sich seelisch viel freier fühle, das Gedächtnis habe sich verbessert. Die Hände kann sie beschwerdefrei voll gebrauchen, den linken Arm sogar wieder über den Kopf heben, der ganze Körper sei schmerzfrei, inkl. rechte Hüfte und Bein problemlos. Als „Schönheitsfehler" bestehen im linken Bein noch Verspannungen, und das Knie tut außen herum weh. Gemäß Arzt handle es sich um die Bänder- und Sehnen-Ansätze. Das behindert noch beim Treppensteigen. Außerdem habe sie leichte Ödeme – aber die habe sie schon seit frühster Jugend. (Auch wieder Bereich des Chakra 1).

2. November 2005: schon wieder ein begeisterter Anruf: Frau B. war bei der Gynäkologin, die feststellen mußte, daß das Myom verschwunden sei! (Chakra 1!)

Am 27. Januar 06 findet die vorläufig letzte Kontrolle statt. Die Personenwerte zeigen sich bei 90/90/100/80. Der Konflikt zeigt nur noch 8 % Kausalwert (Tropfen noch fertig nehmen). Es zeigt sich zurzeit kein neuer Konflikt, obwohl die Energiewerte noch nicht alle auf 100 % geklettert sind. Die Kundin möchte auch sehr gerne mal eine zeitlang „Tropfen-Pause" machen und vorläufig nicht mehr zum Testen erscheinen. Es war für sie jedes Mal eine „halbe Weltreise", denn für die Autofahrt hin und zurück brauchte sie jeweils 7-8 Stunden (die Schweiz ist groß!). Aber zu einem andern PSE-Therapeuten wollte sie auch nicht, weil, wie sie sagte, zwischen uns einfach die Chemie stimmte (Danke für das Kompliment!).

Frau B. berichtet überglücklich, daß sie die Krücken nicht mehr brauche und wieder mit dem Hund spazieren gehen könne. Die Hände lassen sich praktisch ganz zur Faust schließen (früher undenkbar) und über den Kopf heben. Auf dem Hometrainer fährt sie 20 Minuten lang mit Widerstand, das linke Knie tut dabei noch etwas weh, aber sonst geht's super! Das alles hat sie in nur 10 Monaten erreicht! Eine kurze Spanne, wenn man mit der 10jährigen Leidenszeit vergleicht. Als „Erhaltungsdosis" und weil's wohltut gönnt sie sich ab und zu eine Massage oder Akupressur-Behandlung.

Noch etwas:

Der Hausarzt stellte auch eine Krampfader fest, die er gerne operiert haben wollte. Frau B. aber nicht. Sie erinnerte sich, daß man früher solche Probleme mit Blutegeln anging und suchte sich einen Therapeuten. Sie fand ihn auch und ließ sich die Tierchen ansetze. Während der Behandlung erklärte ihr der Therapeut, daß er bei Fibromyalgie immer Blutegel ansetze, 2-3 x, im Abstand von 4 Monaten. Das wirke Wunder! Die Schmerzen gingen jeweils um 60-70 % zurück. Dies kann die Kundin jetzt bestätigen und gibt den Tip sehr gerne an Leidensgenossen weiter. Ihre bisherigen, absolut hartnäckigen Muskelverhärtungen, die jeder Therapie widerstanden, sind stark aufgeweicht und schmerzen kaum mehr. Auch die Schmerzen an den Muskelansätzen sind fast weggeblasen. Frau B. wird von Bekannten auf offener Straße angesprochen, weil sie mit einem elastischen, jugendlichen Schritt unterwegs ist, im Gegensatz zum „Roboter-Gang" von früher ....

Zwei Anmerkungen:

1. Wenn der beschriebene Fall den Eindruck erwecken sollte, daß das Löschen eines Konfliktes nur auf der körperlichen Ebene stattfindet, so täuscht das. Frau B. hat ganz viele „seelische Knoten" gelöst und neue Erkenntnisse gewonnen, was

sich auch auf die Beziehung und die Familie auswirkte. Einiges hatte sie schon geahnt, aber durch die Therapie sind ihr einige Situationen klarer geworden. Heute kann sie auch wieder meditieren. Die Details habe ich aus Gründen der Diskretion nicht aufgeführt. Das ist gerade das Spezielle an der Psychosomatischen Energetik: die Heilung findet nicht nur auf der körperlichen Ebene statt, sondern parallel dazu im seelischen Bereich, im Kopf (Denkweise) und im Unterbewußten.

2. Krankenkassen und Invaliden-Versicherungen, die ja angeblich unglaublich sparen müssen, sollten offen genug sein, sich eine Methode wie die "Psychosomatische Energetik" genauer anzusehen. Wie am obigen Beispiel schön zu sehen ist, kann mit wenig Geld (hier 5 Konsultationen und 19 Fläschli Rubimed-Tropfen) unglaublich viel erreicht werden. Es wäre also für Kassen und Versicherungen in sehr vielen Fällen leicht, eine Unmenge Geld einzusparen, ohne irgendwelche Schäden zu hinterlassen.

4. Psychosomatische Energetik als Erweiterung und im Vergleich mit anderen Therapieformen

Kommentar des Herausgebers zum nachfolgenden Artikel

In diesem Kapitel des Lesebuches geht es um das Verhältnis der Psychosomatischen Energetik zu anderen Verfahren. Es gibt einige Methoden, die sich hervorragend als Ergänzung oder Erweiterung der Psychosomatischen Energetik eignen. Einmal rechen ich dazu die Psychokinesiologie nach Klinghardt, daneben Verfahren wie EMDR, Meridianklopfen (nach Dr. Roger Callahan) oder „Energy Psychology" (nach Gary Craig), die alle mit einem raschen Wirkungseintritt arbeiten. Ihre Wirkung scheint aus der Sichtweise der Psychosomatischen Energetik auf einer Konfliktentkoppelung zu beruhen, indem die Energieversorgung des Konflikts „entkoppelt" wird beziehungsweise mentale oder energetische Andockstellen kurzfristig gesperrt werden, wodurch der Konflikt relativ schnell passiv wird. Dadurch kommt es zu einer raschen Besserung, was natürlich den Patienten erfreut und beeindruckt. Trotzdem hat man dadurch bedauerlicherweise meist keine Dauereffekte. Nachmessungen von Patienten, die vorher derart behandelt worden sind, zeigen immer wieder, daß der Konflikt dabei nicht wirklich aufgelöst worden ist. Erst mit der Psychosomatischen Energetik ist das möglich. Kombiniert man „Entkoppelungsverfahren" dagegen von vornherein mit der Psychosomatischen Energetik, verbindet man die Vorzüge beider Verfahren auf ideale Weise, indem es zu einem schnellen Wirkungseintritt als auch zu anhaltenden Heilerfolgen kommt.

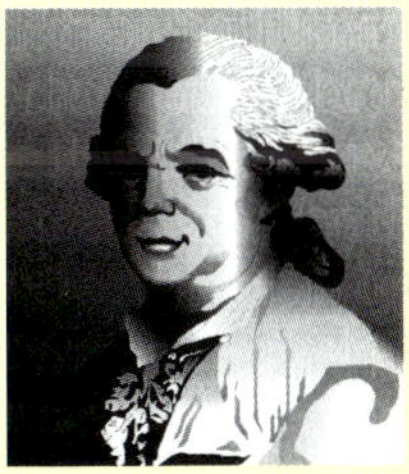

Der deutsche Arzt und Entdecker der modernen Hypnose Franz Anton Mesmer

Die Hypnose ist ebenfalls als Ergänzung der Psychosomatischen Energetik geeignet, wirkt aber nicht so schnell und auf ganz andere Weise als die erwähnten Verfahren. In einem früheren Lesebuch hat sich bereits der heilpraktische Psychotherapeut Jörg Meyer diesem Thema gewidmet. Er hat die Symbiose von Psychosomatischer Energetik und Hypnose als geradezu ideal bezeichnet. Genauso sieht das Frau Deiss im folgenden Beitrag. Aus persönlichen Gesprächen mit Hypnotiseuren konnte ich als Fazit herausdestillieren, daß die Psychosomatische Energetik als idealer Wegweiser empfunden wird, um im Dunkel des Unbewuß-

ten eine rote Linie zu erkennen. Arbeitet man dagegen ohne solche Hilfsmittel, scheint es selbst geübten Therapeuten schwerer möglich zu sein, die wirklich wichtigen konfliktbehafteten Schüsselstellen zu finden. Ähnliches habe ich von Psychotherapeuten gehört, die es ebenfalls schätzen, mit der Psychosomatischen Energetik alsbald „auf den Punkt" zu kommen.

Mit der Hypnose gelingt es anhand der mit der PSE-Testung gefundenen Konfliktinhalte zu einer neuen und positiven Lösung zu gelangen. Ein Beispiel: „Statt Wut auf negative Weise zu schlucken und zu verheimlichen, sage gleich deutlich, was Du willst, das heißt in Form sich positiv auswirkender Aggressionen." Die Psychosomatische Energetik gibt gewissermaßen Struktur und Marschrichtung vor, während man mit der Hypnose die tiefenpsychologische Hauptarbeit leistet. Gleichzeitig darf man natürlich nicht versäumen, die Konflikte lege artis aufzulösen. Erfahrungsgemäß ist die Hypnose nicht in der Lage, Konflikte dauerhaft aufzulösen. Genauso wie bei den genannten Verfahren der schnellen Konfliktentkoppelung (EMDR, PK usw.) braucht man auch hier die Psychosomatische Energetik, um eine dauerhafte Wirkung zu erzielen.

4.1 Hypnose im Rahmen einer PSE-Behandlung Ein Erfahrungsbericht

Carola Deiss

Was ist Hypnose?

Seit Jahrtausenden wird Hypnose in allen Kulturen genutzt. Franz Anton Mesmer, ein deutscher Arzt, führte sie vor ca. 225 Jahren in die wissenschaftliche Medizin ein. Die Forschung der letzten Jahrzehnte hat die hohe Wirksamkeit der Hypnose in Medizin, Psychosomatik und Psychotherapie aufgezeigt. Ich selbst kann dem nur hinzufügen, daß die Kombination aus Hypnose und PSE phantastisch ist, weil einfach gegenseitig „selbstbefruchtend" bzw. sich wechselseitig verstärkend. Hypnose ist Kommunikationskunst; eine therapeutische Methode zu (Selbst-)Heilungszwecken. Durch den sogenannten Trancezustand wird eine direkte Verbindung zum Unbewußten hergestellt, wobei ein relativ schneller Zugang zu Problemen, und teilweise direkt auch zu deren Lösungsmöglichkeiten gegeben ist. Sowohl die erworbenen als auch die angeborenen Fähigkeiten und Ressourcen eines Patienten können so angesprochen werden, etwas, das im normalen Alltag undenkbar ist.

Was ist aber nun Trance? Trance ist ein veränderter Bewußtseinszustand, nicht mehr und nicht weniger. Im Grunde genommen sollte man die Menschen in meinem Verständnis sogar manchmal eher dehypnotisieren als hypnotisieren, da wir uns alle – in vielen Momenten unseres ganz normalen Alltags – in einer Art Trancezustand befinden. Beobachten Sie mal ein Kind, das gebannt vor dem Fernseher sitzt oder tief in ein Computerspiel versunken ist. Es ist in Trance. Beobachten Sie sich selbst, wenn sie ein spannendes Buch lesen, wenn sie gebannt ihrem Lieblingssong lauschen, wenn sie ein kniffliges Kreuzworträtsel lösen oder ähnliches – auch Sie sind dann in Trance.

Wenn wir in gleichbleibendem, monotonem Tempo oder auch in Höchstgeschwindigkeit auf der Autobahn fahren, ist es ebenso anstrengend, nicht in Trance zu fallen. Entsprechende Unfälle sprechen leider Bände. Diese Liste ließe sich noch lange fortsetzen. Wir sind sehr oft in einem tranceähnlichen Bewußtseinszustand, wir kennen es von klein an und es hat nichts Beängstigendes, nichts Spektakuläres an sich. Jedenfalls sofern der Therapeut sich seiner Verantwortung bewußt ist und seine diesbezügliche „Machtposition" in keiner Weise ausnutzt.

Es gibt verschiedene Methoden und Ansätze, wie Menschen mit Hilfe der Hypnose therapiert werden können. Die bekannteste Spielart dürfte wohl die sog. klassische Hypnose sein. So existiert z.B. der direktive Ansatz, in deren „Reinform" der Therapeut dominiert. Die Suggestionen werden in dieser Form sehr direkt gegeben, der Hypnotherapeut ist hier der „Macher", der Patient folgt, sofern er sich dazu entschieden hat. Ich persönlich verwende diese Art der Hypnose nur sehr selten und wenn, dann quasi „eingestreut" – z.b. bei wiederkehrendem Prüfungsversagen oder ähnlichen Problemen. Sie ist allein schon aufgrund der Auswahl der Suggestionen (die im Bewußten ausgewählt werden und – sofern möglich – zwar noch kinesiologisch nachgestet werden können) selbst limitierend. Es geht in meinen Augen hier weniger um „Ursachen", denn eher um „reine Lösungen". Wenn das Unbewußte des Patienten nun eben ein ganz anderes Problem hat, als man nach außen hin vermuten möchte, dann wird ein Erfolg sich nur schwerlich einstellen können.

Ein anderer möglicher Ansatz ist der indirekte, kooperative, bei dem es schon sehr viel individueller zugeht und der auf einer produktiven Zusammenarbeit zwischen Therapeut und Patient beruht. Zu den bekanntesten Vertretern dieser Hypnose-Richtung gehört sicherlich Milton H. Erickson, der Hypnotherapeut des 20. Jahrhunderts. Wer ihn kannte, wer Videos von seiner Art der Hypnose gesehen hat, wird mit mir übereinstimmen: er war einzigartig, ein Genie mit höchstem Charisma ... aber leider hat nicht jeder Hypnose-Therapeut solche herausragenden Fähigkeiten wie Milton Erickson und allein schon deshalb werden sich seine Erfolge nicht von jedem Therapeuten so einfach nachahmen lassen.

In meiner Praxis verwende ich diese Art der Hypnose ebenfalls nur in „Bruchstücken", denn auch hier sind in meinen Augen noch zu viele Grenzen gesetzt in Hinblick auf die Individualität meiner Patienten. Vor allem aber ist es in all meinen Methoden immer mein oberstes Ziel, ohne Rückfall und ohne Symptomverschiebung zu arbeiten.

Dies ist in meinen Augen vor allem durch die Moderne Selbstorganisatorische Hypnose nach Götz Renartz möglich.

Ich zitiere Götz Renartz, der dazu ausführt: „Ausgehend von der wissenschaftlichen Selbstorganisationstheorie sowie der Ordnertheorie der Synergetik (der Wissenschaft vom Zusammenwirken) von Hermann Haken wissen wir heute, daß optimale Ergebnisse nur unter folgenden Bedingungen möglich sind – ganz gleich, ob es sich um hypnotische Schmerzkontrolle oder die Lösung eines psychologischen oder psychosomatischen Problems handelt:

1. Bewußtsein und Unbewußtes streben das gleiche Ziel gemeinsam an.

2. Im Unbewußten gibt es keine wesentlichen Widerstände gegen das gemeinsame Ziel.

3. Das angestrebte Ziel und die dabei angestrebten Lösungen sind ökosystemisch. D.h. sie stehen im Einklang mit der Vorstellungswelt der Person und harmonisieren im wesentlichen mit dem familiären oder sozialen Bezugsfeld und dessen Bedingungen.

Nur, wenn diese 3 Bedingungen erfüllt sind, kommen optimale Lösungen sowohl im Leben als auch in der Hypnose und Hypnotherapie zu Stande – ohne Rückfälle und Symptomverschiebungen, mit der die Person und die Familien leben können ..."

Vorgehen im Praxis-Alltag

Die Basis, sozusagen der „Acker, auf dem alles andere wächst", ist in meiner Arbeit immer die Psychosomatische Energetik. Es gibt da keine Ausnahme von der Regel, einfach weil ich inzwischen weiß, um wie viel leichter, effektiver, schneller und vor allem auch angenehmer quasi jede andere Art der zusätzlichen Therapie wird, wenn die PSE den Boden dafür bereitet hat. Viele meiner Patienten brauchen keine zusätzlichen Therapien, wenn aber doch, ist die selbstbestimmte Hypnose ein guter Weg, ein weiteres großes Stück auf dem Selbstheilungsweg voranzukommen. Leider sind die Vorstellungen von Hypnose auch heute noch sehr oft weit von der Wirklichkeit entfernt, so daß ich vor jede Therapie grundsätzlich ein ausführliches Informationsgespräch stelle, in dem ich meinem Patienten verdeutliche, WAS Hypnose eigentlich ist. Der Respekt, ja manchmal sogar die Angst davor, sind oft sehr präsent und spürbar, und sicher kein Boden für eine erfolgreiche Therapie. Erst wenn eine Basis von Vertrauen geschaffen ist, erst wenn „die Chemie stimmt", wenn alle Befürchtungen und diffusen Ängste zu diesem Thema aus dem Weg geräumt sind, beginnen wir mit der eigentlichen Hypnose-Therapie.

Die größten „Ängste" sind meist auf dem Boden der sog. **Show-Hypnose** gewachsen. Der Patient hat Angst davor, sich als Tierstimmen-Imitator der Lächerlichkeit preiszugeben, sich mit einer Brandblase an der Hand wiederzufinden, sich nicht mehr erinnern zu können, was während der Sitzung passiert ist, bis hin dazu, daß es auch die Angst gibt, ich könnte meinem Patienten eine Suggestion eingeben, die ihn zu einer strafbaren Handlung oder ähnlichem verführen könnte. Es würde allein ein halbes Lesebuch füllen, würde ich mich jetzt bemühen, diese Dinge klarzustellen. Nur soviel sei gesagt: die Showhypnose hat wenig bis gar nichts gemein mit der Klinischen Hypnose, sie wird in meinen Augen meist sehr unverantwortlich gehandhabt (niemand erhebt hier eine Anamnese, fragt nach möglichen Kontraindikationen und v.a. der „Klient" wird nach diesem Erlebnis allein gelassen – mit all den möglichen Folgen so einer Trance.) Hier geht es um Show und um nichts anderes und **eines** sind solche „Hypnotiseure" ganz sicher: sehr gute Menschenkenner, die sich ihre „Opfer" nach dem Kriterium der Suggestibilität aussuchen – der Rest ist dann ein Kinderspiel. Der Gruppenzwang tut sein übriges und schon ist die Show perfekt.

Eine wichtige Kontraindikation ist z.B. der Konsum von bewußtseinserweiternden Drogen – leider keine Seltenheit mehr in unserer Gesellschaft. Eruiert man in dieser Richtung nicht sehr eindringlich (wird oft aus Scham verschwiegen), kann man seinen Patienten durch die Trance eventuell in ein sog. Flash-Back bringen – ein hoch unerfreulicher Zustand, der manchmal nur noch eine vorläufige Einweisung in die Psychiatrie zuläßt. Der hypnotische Umgang mit solchen Patienten, ebenso wie mit Schizophrenen, sollte **sehr erfahrenen** Hypno-Therapeuten vorbehalten bleiben.

Zum Kennenlernen – von beiden Seiten – starte ich die Hypno-Therapie meist mit sog. **hypnotischen Geschichten**. Ich kann darin leicht erkennen, wie sich der jeweilige Patient in Trance „verhält", wie schnell oder langsam er in diesen Zustand gelangen kann, wie suggestibel er ist, wie „störanfällig". Es ist eine sehr „unverfängliche" Art, den Patienten mit der Grundidee der Hypnose vertraut zu machen, seine Bedenken zu minimieren und damit letztendlich auch die Compliance zu steigern.

Das weitere Vorgehen ist meist ein Gang über die sog. *Zauberwiese*, ebenfalls ein Instrument aus der Schule von Götz Renartz. Dort sucht, findet und „installiert" man die sog. Archetypen (innere Weisheit, innerer Heiler, Freund und Helfer, innere Kreativität u.a.), die man später eventuell nötig hat, um die schwerwiegenderen Probleme mit deren Hilfestellung angehen zu können. So manches Problem kann allein durch Befragen des sog. „Lösungsteils" auf der Zauberwiese aufgeklärt werden. Es gibt auch die Möglichkeit, eine sog. *Schutzhand* einzubauen, die dem Therapeuten stets anzeigt, wann er sich der Grenze des – momentan – erträglichen nähert und die ihm aufzeigen kann, wann er einen Gang zurückschalten muß (sehr effektiv bei der Hypnose im Zahnarztstuhl).

Wenn all diese Archetypen installiert und damit stets abrufbereit sind, wenn der Patient mit dem Ablauf solcher Sitzungen vertraut ist, wenn die Sitzungen anfangen, ihm wirklich Spaß zu machen und die Angst davor verschwunden ist, wende ich die sog. *Existenzanalyse* (G. Renartz) an, sofern sie noch nötig ist, ein Frage-Antwort-Spiel, bei dem mit Dutzenden von Fragen an das Unbewußte eine Art Grundlagenforschung betrieben wird: wieso hat dieser Patient dies und jenes Problem, wieso hat er etwas nicht, was kann er, was nicht, wieso ist er physisch oder psychisch „krank", wieso stolpert er immer wieder über die gleichen Fallstricke, wieso häufen sich gewisse Krankheiten o.a. in dieser Familie, etc. Es wird eruiert, ob und in welchen Bereichen es Hemmnisse gibt, wo es Blockaden gibt, ob es Schwüre, Verdammnisse, Flüche o.ä. gibt. Kurz und gut: es wird alles abgeklopft, das den Patienten in irgendeiner Form negativ beeinträchtigen kann.

Nach dieser Bestandsaufnahme wird eruiert, welche der Punkte Priorität in der Auflösung haben. Sehr oft stehen am Ende der Analyse einige Bereiche zur Auflösung an – weiß man, mit welchem man beginnen sollte, erledigen sich so manche andere von selbst, wie das aus der Kinesiologie ja auch bekannt sein dürfte. Da ich die ganze Zeit mit dem Unbewußten meines Patienten in Verbindung stehe und der Patient mir mit Hilfe von Sprache und Armlevitation die Vorstellung seines Unbewußten kommunizieren kann, ist diese Methode in meinen Augen **absolut selbstbestimmt** und deshalb sicher auch so produktiv. Durch ständiges Rückversichern „Unbewußtes, hat der/die ... das jetzt wirklich richtig verstanden ...?" und einem selbstkontrollierenden Aufbau der Existenzanalyse ist sichergestellt, daß der Patient nicht über das Bewußtsein willkürliche Antworten geben kann.

Es ist immer wieder faszinierend zu sehen, welch völlig unbekannte Themen auftauchen, die bei Nachforschungen dann auch verifiziert werden können. Welche Traumen sich in vielen Kindheitserlebnissen verstecken, welche Eindrücke sich so festgesetzt haben, daß sie das Leben so entscheidend blockieren können. Vor allen Dingen auch, welche Blockaden von **Außen** auf den Patienten übertragen wurden, von deren Existenz er gar nichts wissen kann! Die Indikation der Existenzanalyse ist breit gestreut. Auch Menschen, die – zumindest wissentlich – nicht krank sind, können aus dieser Form der Hypnose viel profitieren, da ihnen mit diesem Instrument ihre Ressourcen, ihre Blockaden, ihre eigenen unbewußten Ziele klargemacht werden können.

Natürlich tauchen – vor allem beim 2. Teil der Analyse – also beim Auflösen der Hemmungen und Blockaden, sehr oft **Widerstände** auf, die manchmal eine schwer überwindbare Barriere darstellen. Hier gilt es herauszufinden, welchen Ursprungs dieser Widerstand ist, welchen Sinn er hat (zum Wohle der Patienten oder eben nicht), und es gilt vor allen Dingen, auch diese Widerstände – sofern „erlaubt" – aufzulösen und damit den Weg zu selbstbestimmter Heilung von innen freizumachen. Bei traumatischen Erinnerungen wie Mißbrauch, Folter u.a. arbeite ich oft mit der sog. **Kinotechnik**, bei der man es – ebenfalls in Trance –über viele Einzelschritte hinweg möglich macht, daß der Patient sich dieses Trauma irgendwann quasi ohne Gefühlsregung anzusehen vermag. Dinge, die geschehen sind, kann man nicht rückgängig machen, aber die Erinnerung daran kann man verändern, bis hin zu einem Punkt, an dem das Geschehen keinen negativen Einfluß mehr nehmen kann. Hierbei spielt auch die **Heilung „inneres Kind"** eine tragende Rolle. All dies sind aber Feinheiten der Hypnosetherapie und nicht Thema dieses Artikels.

Wechselwirkung PSE und Hypno-Therapie

Wie bereits erwähnt gilt in meiner Praxis der Leitspruch „PSE als Basis – abwarten, was allein mit dieser Methode passiert – eventuell Nachschieben einer weiteren Methode". Ausnahme sind hier sicherlich Tumor- und CA-Patienten, die ich von Anfang an zusätzlich therapiere, da hier Zeit ein sehr wichtiger Faktor ist. In meinen Augen ist prinzipiell der Einfluß, den die PSE auf alle anderen Therapieformen nimmt, der größere als umgekehrt. Nachfolgend eine stichwortartige Auflistung – ohne Anspruch auf Vollständigkeit:

- Je mehr Themen mein Patient bereits aus seinem Rucksack entfernen, je mehr Energieräuber er schon loswerden konnte, desto weniger Widerstand setzt sein System auch einer anderen Therapieform entgegen.

- Durch die Kenntnis des Grundcharakters des Patienten ist es mir möglich, sehr individuell auf die „kleinen Eigenheiten" einzugehen. Das „richtige Handling", der richtige Ton, die für diesen Patienten gültigen Vorstellungen, können so leicht auch in die Hypnose-Sitzung eingearbeitet werden, so daß sich der Patient sehr individuell behandelt erlebt. Er bekommt das Gefühl, der Therapeut **versteht** ihn wirklich, versteht seine Beweggründe, seine Wertvorstellungen etc. , was wiederum das Vertrauen stärkt, ohne das eine effektive Therapie ohnehin nicht oder nur sehr schwer möglich ist.

- Durch die Kenntnis der bereits abgearbeiteten Themen aus der PSE sowie das Wissen um den „Namen" des aktuellen Konflikts, erspart sich der Therapeut in der Hypnosearbeit diverse Sitzungen, in denen man diese Themen erst hätte herausarbeiten müssen. Sicher ist es in der PSE eben **nicht** wichtig, die Blockaden zu sezieren, psychotherapeutisch aufzuarbeiten etc., aber manchmal ist es doch vielleicht das Tüpfelchen auf dem I, manchmal braucht ein System doch die Auseinandersetzung mit dem Gegner, und in Fällen, in denen eben dies nötig ist, sparen die Erkenntnisse aus der PSE viel Zeit und dem Patienten vor allem auch Geld. Auch dieser Umstand, nicht unzählige Stunden „auf der Couch" verbringen zu müssen, kommt den meisten Patienten doch sehr entgegen, was sich wiederum positiv auf die Therapeuten-Bindung auswirkt.

- Die von Frau Dr. Banis erstellten positiven Sätze, die ich meinen Patienten ohnehin stets **sehr** nahe lege, sind die perfekten Suggestionen im Sinne einer „klassischen Hypnose", sofern sie – zumindest in Teilen – eingestreut werden. Auch hier ist die Zeit- und Kostenersparnis nicht zu unterschätzen.

- Im Großen und Ganzen ist es in meinem Verständnis prinzipiell so, daß Patienten, die in einer PSE-Behandlung stehen, viel offener und kooperativer sind (sofern sie schon einiges aus ihrem Rucksack entfernt haben) und somit auch die Zusammenarbeit in der Hypnose-Sitzung erheblich erleichtert wird.

- Ein wichtiger Hinweis, in welcher Art und Weise ich auch in der Trancearbeit mit meinem Patienten umgehen kann bzw. umzugehen habe, damit er sich gut aufgehoben fühlt, ist auch die Höhe des Kausalwertes, den mir die PSE bereits in der 1. Messung geliefert hat. Sowohl im Beratungsgespräch, vor allem aber auch in der Hypno-Arbeit legt das Wissen um diesen Wert in vielen Fällen die Gesprächsebene so fest, daß ich mit großer Wahrscheinlichkeit die richtigen Worte und Ausdrucksformen wählen kann, ohne die es schwerer möglich ist, eine Trance zu halten. Das Vorstellungsvermögen des Einzelnen über gewisse Themen, die gerade den „spirituellen" Bereich angehen, ist individuell doch sehr unterschiedlich, und wie schnell zerstört man hier bereits aufgebautes Vertrauen durch ein unüberlegtes Wort in diese Richtung. Wenn Sie zum Beispiel einen Patienten mit kausal 40 mit der Idee von Wiedergeburt oder ähnlichem konfrontieren, kann es passieren, daß das seiner Glaubensvorstellung so sehr widerspricht, daß er sich schleunigst nach einem anderen Therapeuten umsehen wird. All das kann man sich bei Kenntnis diesen Wertes ersparen.

- Da die PSE in meinen Augen auch eine Form der Selbsterkenntnis ist, liegt es nahe, daß sich ein Mensch, der sich selbst besser einsortieren und einschätzen kann, in der Hypnosetherapie besser anspricht, als jemand, der den Schlüssel zu seinem Inneren noch lange nicht gefunden hat.

- Nicht vergessen sollte man natürlich auch die Tatsache, daß auch der Hypnose-Therapeut selbst, der über die PSE seinen Rucksack schon geleert hat oder doch zumindest erleichtert hat, der seine Fähigkeiten viel besser ausspielen kann, sicherlich der bessere Therapeut ist und über die Kenntnis seines eigenen Charakters mit seinen Stärken und Schwächen auch für sich selbst den besten Hypnose-Therapeuten-Weg gehen kann.

Verstärkende Wirkung der Hypnose-Therapie auf die PSE

Wie wir PSE-Therapeuten ja leidlich wissen, haben die gefundenen Energieräuber absolut das Potential sich zu „wehren", dafür zu sorgen, daß unsere Patienten die Tropfen „vergessen", absetzen, den Behandlungserfolg nicht deutlich sehen können u.a. Über die Hypnose-Sitzungen können solche Umstände ebenfalls noch einmal verdeutlicht werden, die Widerstände, die sich sowohl in Trance, als natürlich auch und vor allem im Alltag und Bewußtsein als Blockaden auswirken, können effektiv aufgelöst werden, so daß sich auch hier ein wunderbares Zusammenspiel zwischen PSE und Hypnose entwickeln kann.

Es gibt – wenn auch wenige – Patienten, die der PSE alleine anfangs nicht recht trauen wollen. Hat man in diesen Fällen keine ausführliche Anamnese zur Hand, mit deren Hilfe man so einem Skeptiker klarmachen kann, daß zwar vielleicht sein „Hauptproblem" noch nicht verschwunden ist, dafür aber diverse „Nebensächlichkeiten" sich bereits in Luft aufgelöst haben (nach dem Motto „aus den Augen, aus dem Sinn") hätte man doch einen kleinen Rückschritt in der Compliance zu verzeichnen. Mit Hilfe der Kombination Hypnose-PSE stellt sich diese Diskussion so gut wie nie mehr, da man sich im Doppelpack öfters sieht (teilweise doch vorteilhaft in der Anfangsphase der Behandlung) und durch den verstärkenden Effekt der Hypnose sind die Fortschritte auch in der PSE für den Patienten manchmal schneller spürbar. Er bleibt bei der Stange, kann sich vielleicht irgendwann regelrecht über seine wehrhaften Konflikte amüsieren und läßt sich dadurch vor allem nicht mehr beeinflussen oder irritieren.

Synergismus PSE – Hypnose

Beide Methoden ermöglichen für sich ein individuelles Wachsen. Spirituell gesehen wie auch in anderen Bereichen. Laufen sie parallel, ist dieses Wachstum naturgemäß noch schneller, intensiver, manchmal auch weitreichender. Sowohl die PSE als auch z.B. die Existenz-Analyse setzen keine „Krankheiten" voraus. Auch jemand, der körperlich und geistig „vermeintlich" gesund ist, oder sich zumindest dafür hält, kann aus beiden Methoden Nutzen ziehen. Im Sinne einer Prävention ergänzen sich diese Richtungen hervorragend.

Da die PSE alleine – richtig angewendet – Heilung ohne Rückfall und Symptomverschiebung ermöglicht, die richtig angewendete Hypnose-Technik diesen Weg ebenfalls beschreiten kann, sind beide Methoden in der Kombination sicherlich ein guter Weg, um eben diese für Patient und Therapeut sehr unangenehmen und frustrierenden Rückschläge zu vermeiden.

Sowohl die PSE, als auch die von mir praktizierte Form der Hypnose verlangen vom Patienten aktive Mitarbeit. Es ist nicht möglich, die Verantwortung beim Therapeuten einfach abzugeben, frei nach dem Motto „ich sage Ihnen, wo es weh tut und Sie machen mich bitte gesund" – das ist auf eine Art „doppeltes Risiko", auf eine andere Art aber auch sehr positiv zu sehen. Hat der Patient es für die eine Methode begriffen, kann er es auch leicht auf die andere Methode übertragen, was den Effekt beider Methoden wiederum verstärkt.

Patienten-Beispiele

Herr B., Jhg. 1958

rez. Angstattacken mit begleitenden Schwindelzuständen, Ohnmachtsanfällen, Schmerzsyndrom hinter linkem Auge mit beginnendem grauem Star u.a.. Sein Befinden erschwert es ihm zunehmend, seinen Beruf als Journalist auszuüben, dadurch sich steigernde Existenzängste. Über einen Zeitraum von 12 Jahren kam er immer tiefer in einen Kreislauf von Panikattacken, Schmerz und rezidivierende Bandscheibenvorfälle. Hauterscheinungen, Reizdarm-Syndrom um nur einige zu nennen, kamen hinzu. Kurz und gut: als er mit der Behandlung anfing, war er ein seelisches und psychisches Wrack. So bezeichnete er sich auch selbst. Seine Mutter war bereits in psychiatrischen Einrichtungen stationiert und er hatte eine tiefe Grundangst, auch dort zu landen. Er hatte klar hypochondrische Züge, ein Wille zu Gesundheit war schon im Gespräch nicht erkennbar.

Therapiebeginn im April 05: Pat.werte : V40, E30, M60, K50
Konflikt: Cha 4, Em 14, „eingeschlossen", k30
Anxiovita, Neurovita, div. Organe
Die begleitende Hypnosetherapie brachte zuerst einmal eine deutliche Reduzierung des Alkoholkonsums mit sich sowie die Projektion auf eine Zukunft, die lebenswert ist, im Sinne von Symptomfreiheit. Über die Hilfestellung des inneren Kindes war es für den Patienten zumindest vorstellbar, daß es auch für ihn eine Zukunft ohne 1000 Symptome geben kann.

Mai 05: Patientenwerte: V70, E 45, M 45, K 50.
Konflikt: Cha 4, Em 16, ,"Panik", k50
Anxiovita, Paravita
Das Absinken des Mentalwerts sowie die Äußerungen des Patienten „ich hatte mal kurz Herzklopfen, bin gleich zum Kardiologen, ich möchte gerne Betablocker nehmen, außerdem glaube ich, daß ich einen Gehirntumor habe, ich muß dringend ins CT ..." und anderes ließen mich daran denken, daß wir es hier mit einer ganzen Menge an Widerständen zu tun hatten, die einer Genesung in diesem speziellen Fall vehement im Weg standen.
Hypnosetherapie deshalb: Aufdecken der Widerstände, und soweit möglich und erlaubt auch Auflösen derselben. Leider war es nicht in allen Punkten erlaubt und so konnten wir erstmal nur einen Teilerfolg erzielen. Er hatte ganz einfach nicht die Erlaubnis gesund zu werden! Installieren der Archetypen, Reisen in Zukunft (wie könnte es aussehen, was muß ich tun, damit ich dorthin gelangen kann), Beginn Existenzanalyse.

August 05: Pat.werte: V 85, E 60, M 65, K 55
Konflikt: Cha 2, Em 6 „durchhalten müssen"
Zentralkonflikt mit 70 / 100 / 10 (!) / 100
Der Patient will die Behandlung abbrechen, es bringe eh nichts, seine Zustände seien nach wie vor schlimm, eigentlich schlimmer als jemals zuvor, manches wäre zwar weg, dafür anderes da, er glaube an nichts mehr, ihm könne eh niemand helfen, er müsse sicher operiert werden, brauche dringend Psychopharmaka etc.. Nachdem

---

[48] Legende (von R. Banis)
Pat.Werte = Patientenwerte gemessen mit dem Reba-Testgerät. V = vital, E = emotional, M = mental, K = kausal. Der Normalwert eines Gesunden beträgt 100/100/100/40 (alle in %). Cha = Chavita. Em = Emvita. K80 = Konfliktwert 80 % (d.h. großer Konflikt). Einen normalen Konfliktwert gibt es nicht, d.h. Konflikte sollten möglichst bei allen vier Ebenen mit 0 % testen. Kleine Konflikte testen bei 30-40 %, mittelgroße bei 50-70 % und große über 80 %. In der PSE werden vier Akutmittel benutzt: 1. Anxiovita = Spezialität bei Angsterkrankung. 2. Neurovita = Spezialität bei Nervenkrankheiten und Erschöpfung. 3. Simvita = Spezialität bei Sympathikotonie (Streß). 4. Paravita = Spezialität bei Parasympathikotonie (Erschöpfung, Verkrampfung usw.). Die Akutmittel haben sowohl eine diagnostische Bedeutung als auch eine therapeutische Wirkung.

die entsprechenden Charakter-Fragen (siehe Lehrbuch) alle bejaht wurden, der Patient nach außen auch ganz eindeutig dem Bild des klassischen Hysterikers entsprach, wurde die Hypnose-Therapie diesbezgl. angepaßt und entsprechend individuell verfahren.
Es wurden Widerstände in punkto „ich darf gesund werden" aufgedeckt, sowie ein Fluch, der gegen seinen Vater ausgesprochen wurde, den er aber übernommen hatte. Im Verlauf von mehreren Sitzungen Aufdecken von wiederholtem körperlichen Mißbrauch in Form von Schlägen, der Patient gewann zunehmend Erinnerungen (auch positive) aus seiner Kindheit zurück, die er alle verdrängt hatte. Er wußte am Anfang der Therapie nicht einmal, ob er in den Kindergarten gegangen sei, geschweige denn, was sonst bis zu seinem 10. Geburtstag in seinem Leben passiert sei.
Durch die Existenzanalyse wurden ihm selbst seine Blockaden klar, die PSE-Tropfen hatten freie Bahn, da die Widerstände gegen Heilung aus dem Weg geräumt waren.
Es war eine Freude, den Patienten zu beobachten.

Dezember 05: Patientenwerte: V 90, E 80, M 75, K 60
Konflikt: Cha 2, Em 7 „vermeintl. Stärke", k80
Neurovita, Simvita
Hypnosetherapie: Heilung inneres Kind, Zurückgeben aller Verantwortungen, Schwüre („ich werde nie so wie mein Vater"), positives Zukunfts-Setting, etc. … Auflösen der Blockaden, die einer sinnerfüllten Existenz laut Analyse im Weg standen. Patient wird zunehmend optimistischer, **will** jetzt gesund werden, klammert nicht mehr an Symptomen, es geht aufwärts. Er kann sein tägliches Arbeitspensum wieder steigern. Löst sich aus einer seit vielen Jahren unbefriedigenden Beziehung und nimmt sein eigenes Leben verstärkt wieder in die Hand.

April 06: Patientenwerte: V 95, E 100, M 90, K 60
Konflikt: Cha 3, Em 8 „Wut", k 60 , kein Akutm.
Hypnosetherapie: positives Zukunfts-Setting, Herausarbeiten aller Ressourcen, die dafür nötig sind, wiederholtes Heilen Inneres Kind in Bezug auf andere Aspekte.
Fazit: der Patient ist sicherlich noch nicht am Ende seines Genesungsprozesses angekommen, er ist körperlich und vor allem psychisch aber wieder in der Lage seinen täglichen Verpflichtungen nachzukommen, er ist nach wie vor selbstständig tätig und schafft sein Arbeitspensum gut, er konnte sich aus alten Verantwortungen lösen und Schuld zurückgeben, er „mußte" nicht mehr krank sein und hat dies auch selbst verstanden. Er wird sicherlich noch einen langen Weg vor sich haben, aber die ersten wichtigen Schritte sind getan.
Durch meinen Umzug von München an den Bodensee habe ich diesen Patienten leider aus den Augen verloren. Für mich ein Hinweis darauf, wie wichtig die enge Zu-

sammenarbeit bei manchen Menschen ist. Ist sie aufgrund von räumlicher Trennung nicht mehr so leicht möglich, gewinnen die Barrieren manchmal wieder die Überhand.

Herr Z., Jahrg. 72

ein gutaussehender, durchtrainierter Mann in einer Spitzenposition, die ihn ständig ins Licht von Öffentlichkeit und Presse rückt. Durch zunehmende Flugangst sowie Panikattacken, die ihn regelmäßig auf seinen Reisen heimsuchen, steht er auf der beruflichen Abschußliste, was wiederum nicht nur seine Karriere, die er sehr liebt, beenden, sondern wohl auch durch verwobene Beziehungsgeflechte seine private Liebesbeziehung kappen würde, was für ihn unvorstellbar ist. Er befindet sich in einem für ihn absolut undurchdringbaren Geflecht von Abhängigkeiten und Symptomen, die ihm das Leben zur Hölle machen.

Oktober 05: Pat.werte: V 75, E 30, M 25, K 40
Konflikt: Cha 4, Em 15 „verängstigt" mit k 90
Paravita, Simvita, Neurovita und Anxiovita
Schilddrüse testet als Organ, was auch in der Dunkelfelduntersuchung sichtbar und entsprechend behandelt wird. Sicherlich **mit** ein Auslöser für die Panikattacken und das überschiessende Vegetativum.
Es erfolgten 3 Infusionen mit Neurotropan, (ausgetestet und z.T. von seinem Hausarzt verabreicht), die seine Ängste für jeweils 5-8 Tage zum Verschwinden brachten, aber ja nicht als Ursachenbehandlung angesehen werden können. Ohne diese hätte er aber nicht einmal die Termine in der Praxis wahrnehmen können, da er seinen Wohnort über 1000 km von mir entfernt hatte und so notgedrungen auch zu den Praxisterminen fliegen mußte. Geschweige denn hätte er seinen Beruf weiter ausüben können.

Januar 06: Pat.werte: V 100, E 80, M 70, K 70 (er hatte damals wohl im wahrsten Sinne des Wortes den Glauben verloren)
Konflikt: Cha 6, Em 22 „Unruhe" mit k 60
Anxiovita und Neurovita
Beginn Hypnose-Therapie: Der Patient verbringt 2 Wochen am Stück in München und wir sehen uns alle 2 Tage. Aufdecken von verdrängten Kindheitserlebnissen, die Angst machten, aber vollkommen aus dem Bewußtsein verschwunden waren, Aufdecken von Verlassensängsten in Bezug auf seine Partnerschaften, Eltern, Geschwister. In diesem Zusammenhang konnten wir dann auch herausfinden, daß es gar nicht die Angst vor dem Fliegen war, die die Panikattacken auslöste, sondern die Angst vor dem Verlassenwerden, obwohl **er** ja derjenige war, der ging. Herausarbei-

ten, daß dieser vermeintlich so wichtige und interessante Job gar nicht sein **Ding** ist. Daß er dafür auch gar nicht geschaffen ist und vor allem, daß es Alternativen gibt. Hypnotische Hilfestellung daß er sich auch anderes zutraut, Versagenssängte abbauen, Aufdecken eines Schwurs, den er sich selbst gegenüber als 7jähriger geleistet hatte und Auflösen desselben. Dies alles im Rahmen der Existenzanalyse und Traumaarbeit.

März 06: Pat.werte: V 100, E 95, M 95, K 70
Konflikt: Cha 7, Em 27 „Realität nicht sehen wollen"
Die Flugangst ist fast verschwunden, dafür treten jetzt Panikattacken bei Autofahrten auf, vor allem, wenn er durch einen Tunnel fährt. Hypnotische Arbeit – wiederum 1 Woche am Stück: Beenden Existenzanalyse, positive Zukunftsvorstellung mit Ressourcen-Herausarbeitung, Beseitigung der Hindernisse. Beim letzten Mailkontakt informierte mich der Patient, daß er seine Beziehung aufgelöst habe, sich beruflich völlig neu orientiert habe, sich damit ausgezeichnet fühle (er muß jetzt auch nicht mehr ständig durch die Welt reisen und konnte sich einen Wohnort suchen, der ihm gefällt). Er kann auch wieder Autofahren, er sei körperlich wieder so fit wie in seiner „Jugend", er sehe sich als geheilt und würde sich bei Bedarf wieder melden. In meinen Augen war die Behandlung zwar noch bei weitem nicht abgeschlossen, aber nachdem einer der obersten Grundsätze lautet „der Patient entscheidet, welche Schritte er gehen will", freue ich mich einfach, daß er es geschafft hat, aus seinem tiefen Loch herauszukrabbeln, das Leben wieder genießen kann und respektiere seine Entscheidung.

Fazit

Es gibt viele Wege, die nach Rom führen und auch viele Wege, die uns helfen können, unseren Patienten einen Weg zu zeigen, der für sie gangbar ist, und der sie am Ende zu fühlbarer Gesundheit – wenn auch manchmal nur vorübergehend – führt.

In meinen Augen und aus meinen Erfahrungen ist die Psychosomatische Energetik der Weg, der „sicher" ist, nicht schmerzvoll, einfach in der Anwendung, dafür umso tiefgreifender und in vielen Fällen sogar allein erfolgreich. Mit Hilfe der PSE muß sich der Patient bewegen, auch das ein wichtiger Punkt. Es wird ihm – zum einen über die Auflösung der Blockaden an sich – zum anderen aber auch durch die Hausaufgaben „Tropfen nehmen, Affirmations-Arbeit etc." klar, daß er selbst es ist, der seine Gesundheit in der Hand hat und daß er selbst es ist, der Verantwortung dafür übernehmen muß: im Sinne von Heilung, von Prävention, von Wachstum. Es ist eine geniale Methode, Gesundheit auf **allen** Ebenen zu erreichen, vorausgesetzt sie ist von höherer Stelle auch erlaubt. **Heilung ohne Symptomverschiebung und ohne Rückfall**.

Die PSE hat mein Therapiedreieck absolut „rund" gemacht und dafür bin ich sehr dankbar. In den wenigen Fällen, in denen sie allein nicht befriedigend, ausreichend, schnell genug sein mag, schafft sie aber **immer** den Boden für andere ergänzende Methoden. Ein Praxisleben ohne PSE ist für mich absolut nicht mehr vorstellbar.

Kommentar des Herausgebers zum nachfolgenden Artikel

Bereits im Vorwort zu diesem Lesebuch war ich auf Prof. Ernsts Bachblütenstudie eingegangen. Obwohl ich den Kollegen Ernst persönlich nicht mag, weil er trotz Innehaben eines komplementärmedizinischen Lehrstuhls de facto die Sache der Schulmedizin vertritt, bin ich ihm auf eine Art doch dankbar, denn man kann bekanntlich viel von seinen Gegnern lernen. Vor allem hilft der Feind den Blick zu schulen, wo die eigenen Schwachstellen sind und daneben sichtbar werden zu lassen, wie es in deren Kopf zugeht und welche Gegenargumente sie verwenden. Man lernt dadurch im besten Fall, noch besser und stärker zu werden. In dem Zusammenhang verweise ich auf mein Vorwort und die Notwendigkeit, mit weiteren Studien sowie Einfachblindstudien eine Ausgangsposition zu erreichen, die wissenschaftlich mit unanfechtbaren Argumenten aufwarten kann. Sie dürfte es Kritikern von vornherein schwer machen, eine Methode gewissermaßen pauschal vom Tisch zu wischen (wie bei der besagten Bachblütenstudie).

4.2 Kritik an einer aktuellen Bach-Blütenstudie

Reimar Banis

In einer neuen Ausgabe der deutschen Zeitschrift „Stern" wird eine vernichtende Studie über Bachblüten vorgestellt. Weil sie von völlig falschen Voraussetzungen ausgeht, möchte ich mich kurz dazu äußern, denn ich habe mit Bachblüten über Jahrzehnte ausgezeichnete Erfahrungen gemacht. Gerade im Bereich der Alternativmedizin bin ich immer wieder überrascht, daß sich Unkundige zu Wort melden und mit dem Brustton der Überzeugung apodiktisch klingende Behauptungen aufstellen, ohne ein professionelles Vorwissen zu haben. Erschwerend kommt hinzu, daß sie oft keinerlei intensive Erfahrung an Patienten haben. Dazu gehört auch Prof. Edzard Ernst, der sich seit Jahren im britischen Exeter als internationaler Fachmann für Komplementärmedizin betätigt, aber selbst keine praktischen Vorerfahrung mit den Methoden hat, die er überprüft. Meines Wissens war Ernst früher Balneologe an der Universität München, hat also mit Naturheilverfahren im modernen Sinn wenig eigene Erfahrungen (er sagt in einem Interview, früher mal ab und zu Homöopathie verordnet zu haben). Auch als Bachblüten-Experte ist er nicht aktenkundig geworden, meint aber wie viele Theoretiker (im Volksmund nennt man das „Schreibtischtäter"), sich dazu äußern zu dürfen.

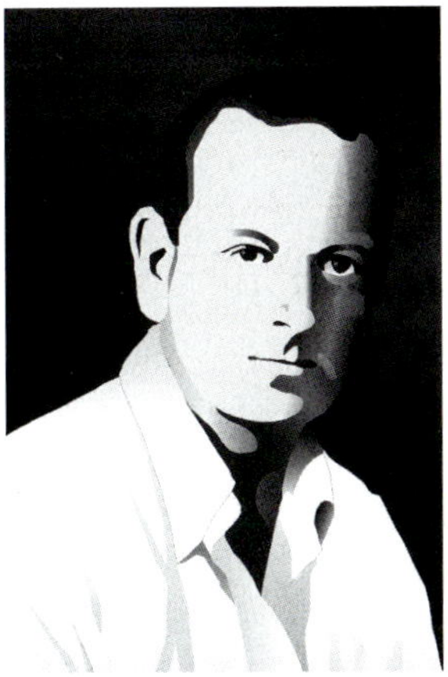

Der englische Arzt und Homöopath Dr. Edward Bach

Hier ein Zitat von Prof. Ernst aus der Zeitschrift „Stern": *„Da eines der Blütenmittel insbesondere für Streß angepriesen wird, rekrutierten wir rund 100 Studenten, die heftig an Examensstreß litten. Sie erhielten entweder das von Bach entwickelte Mittel oder ein davon nicht zu unterscheidendes Placebo. Gemäß einem zuvor festgelegten Protokoll wurde dann der Streß ermittelt. Die Ergebnisse waren ernüchternd: kein Unterschied zwischen Bachblüten und Placebo! Inzwischen gibt es etwa ein halbes Dutzend solcher klinischer Studien. Alle zeigen das gleiche Ergebnis: Bachblütenmittel sind reine Placebos. Nur selten sind sich in der Medizin die klinischen Prüfer derart einig. Das Urteil der Stiftung Warentest (Handbuch „Die andere Medizin") fällt entsprechend aus: `Die Bach-Blütentherapie ist zur Behandlung von Krankheiten nicht geeignet."*

Die Stiftung Warentest besteht übrigens aus ähnlichen Kapazitäten wie Ernst, die von sich glauben, über Naturheilverfahren kompetent urteilen zu dürfen, aber selbst über keine praktische Erfahrung verfügen (laut Insiderberichten rekrutiert sich deren Fachgremium aus vier Hilfskräften, darunter übrigens eine Sekretärin von Prof. Ernst, die keinerlei Vorbildung haben und nur tendenziöse Literaturrecherche betreiben). Ich bin überzeugt, daß jeder solcher Warentester oder Theorie-Professoren nach wenigen Wochen still werden würden, wenn sie bei einem guten Naturheilkundler in dessen Praxis Mäuschen spielen dürften. Warum die Studie von Ernst völlig falsch aufgebaut ist, dürfte jedem Leser von Bachs Schriften nach wenigen Seiten klar werden.

Bachblüten wirken nur, wenn sie individuell ausgetestet werden!!

Ich gebe zu, daß Bach und seine Nachfolger es versäumt haben, auf die Wichtigkeit dieses Procedere hinzuweisen. Bach hat offenbar rein intuitiv gearbeitet, aber das kann natürlich nicht jeder.

Bedauerlicherweise sind die Empfehlungen zur Auswahl der richtigen Blüte in den Schriften zur Bachblütentherapie sehr vage gehalten, etwa derart, daß der Patient Postkarten mit Bildern der Blüten anschauen soll. Angeblich soll der Patient intuitiv diejenige wählen, die für ihn passen. Ich habe an hunderten von Patienten herausgefunden, die auf solche Art vorher getestet wurden, daß meine im Vegatest ermittelte Blüte nicht mit der intuitiv ermittelten übereingestimmt hat. Sehr wohl aber haben meine ausgetesteten Blüten mit denjenigen übereingestimmt, die zuvor von einem Vorbehandler energetisch ausgetestet worden waren. Ernsts Studenten haben alle die gleiche Blüte genommen, was natürlich ein völliger Unfug ist. Es war zu erwarten, daß dabei nichts Gescheites herauskommt. Das Fazit der Studie sollte daher richtigerweise lauten, daß damit die Inkompetenz von Ernst oder der Redaktion der Stiftung Warentest nachgewiesen wurde, was die korrekte Anwendung der Bachblütentherapie anbelangt.

Trotzdem fragt man sich natürlich, wie Naturheilverfahren wie die Bachblüten wissenschaftlich überprüft werden können. Einmal gehört dazu die individuelle Beobachtung am Einzelfall, eine Vorgehensweise, die in den letzten Jahren in wissenschaftlichen Kreisen aufgewertet wurde. Speziell, wenn mehrere Therapeuten unabhängig voneinander zu gleichen Schlußfolgerungen gelangen, hat das eine gewisse Glaubwürdigkeit. Jeder erfahrene Kollege, mit dem ich in den letzten Jahren gesprochen habe, konnte die Effektivität der Bachblüten bestätigen. Daher müßte eine Studie, die das in größerem Maßstab überprüft, logischerweise zu ähnlichen Ergebnissen kommen. Meine eigenen Erfahrungen etwa mit Phytotherapeutika decken sich normalerweise weitgehend mit den Studien, die ich in Fachzeitschriften lesen kann. Würde ich dort lesen, daß eine bestimmte bewährte Therapie plötzlich wirkungslos sein soll, würde ich an mir und meiner Therapie zweifeln, oder eben wie im Fall Ernst an dem Untersucher.

Oft wird von Untersuchern wie Ernst mit dem Placebo-Argument operiert. Alles sei nur Einbildung (Placebo) und die bemitleidenswerten Arztkollegen und deren Patienten Opfer von Phantasien. Als Arzt mit mittlerweile über dreißig Jahren Berufserfahrung war es unter anderem eine existentielle Notwendigkeit für mich (im Gegensatz zum Kollegen Ernst, der angestellt ist), ein volles Wartezimmer zu haben, und das ist mit einer auf Placebos basierenden Medizin erfahrungsgemäß schnell leer. Patienten spüren nämlich genau, was ihnen hilft und was nicht. Das bestätigen neue Untersuchungen etwa von Peter C. Gøtzsche, Direktor des Nordic Cochrane Centre Rigshospitalet in Kopenhagen und seinem Kollegen Asbjorn Hrobjartsson. Sie fanden in einer der größten Meta-Studie zu dem Thema heraus, daß Placebos erstaunlicherweise fast kaum oder überhaupt nicht wirken. Gøtzsche schreibt: *„In den Fällen, in denen die klinischen Resultate der Placebos auf einer binären Skala gemessen worden waren – wie beispielsweise nach dem Grundsatz Besserung/keine Besserung – konnten wir keinerlei Placebo-Effekte feststellen. Aus diesem Grunde widerlegt unsere Untersuchung die Behauptung, die alleinige Verabreichung von Placebos an Patienten könne starke klinische Wirkungen zur Folge haben."* Meine eigenen ärztlichen Erfahrungen entsprechen dem vollkommen, denn in den wenigen Fällen, wo ich Placebos verordnet habe, ist absolut nichts passiert. Man hätte demzufolge mit einer Placebo-Medizin sehr bald ein leeres Wartezimmer.

Literatur:

1. Gøtzsche, Peter C. und Asbjorn Hrobjartsson: "Is the Placebo Powerless?— An Analysis of Clinical Trials Comparing Placebo with No Treatment", New England Journal of Medicine, Volume 344:1594-1602
2. Ernst, E.: „Heilerfolge basieren auf dem Placebo-Effekt". Interview mit Ingrid Kupczik in der Welt am Sonntag vom 10. April 2005
3. Ernst, E.: „Placebos im Quellwasser" Stern 4/2006
4. Armstrong N, Ernst E. A randomised, double-blind, placebo controlled trial of Bach flower remedy. Perfusion 1999;11: 440-446.

Kommentar des Herausgebers zum nachfolgenden Artikel

Die Psychosomatische Energetik hat zwar mit der sogenannten Geistheilung[49] (Handauflegen, Reiki, Therapeutic Touch usw.) gemeinsame Vorstellungen, beruht aber auf einem anderen Heilmodell. Bei der Geistheilung wird die geistartige Lebensenergie sowohl des Behandlers wie höherer Kanäle angezapft, um den Energiemangel des Patienten auszugleichen. Die Psychosomatische Energetik vertritt dagegen die Auffassung, daß der Energiemangel von seelischen Konflikten herrührt, deren Auflösung automatisch dazu führt, daß der Patient danach wieder genug Energie zur Verfügung hat. Der Energiemangel der Patienten kommt daher nach der Auffassung der Psychosomatischen Energetik nicht aus dem Nichts, sondern hat eine logisch nachvollziehbare Ursache, die in kausaler Weise behandelt und beseitigt gehört.

Die Zufuhr von Lebensenergie ist daher aus der Sicht der Psychosomatischen Energetik letztlich unnötig, oder wenn, dann höchstens als zusätzliches Verfahren in der Anfangsphase, etwa bei besonders energiearmen Patienten. Nach der Auffassung der Psychosomatischen Energetik ist es viel klüger, die Konflikte des Patienten gleich dauerhaft aufzulösen und dadurch – um einen Vergleich mit der Entwicklungshilfe zu wählen – „Hilfe zur Selbsthilfe" zu ermöglichen, statt den Patienten im Extremfall von einem Geistheiler abhängig zu machen, dessen „Energiespritzen" nur vorübergehend und vor allem nur oberflächlich wirken. Zur wirklichen Heilung sind außerdem tiefgreifende seelische Reifungsprozesse nötig, sollte man hinzufügen, die meist nicht eintreten, wenn nur Geistheilung angewandt wird. Bei den Menschen, die mir persönlich nach einer Geistheilung begegnet sind, habe ich davon jedenfalls nicht viel bemerkt.

Auf der anderen Seite hört und liest man immer wieder von dramatischen Heilerfolgen der Geistheilung und danach von deutlichen positiven Persönlichkeitsveränderungen. So etwas wird von Pater Pio, Sai Baba und vielen anderen großen Heilern berichtet. Deren seelisch transformierte und körperlich geheilten Patienten sind mir zwar nicht begegnet, aber ich will nicht leugnen, daß es solche Wunderfälle ab und zu geben wird. Nur kommen sie vermutlich nicht mehr in meine Behandlung, weshalb ich nicht viel über sie sagen kann. Wenn man solche (vereinzelten!) Heilererfolge der Geistheilung anerkennt, fragt sich natürlich, was da überhaupt passiert ist. Denn so viel ist klar, daß es ohne Konfliktheilung auf Dauer nicht gehen kann. Aus der Perspektive der Psychosomatischen Ener-

[49] Siehe auch Harald Wiesendanger: Das große Buch vom geistigen Heilen. Möglichkeiten, Grenzen, Gefahren. Lea Verlag, 2000.

getik darf man vermuten, daß besonders begabte Heiler mit hoher Heilschwingung imstande sind, Konflikte dauerhaft aufzulösen. Eine andere Möglichkeit der effektiven Heilung wäre das „Austreiben" von Konflikten, ein technisches Prozedere, das man bekanntlich als Exorzismus bezeichnet und das man im weitesten Sinn ebenfalls zur Geistheilung hinzurechnen sollte.

Die zahlreichen PSE-Testungen bei Patienten, die vorher mit Geistheilung behandelt worden sind, zeigen jedoch ganz unzweifelhaft, daß deren Konflikte in der Regel nicht aufgelöst worden sind. Im rauhen Alltag des Durchschnittsheilers scheint mir die Geistheilung zu schwach und vor allem zu kurzfristig wirksam zu sein. Vor allem gilt das für den Langzeitverlauf und die Auflösung der Konflikte. Aus den wenigen Nachtestungen (siehe mein Beitrag im früheren Lesebuch Band 1: „Kann ein Geistheiler Konflikte erkennen und heilen?"), die ich nach einer Geistheil-Therapie durchgeführt habe, konnte ich keinen dauernden Heileffekt auf die Konfliktgröße erkennen. Ich kann der Autorin des nachfolgenden Beitrags daher nur insofern Recht geben, als Konflikte durch Geistheilung zugegebenermaßen kurzfristig nach der Sitzung kleiner werden können, aber nach einigen Tagen vermutlich wieder die ursprüngliche Größe erreichen. Ich würde daher Geistheilern und ihren Patienten den Rat geben, wie das auch Frau Meyer im nachfolgenden Beitrag tut, auf Nummer Sicher zu gehen und die Psychosomatische Energetik unbedingt mit einer Geistheilung zu kombinieren.

4.3 Psychosomatische Energetik in Verbindung mit geistigem Heilen

Else Meyer

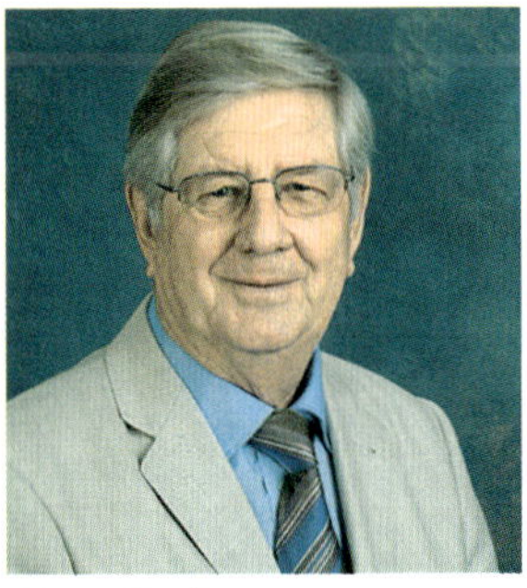
Horst Krohne

Der Begriff geistiges Heilen oder Geistheilung hat in unserer Gesellschaft noch einen schwierigen Stand. Er wird oft mit etwas Mystischen oder Hokuspokus in Verbindung gebracht. Um so mehr ist man erstaunt, wenn man bei Heilertagen viele Menschen trifft, die für diese Arbeit oder Alternative offen sind. Alle Generationen sind vertreten, von Kleinkind bis zum 90jährigen Patient. Ich selbst arbeite seit 2 Jahren mit der Geistheilung nach Horst Krohne vermehrt in meiner Praxis. Horst Krohne hat ein System entwickelt, mit welchem man durch verschiedene Testmethoden mit einer Einhandrute die Ursachen einer Erkrankung sucht und dann mit Energieübertragung der Hände (man ist nur Kanal) oder mit Hilfe der geistigen Welt (deshalb Geistheilung) den Körper wieder in die Heilung führen kann.

Hier finden wir eine gute Verbindung zur Psychosomatischen Energetik (PSE). Auch bei ihr ist das Hauptgebiet die Ursachenforschung der Erkrankung. Das größte Augenmerk wird auf die seelische Ebene gelegt, auf die Konfliktsuche. Auch bei der Geistheilung werden fast immer seelische Konflikte als Auslöser gefunden. Wenn ich nun eine Testung mit dem Reba-Testgerät durchführe und einen Konflikt z.B. im 1 Chakra finde, ist der Konflikt bei der Testung mit der Einhandrute ebenfalls zu erkennen. Entdecke ich ein Organ im PSE-Test, das auf seelischer oder körperlicher Ebene eine Störung erlitten hat, z.B. der Magen, finde ich ebenfalls mit dem Tensor den Magen als Blockade. Bei mehreren Vergleichen hat sich gezeigt, wenn mit der Geistheilung die Chakrenenergie gestärkt wird, daß dann die Konfliktbearbeitung stark verkürzt wird. Meine Erklärung hierfür ist, daß durch die gesamte Aktivierung aller blockierten Segmente sehr viel Energie wieder zur Verfügung steht und der Konflikt dadurch leichter und schneller bearbeitet werden kann.

Als Beispiel: Hat der Konflikt vorher 80 % Größe, ist er nach dem geistigen Heilen oft nur noch 10-40 % groß. Ich habe auch erlebt, daß bei kleineren Konflikten wie z.B. bei 30 % Größe, dieses Thema nicht mehr testbar war. Bei mehreren Nachtestungen wurden weder die kleinen Konflikte noch die großen Konflikte mehr gefunden, deren Überbleibsel nach der Geistheilung, mit Chavita und Emvita behandelt wurden. Besonders guten Erfolg gibt es bei der Allergiebehandlung, wenn man beide Methoden kombiniert. Bei der Allergie sind oft das Meridiansystem und die Wirbelsäule mitbetroffen. Durch die Einhandrute werden diese Blockaden entdeckt und mitbehandelt. Wird das Ganze bei Bedarf noch mit Chavita, Emvita oder einem Akutmittel, wenn es testet, unterstützt, gibt es oft große Heilerfolge bereits nach der 1. Behandlung.

Manchmal kommt es vor, wenn ich bei einem Patienten Werte von 100/100/100/70 habe, daß das Testgerät keinen Bedarf mehr anzeigt, aber der Patient noch irgendwo ein Problem verspürt, wobei dann oft der Test im feinstofflichen Bereich mit der Einhandrute eine Blockade oder Bedarf anzeigt. Oft ist für viele Personen die PSE überhaupt der Einstieg, sich mit ihren Energiesystemen auseinander zu setzen oder zu erfahren, daß es diese Energiezentren gibt. Sie öffnet sehr oft den Weg, wonach viele Patienten dann auch bereit sind, sich mit anderen alternativen Heilmethoden zu beschäftigen und diese, soweit sie gebraucht werden, zur PSE zu kombinieren. Eine besondere Gemeinsamkeit beider Methoden möchte ich noch erwähnen: die Geopathie und der Elektrosmog. Wie bei der PSE legt man auch bei der Geistheilung großen Wert auf einen guten Bettplatz. Denn keine Therapie kann auf Dauer wirken, wenn der Patient auf einer geopathischen Belastung liegt. Die geistige Welt kann dann mit ihrer Heilkraft keine andauernde Wirkung erzielen, wenn auf „Erden" die Heilung durch Erdstrahlung oder Elektrosmog zunichte gemacht wird.

Zudem spielt die Ernährung und Lebensweise bei beiden Systemen eine große Rolle. Daran sieht man, daß es viele Parallelen gibt. Deshalb ist es wundervoll, daß man beide Therapien zum Wohle der kranken Menschen kombinieren kann. Immer vorausgesetzt, daß der Patient diese Hilfe annehmen kann. Ebenso können beide Methoden wunderbar bei Tieren kombiniert eingesetzt werden. Da diese kein „Kopfdenken" dagegensetzen, wirkt die Behandlung sehr schnell. Denn auch bei Tieren sind es meist Konflikte, welche oft schwere Erkrankungen auslösen. Ich hoffe für die Zukunft, daß es viele Menschen gibt, die über die PSE einen begleitenden Weg zur herkömmlichen Medizin (die trotzdem wichtig für uns ist) zu finden, und dadurch wieder in Kontakt mit Körper, Geist und Seele treten können. Die PSE ist für mich dafür ein hervorragende Test- und Therapiemethode, um dies zu tun.

5. Wissenschaftliche Arbeiten und Studien

Kommentar des Herausgebers zum nachfolgenden Artikel

Bis vor kurzem existierte erst eine einzige Praxisstudie. Sie hat den Nachteil, vom Inaugurator der Methode mit verfaßt worden zu sein (siehe Lesebuch Band 1). Dadurch wirkt sie notgedrungen weniger glaubhaft, als wenn sie durch eine unabhängige Person erstellt worden wäre. Eine solche unabhängige Studie liegt jetzt vor. Die Allgemeinärztin Dr. Holschuh-Lorang gehört zu den Anwendern der ersten Stunde. Sie arbeitet mit der Psychosomatischen Energetik mittlerweile seit über sechs Jahre. Die Methode bildet mittlerweile ihren wesentlichen Praxisschwerpunkt. Sie hat aus eigenem Antrieb den Wunsch geäußert, eine Studie durchzuführen. Sie war neugierig, damit zu reflektieren, was sie tagtäglich bewirkt. Zusammen mit ihrem Sohn, der ihr als Informatiker bei der Datenbank und den Tabellen geholfen hat (ihm gebührt dafür großer Dank!), hat sich Frau Dr. Holschuh-Lorang der Riesenarbeit einer derart umfangreichen Praxisstudie unterzogen.

Bei den Bewertungsmodalitäten hat sich Frau Dr. Holschuh-Lorang an die Einteilung der ersten Studie gehalten. Das Ergebnis beider Studien ist weitgehend deckungsgleich, obwohl sie völlig unabhängig voneinander durchgeführt worden sind. Vergleicht man die Erfolgsquoten beider Studien (80,6 % in der ersten Praxisstudie und 85 % in der zweiten), fallen sie sehr ähnlich aus. Der kleine Unterschied von 4.4 % kann dadurch erklärt werden, daß Frau Dr. Holschuh-Lorang länger behandelt hat, nämlich statt 8 Monaten wie in der ersten Studie nahezu 1 ½ Jahre. Die längere Behandlungsdauer erklärt vermutlich die höhere Erfolgsquote, eine Vermutung, die durch weitere Studien erhärtet werden müßte.

5.1 Psychosomatische Energetik in der Allgemeinmedizin Ergebnisse einer Praxisstudie

Birgitt Holschuh-Lorang

Hintergrund: *Die Psychosomatische Energetik, ein energetisches Diagnose- und Therapieverfahren, entwickelt von Dr. med. Reimar Banis, zeigt in der allgemeinärztlichen Praxis bei ganz unterschiedlichen Krankheits- und Beschwerdebildern gute Behandlungserfolge.*

Zielsetzung: *In einer Praxisstudie soll der Behandlungserfolg bei verschiedenen Diagnosegruppen dokumentiert werden. Die Resultate sollen verglichen werden mit den Studienergebnissen, die von Reimar und Ulrike Banis veröffentlicht wurden.*

Methodik: *224 Praxisfälle aus meiner allgemeinärztlichen Praxis, die die Aufnahmekriterien erfüllten, wurden in die Studie aufgenommen. Sie wurden nach Krankheitsbild, Beschwerden zu Beginn und am Ende der Behandlung, Alter und Geschlecht analysiert. Der Behandlungserfolg wurde einer Bewertung von „sehr gut" bis „mangelhaft" unterzogen.*

Ergebnisse: *Es zeigte sich, daß ein guter Behandlungserfolg in 85 % der Fälle erzielt werden konnte. Damit konnten die Ergebnisse von Reimar und Ulrike Banis weitgehend bestätigt werden.*

Schlußfolgerungen: *Die Psychosomatische Energetik sollte als Screening-Verfahren in die allgemeinärztliche Praxis integriert werden, da sie als Komplementärverfahren eine bedeutende diagnostische und therapeutische Lücke schließt.*

Die Psychosomatische Energetik, erstmals 1997 von ihrem Inaugurator, Dr. med. Reimar Banis der Öffentlichkeit vorgestellt, hat sich mittlerweile in der Komplementärmedizin etabliert und wird vor allem im deutschsprachigen europäischen Raum (Deutschland, Österreich, Schweiz), aber auch in Italien, USA und Kanada inzwischen von mehreren hundert Anwendern in den Praxisalltag integriert. Ich selbst arbeite seit 7 Jahren in meiner allgemeinärztlich orientierten Privatpraxis vorrangig mit dieser Methode. Die positiven Eindrücke und die zum Teil erstaunlichen Therapieerfolge mit der Psychosomatischen Energetik haben mich veranlaßt, diese Studie durchzuführen. Weiterhin bestand die Frage, ob die in meiner Praxis erzielten Ergebnisse die Resultate bestätigen konnten, die vor zwei Jahren von Reimar und Ulrike Banis [3] veröffentlicht worden sind.

Die Psychosomatische Energetik (im Folgenden PSE genannt) ist in der Lage, in zweierlei Hinsicht Brücken zu bauen: einmal, indem sie ihre Inhalte an den alten indischen und chinesischen medizinischen Heilslehren orientiert und diese mit bestimmten materiellen Organstrukturen in Verbindung bringt. Dazu gehören vor allem die feinstofflichen Energiezentren (Chakren), aber auch die vier Energieebenen, die mit bestimmten objektiv bekannten Funktionen in Beziehung gebracht werden (Näheres siehe Literatur zur PSE [1, 2, 4). Andererseits berücksichtigt sie einen ganz wichtigen Gesichtspunkt, nämlich den der feinstofflichen Energie. Damit kann sie eine Aussage treffen über die wirkliche Befindlichkeit des erkrankten Patienten, das heißt, wie gut seine vitale, psychische oder mentale Kraft tatsächlich ist.

Derlei Aussagen werden in traditionellen schulmedizinischen Untersuchungen nicht berücksichtigt, führen aber gerade bei unklaren Beschwerdebildern zu neuen Diagnostik- und Therapieansätzen. Die Testung ist mit Hilfe des Reba-Testgeräts möglich. Das pultförmige Gerät enthält einen Generator, dessen ausgesendete Frequenzen den vier Hirnstromebenen (Delta-, Theta-, Alpha-, Beta-Wellen) entsprechen. Der Patient wird mit diesen Frequenzmustern durch zunehmende Verstärkung gestreßt. Der zu groß gewordene Streß zeigt sich für den Geübten in reproduzierbaren Meßwerten, die mit energetischen Testverfahren (Kinesiologie, EAV, Einhandrute) sichtbar gemacht werden. Man erhält dadurch Meßwerte in einem Spektrum von 0 %–100 %. Die Interpretation ist einfach, denn niedrige Prozentwerte sprechen für zu geringe vitale, emotionale oder auch mentale Energie und hohe Werte für eine normale Situation. Die Testung mit der PSE kann daher als ein hirnphysiologischer Streßtest angesehen werden, bei dem der Patient um so weniger an Belastung aushält, je geschwächter er energetisch ist.

Dabei hat sich in der täglichen Praxis herausgestellt, daß die Meßwerte sehr gut mit der Befindlichkeit des Patienten korrelieren. Handelt es sich um einen Patienten mit einem in der schulmedizinischen Diagnostik nicht erfaßbaren Beschwerdebild, so fühlt sich der Patient meist erstmalig vom Arzt verstanden. Durch die PSE kann nämlich sein subjektiv schlechter Zustand mit entsprechenden Meßwerten gespiegelt werden. Außerdem kann ihm mit dieser Methode eine Erklärung für sein teilweise schon jahrelang bestehendes Krankheitsbild gegeben werden. Therapeutisch verspürt er durch die entsprechende Behandlung schließlich meist auch eine Abnahme oder gar ein Verschwinden der zum Teil jahrelang bestehenden Symptome. Es handelt sich aber nicht nur um eine Therapie subjektiver Störungen, denn auch Patienten mit manifesten Organerkrankungen erfahren eine Besserung ihres Beschwerdebildes, sei es, daß schulmedizinische Medikamente reduziert oder gar abgesetzt werden können, sei es, daß Beschwerden wie Asthma, unklare Fieberschübe oder Ekzeme komplett verschwinden.

Nach der Theorie der PSE bildet das Vorhandensein von unbewußten seelischen Konflikten bei der Mehrzahl der Patienten den eigentlichen Hintergrund für deren schlechte Energiewerte. Derartige Konflikte behindern als "Energieräuber" den Energiefluß, indem sie irgendwann in der Vergangenheit durch starke emotionale Erschütterungen im Energiefeld des Patienten abgespeichert worden sind. Die Aufgabe der PSE ist es, solche Konflikte mit bestimmten Testampullen aufzuspüren, sie zu benennen und die Größe des Konfliktes zu messen. Die Konfliktgrösse entspricht der blockierten vitalen und emotionalen Energie, die dem Patient dadurch nicht mehr zur Verfügung steht. Die Meßwerte der Konfliktgröße und des Konflikts erlauben außerdem Hinweise für Art und Dauer der Behandlung. Diese Behandlung erfolgt zielgerichtet mit speziellen von Reimar Banis entwickelten homöopathischen Komplexmitteln, die durch Resonanzphänomene zum energetischen "Auflösen" der Konflikte führen, was sich meßtechnisch bei Kontrolluntersuchungen nachweisen läßt. Die im Konflikt gebundene Energie wird durch die Auflösung der Konflikte wieder frei. Der sich aus dieser Behandlung ergebende Energiezuwachs des Patienten führt zu teilweise sehr bemerkenswerten Heilprozessen körperlicher und seelischer Art.

Aufbau der Studie

In die Studie wurden 224 Fälle aufgenommen, die in der Zeit von 2003–2005 in meiner Praxis behandelt wurden. Weil die PSE erfahrungsgemäß eine Behandlungsdauer von mindestens einem Jahr oder länger benötigt, um verläßliche Resultate zu erzielen, wurden nur Patienten mit mindestens drei Konsultationen in die Studie aufgenommen. In der Regel erfolgte die Kontrolluntersuchung nach 3–4 Monaten, so daß ein Mindestbehandlungszeitraum von 9–12 Monaten gegeben war. Selbstverständlich wurden auch Patienten beurteilt, die über einen längeren Zeitraum behandelt wurden. Der mittlere Behandlungszeitraum betrug 14,8 Monate. Erfaßt wurden Diagnose, Geschlecht und Alter des Patienten ebenso wie die Behandlungsdauer, ferner die gemessenen Energiewerte und geklagten Beschwerden zu Beginn und am Ende der Behandlung. Von Bedeutung war ferner die Erfassung einer geopathischen Belastung (dazu später mehr).

Der Therapieerfolg wurde auf einer Skala von 1–5 beurteilt (sehr gut – gut – befriedigend – ausreichend – mangelhaft). In das ermittelte Ergebnis ging in erster Linie die Selbsteinschätzung des Patienten ein, aber natürlich auch die Einschätzung durch den Arzt, eine Fremdeinschätzung durch Eltern, wenn es sich um Kinder handelte, ebenso durch den Ehepartner, durch Freunde und durch sonstige Verwandte.

Analyse der ermittelten Daten

Geschlechtsverteilung

Die Geschlechtsverteilung (70 % weibliche, 30 % männliche Patienten) zeigt in dieser Studie ein deutliches Überwiegen der weiblichen Patienten, ebenso wie in der Studie von Reimar und Ulrike Banis. Dabei handelt es sich um ein Ergebnis, das vermutlich auch andere erfahrene Allgemeinmediziner bezüglich der Geschlechtsverteilung ihrer Patienten in ihren Praxen bestätigen können.

Altersverteilung

Tab. 1: Verteilung der Altersgruppen

Altersgruppe (Jahre)	Fälle	(%)
1-18	40	18
19-40	60	27
41-60	99	44
> 60	25	11

Was die Altersverteilung anbetrifft, so überwiegt die Gruppe der 41–60-Jährigen mit 44 % der Patienten, gefolgt von den 20–40jährigen mit 27 %. Kinder und Jugendliche bis 18 Jahre haben einen Anteil von 18 % aller Patienten. Die über 60jährigen stellen mit 11 % die kleinste Gruppe dar (siehe Tabelle 1).

Diagnosen

Die diagnostische Einordnung richtete sich nach dem Hauptbeschwerdebild, auch wenn weitere Diagnosen vorhanden waren, damit Mehrfachnennungen ausgeschlossen werden konnten. Insgesamt wurden 7 Diagnosegruppen erfaßt, wobei die beiden größten Gruppen den neurologisch-psychiatrischen Krankheitsbildern wie Depressionen, Angsterkrankungen, chronischer Schmerz/Migräne, ADS, Verhaltensstörungen und den vegetativen Fehlregulationen wie chronische Erschöpfung, chronische Schlafstörung, Streßsyndrome und unklare Allgemeinbeschwerden zugeordnet worden sind (siehe Tabelle 2). Knapp 50 % aller Patienten finden sich in diesen Diagnosegruppen. Eine weitere größere Gruppe stellen die internistischen Erkrankungen dar wie Herzrhythmußtörungen, chronische Bronchitiden, Asthma bronchiale und gastroenterologische Syndrome. In dieser Gruppe finden sich 19 % aller Patienten. Normalerweise sind Erkrankungen des Immunsystems den internistischen Krankheitsbildern zuzuordnen, doch da Allergien und Infektabwehrschwächen relativ häufig vorkamen, wurden sie in einer eigenen Gruppe mit 10 % aller Fälle zusammengefaßt. Weitere Krankheitsgruppen bildeten dermatologische Fälle mit 6 % wie chronische Ekzeme, Neurodermitis, und onkologische Fälle als Tumorbegleittherapie mit 5 %. Zusammengefaßt wurden die HNO-/ gynäkologischen/ urologischen/

orthopädischen Fälle mit 13 % wie chronische Sinusitis, Struma, Hyperthyreose, Dysmenorrhoe, Endometriose, rezidivierende Cystitis, WS-Syndrome, Polyarthritis, Fibromyalgie und andere.

Tab. 2: Fälle aus der Praxis: Übersicht der behandelten Krankheitsbilder

Gruppe	Diagnosen	Fälle	(%)
Neurologisch/ Psychiatrisch	Depression, Angsterkrankung, Verhaltensstörung, chon. Schmerz/Migräne	57	25
Vegetativ	chron. Erschöpfung, Stresssyndrom, chron. Schlafstörung, unklare Allgemein beschwerden	49	22
Internistisch	Herzrhythmusstörung, Bronchitis, Astma, gastroenterologische Syndrome, Hormonstörung	42	19
Dermatologisch	chron. Ekzem, Neurodermitis	14	6
Onkologisch	Mamma-CA, sonstige Malignome	22	10
HNO/Gynäkolog./ Urolog./Orthopädisch	Sinusitis, Hyperthyreose, Dysmenorrhoe, Endometriose, Cystitis, WS-Syndrome, Fibromyalgie	29	13
Gesamt		**224**	

Geopathie

Neben den so genannten inneren Energieblockaden durch unbewußte seelische Konflikte richtet die PSE ein wichtiges Augenmerk auf äußere Energieblockaden. Hier spielt die geopathische Belastung eine Schlüsselrolle (siehe [5]). Sie stellt efahrungsgemäß ein bedeutendes Heilhindernis dar, weswegen ihre Sanierung für einen guten Heilverlauf unbedingt erforderlich ist. Die Sanierung besteht meist in der dauerhaften Umstellung des Bettplatzes auf einen ungestörten Platz, damit die nächtliche Regenerationsphase des Körpers frei von geopathischen Belastungen ist.

Von den 224 Fällen waren 53 Patienten (24 %) geopathisch belastet. Im Vergleich zu den Ergebnissen der Banis-Studie zeigt sich hier die einzige größere Diskrepanz. Reimar und Ulrike Banis haben bei 45 % ihrer Studienfälle eine Geopathie gefunden, also 20 % mehr als in meiner Studie. Eine mögliche Erklärung für die Differenz könnte sein, daß für die Aufnahme in die Studie bei Reimar und Ulrike Banis eine zweimalige Konsultation die Voraussetzung war, in meiner Studie es aber mindestens drei Konsultationen waren. Bei der Sichtung der Karteikarten fanden sich circa 50 Fälle mit geopathischen Belastungen, die nur ein- oder zweimal zur Konsultation kamen und die Aufnahmekriterien deshalb nicht erfüllten. Des Weiteren fanden sich mehrere Patienten, die bereits eine Bettplatzsanierung vor der ersten Konsultation vorgenommen hatten. Wenn man diese Patienten in die Studie aufgenommen hätte, wäre mein Ergebnis mit 37,5 % dem von Reimar und Ulrike Banis ermittelten Geopathiefaktor annähernd gleich.

Behandlungserfolg

Die Beurteilung des Behandlungserfolges orientierte sich an dem Notensystem "sehr gut" bis "mangelhaft" (siehe Tabelle 3). Beispielsweise wurde das Ergebnis "befriedigend" an folgender Patientenaussage festgemacht: "Meine Herzrhythmus-Störung ist zu 50 % gebessert". Ist die Herzrhythmus-Störung zu 80 % gebessert, gilt es als gutes Ergebnis, beim völligen Verschwinden als sehr gutes Ergebnis. Insgesamt wurden 71 % aller Fälle mit "sehr gut" und "gut" beurteilt, 14 % mit "befriedigend" und nur 15 % aller Fälle waren lediglich "ausreichend" oder "mangelhaft" (siehe Abbildung 1). Rechnet man alle Ergebnisse von "sehr gut" bis "befriedigend" zusammen, so ist ein Therapieerfolg bei insgesamt 85 % aller Studienfälle zu verzeichnen. Dieses Ergebnis entspricht im Wesentlichen den von Reimar und Ulrike Banis ermittelten Therapieresultaten (dort waren es 81 %).

Tab. 3: Ergebnisse in den einzelnen Krankheitsgruppen

Gruppe	Sehr gut	gut	befriedigend	ausreichend	mangelhaft	Erfolg (%)
Neurologisch/ Psychiatrisch	19	16	7	4	11	74
Vegetativ	10	20	12	4	3	85
Internistisch	18	14	6	2	2	90
Dermatologisch	3	10	0	0	1	93
Onkologisch	6	4	0	0	1	91
Immunologisch	7	10	3	1	1	90
Sonstige	10	11	4	2	2	86
Gesamt (224)	**73**	**85**	**32**	**13**	**21**	**85**

In diesem Zusammenhang ist interessant, den Therapieerfolg innerhalb der einzelnen Altersgruppen zu beurteilen. Dabei zeigte sich, daß die besten Therapieerfolge bei Kindern und Jugendlichen zu erzielen sind. Das ist eine Beobachtung, die nicht unbedingt spezifisch ist für die PSE, sondern von jedem erfahrenen naturheilkundlich tätigen Therapeuten bestätigt werden kann. Physiologisch ist verständlich, daß eine Verbesserung der Regulationsfähigkeit im Kindes- und Jugendlichenalter am schnellsten möglich ist. Der Therapieerfolg (Einschluß-Kriterium "sehr gut" bis "befriedigend") lag in dieser Gruppe mit der PSE bei 97,5 %. In der Gruppe der 19–40-Jährigen betrug er immerhin noch 88,2 %, in der Gruppe der 41–60-Jährigen 82 % und in der Gruppe der mehr als 60-Jährigen 68 % (siehe Abbildung 2). Es läßt sich also eine deutliche lineare Beziehung zwischen Therapieerfolg und Alter herstellen, das heißt, je älter der Patient, desto eingeschränkter ist seine Regulationsfähigkeit und desto eingeschränkter ist der Therapieerfolg mit regulierenden Verfahren wie der PSE. Daß die Methode jedoch auch älteren Menschen helfen kann, zeigt sich an einem Therapieerfolg von immerhin 68 %.

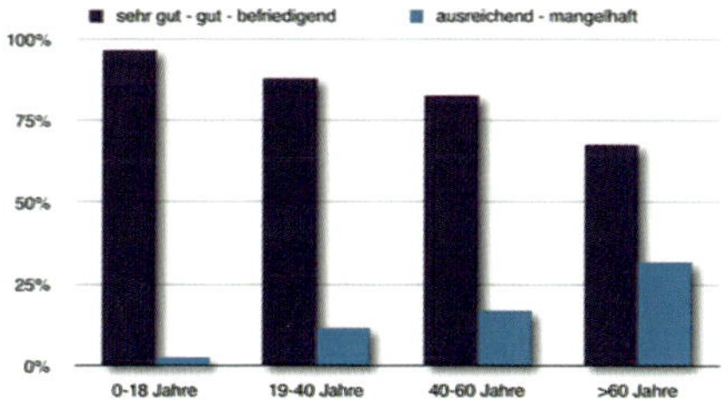

Abb. 1: Ergebnisse insgesamt

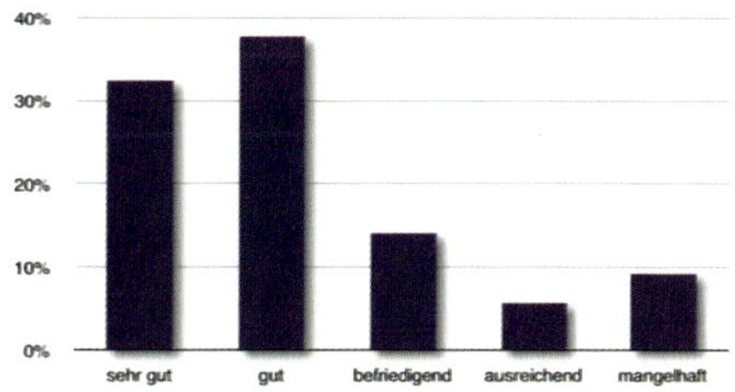

Abb. 2: Ergebnisse in den einzelnen Altersgruppen

Interpretation und Schlußfolgerung

In den Prozentzahlen der erfolgreich therapierten Patienten spiegelt sich für mich die Bedeutung der Energieladung des Patienten, was seine körperliche und seelische Verfassung angeht. Der Therapieerfolg ist demnach nicht in jedem Fall eine Frage der Zellalterung, sondern in erster Linie der Energieladung. Auch ältere Menschen können sich demnach unabhängig vom kalendarischen Alter energetisch so gesund fühlen wie ein junger Mensch. Meine Erfahrung: Wohlbefinden und Gesundheit hängen stark von der Energieladung eines Menschen ab, was die Ergebnisse dieser Praxisstudie meines Erachtens bestätigen. Außerdem zeigt meine Untersuchung, daß die PSE in der täglichen Praxis in einem hohen Prozentsatz zu erfolgreichen Therapieresultaten führt.

Wenn sich das in Zukunft in größerem Umfang allgemein bewahrheitet, dann versteht man meinen Wunsch, daß die PSE zu einem Screening-Verfahren werden möge. Denn statt Kranke zu heilen, wäre es viel vernünftiger, die PSE vorbeugend einzusetzen. Mein Wunsch für die Zukunft ist, daß wir genauso, wie wir in unseren Praxen Körpergewicht, Puls und Blutdruck messen, auch die Energieladung des Patienten bestimmen sollten. Denn mit der Reba®-Testmethode können wir testen, ob sich ein Patient gesund und wohl fühlt oder nicht. Wir bekommen dadurch wesentliche Hinweise auf die körperliche und seelische Befindlichkeit unserer Patienten. Mit den diagnostischen und therapeutischen Möglichkeiten der Reba®-Testmethode hat man außerdem gute Therapie-Optionen, den Zustand seines Patienten zu verbessern oder ihn gar zu heilen.

Daß es sich dabei nicht nur um eine vorübergehende Verbesserung handelt, sondern um stabile Heilerfolge, zeigt die mittlerweile langjährige Nachkontrolle vieler Patienten, die in halb- bis jährlichen Abständen zum "Energiecheck" kommen und erstaunlich gute Energiewerte zeigen, nachdem eine ausreichende Basisbehandlung erfolgt ist.

Fazit

Letztendlich spricht die hohe Erfolgsquote für die Methode. In meiner langjährigen Tätigkeit als Ärztin für Allgemeinmedizin mit Schwerpunkt Naturheilverfahren habe ich zwar immer wieder auch Erfolge mit anderen Regulationsverfahren gesehen, wie Phytotherapie, Homöopathie, Akupunktur und Bioresonanzverfahren, keinesfalls jedoch eine vergleichbar hohe Erfolgsquote wie mit der PSE. Bemerkenswert erscheint mir auch, daß viele Patienten mit vorrangig körperlichen Beschwerden neben der Verbesserung oder gar dem Verschwinden ihrer körperlichen Symptome zusätzlich über eine deutlich verbesserte emotionale Befindlichkeit berichteten. Typische Patientenaussagen lauten: "Ich fühle mich seelisch sehr ausgeglichen" und "Ohne diese Therapie hätte ich dieser jetzigen seelischen Belastung nicht standhalten können". In solchen Äußerungen zeigt sich der eigentlich ganzheitsmedizinische Aspekt der PSE, mit der wir eben nicht nur körperliche Beschwerden behandeln, sondern auch die seelische Befindlichkeit beeinflussen. Daß eine andere völlig unabhängige Praxisstudie zu nahezu gleichen Ergebnissen gekommen ist (Praxisstudie Dres. Banis [3]), ist erstaunlich. Das läßt hinter der Methode stehende naturwissenschaftliche Gesetzmäßigkeiten vermuten, die noch nicht allgemein akzeptiert und verstanden sind, die wir aber durch weitere Studien bestätigen sollten.

Literatur

1. Banis R: Durch Energieheilung zu neuem Leben. Verlag Via Nova, Petersberg, 2002
2. Banis R: Lehrbuch der Psychosomatischen Energetik. Verlag VAK, Kirchzarten, 2003
3. Banis R, Banis U: Psychosomatische Energetik – Ergebnisse einer Praxisstudie. Schweiz.Zeitschr. GanzheitsMedizin 2004;3:173–178
4. Banis U: Praxis der Psychosomatischen Energetik. Co'Med Verlag, Hochheim, 2002
5. Banis U: Erdstrahlen & Co. Karl F. Haug Verlag, Stuttgart, 2004

Kommentar des Herausgebers zum nachfolgenden Artikel

Frau Paukert hat es nach ihren eigenen Worten vorgezogen, sich der Erforschung der Psychosomatischen Energetik zur Förderung von Schulkindern zu widmen, statt den wohlverdienten Ruhestand als pensionierte Schulrektorin zu genießen. Die Idee zu ihrem Projekt kam ihr ohne irgendwelche Einflußnahme von außen. In einer immensen Fleißarbeit und ohne jedwedes Honorar hat Frau Paukert Hunderte von PSE-Testungen an Schülern durchgeführt. Die Medikamente wurden anfangs von Dr. Ulrike Banis gesponsert und später von der Internationalen Gesellschaft für Psychosomatische Energetik kostenlos zur Verfügung gestellt. Ich erwähne das ausdrücklich, weil es aus nachvollziehbaren Gründen mittlerweile zum guten Standard gehört, die Geldgeber bei wissenschaftlichen Studien zu nennen. Bekanntlich heißt es nicht umsonst: „Wes Brot ich eß', des Lied ich sing'", was bei Frau Paukert in keiner Weise geschehen ist. Nicht unerwähnt bleiben sollte, daß es sich bei allen anderen in diesem Lesebuch aufgeführten Studien auch so verhält. Auch bei ihnen gibt es keine wirtschaftlichen Interessen Fremder, ebenso keine Einflußnahmen von außen auf die jeweiligen Studienleiter.

Frau Paukerts Studie zeigt eindeutig, daß es sich in vielerlei Weise lohnt, das psychoenergetische System von Schülern zu verbessern. Mit der Psychosomatischen Energetik behandelte Schüler werden ausgeglichener, verhalten sich sozialer, haben eine höhere Frustrationstoleranz, lernen besser und zeigen allgemein mehr Lebensfreude. Vor allem sieht Frau Paukert im Zug der PSE-Behandlung von Kindern und Jugendlichen häufig erstaunliche seelische Reifungsvorgänge. Aus meiner eigenen Praxiserfahrung kann ich bestätigen, daß schlechte Schüler ausnahmslos schlechte Energiewerte und große Konflikte haben. Löst man die Konflikte auf, kommt es in der Regel zu deutlichen Verbesserungen der Schulleistung und zu positiven Veränderungen der Persönlichkeit. Nach der Behandlung wirken die Kinder und Jugendlichen viel selbstbewußter, emotional offener, werden neugierig auf Neues und sind wieder von sich aus bereit, mit Interesse zu lernen.

Frau Paukert weist mit Recht auf das außerordentlich gute Kosten-Nutzen-Verhältnis hin, wenn Schüler vorbeugend mit der Psychosomatischen Energetik behandelt werden. Wenn man sich den großen Bedarf unserer Gesellschaft an gut ausgebildeten Schülern vor Augen hält, aber auch die hohen Folgekosten von Arbeitslosigkeit, die erfahrungsgemäß mit schlechten Entlassungszeugnissen beginnt, sich dazu das große menschliche Leid vor Augen hält, das für den Betroffenen selbst mit einer schlechten Schulkarriere verbunden ist, versteht man den großen Nutzen, der mit einer frühzeitigen Intervention einer gestörten Psychoenergie verbunden ist. Es bleibt zu hoffen, daß durch Studien wie die von Frau

Paukert das gesellschaftliche Bewußtsein für derartige Zusammenhänge wächst. Lernstörungen sind eben nicht nur ein pädagogisches Problem, sondern basieren vor allem auch auf (häufig unerkannten) emotionalen und energetischen Störungen der Schüler.

5.2 Projekt Schmetterling Förderung von Schulkindern

Gerlinde Paukert

Hinter diesem Titel verbirgt sich eine spezielle Betreuung von Kindern im Alter von 6 bis 19 Jahren. Die **echte Persönlichkeit**, das angelegte Potential und die Begabungen werden sehr oft durch besondere Ereignisse im Lebenslauf belastet und verdrängt. Dramatische Einschnitte z.B. durch Krankheit, den Verlust einer Bezugsperson, aber auch scheinbar unwichtige Ereignisse können eine gesunde Entwicklung über viele Jahre hinweg erheblich stören. Auch kleine Kinder haben schon viele Erfahrungen und Erlebnisse gespeichert, nicht immer nur förderliche. Diese können sich zu Glaubenssätzen und Blockaden verdichten und damit eine der echten Persönlichkeit entsprechende Entwicklung stören oder sogar unmöglich machen.

Die Schule ist ein sehr großer und prägender Faktor in jedem Leben, kann fördern und aufbauen, aber auch behindern und zerstören. Diese Institution hätte daher die Aufgabe auch die psychisch-soziale Entwicklung zu begleiten und im Einklang mit den Eltern die besten Bedingungen für das Kind zu schaffen. Wenn dies nicht geschieht, dann wird die große Chance nicht wahrgenommen, neben der Vermittlung von Wissen und Kenntnissen unsere Kinder zu gefestigten Persönlichkeiten zu formen.

Ich darf in diesem Zusammenhang einige Grundsätze aus dem **finnischen Schulsystem** zitieren, das ja mit seinen Erfolgen derzeit in Europa hinlänglich bestaunt wird:

„Kinder brauchen in der Schule Geborgenheit und Wärme; Wohlbefinden, Freude und Angenommensein sind der Motor für eine glückliche Kindheit und damit auch für gute Leistungen auf verschiedensten Gebieten."

In Finnland gibt es keine speziellen Schulen für Hochbegabte oder scheinbar Minderbegabte, alle gehen in eine Schule. Ob besonders talentiert oder mit kleinen Defiziten kämpfend, jedes Kind wird dort unterstützt und gefördert, wo es gut und notwendig ist.

Wir können und wollen auf kein Kind und dessen Potential verzichten! Dieses Zitat zeigt unsere Verantwortung für die Entwicklung der nächsten Generation. Abgesehen von dem persönlich erfüllten Lebensweg, wird die Zukunft unseres Landes von dieser neuen Generation irgendwann gestaltet werden. Auch nur ein Kind nicht zu fördern oder schlecht auszubilden, wird die Volkswirtschaft in etwa 20 Jahren Unsummen kosten.

Jeder Euro für die Ausbildung und Entwicklung ist keine Ausgabe, es ist eine Investition in die Zukunft der einzelnen Persönlichkeit und kollektiv für das Land – damit für alle Menschen in diesem Land. **In unseren Schulen** (Österreich) wird diesem Faktor zuwenig Beachtung geschenkt. Die Lehrpläne sind mit Inhalten überfrachtet, die Schülerzahlen in den Klassen zu groß und die Pädagogen können für diesen Bereich einfach nicht genug Zeit aufbringen. Im Moment zeigt sich eine gewisse Ratlosigkeit und der Rechenstift regiert! **Das Projekt Schmetterling** versucht nun die psychische Gesundheit der Kinder in das Blickfeld zu rücken. Freude und Wohlfühlen sollte genau so wichtig sein, wie das Erlernen von Techniken und das Ansammeln von Wissen.

Die **Psychosomatische Energetik** ist eine von vielen Möglichkeiten, Blockaden und Störfaktoren aufzudecken und diese durch spezielle Betreuung auch aufzulösen. Dadurch bekommt das Kind wieder Zugang zu seinem Potential und zu seiner Energie. Mit Freude und Neugierde jeden Tag in die Schule zu gehen, kleine oder große Erfolge zu erleben, aber auch mit Mißerfolgen umgehen zu lernen, das sollte für die Kinder in unseren Schulen selbstverständlich sein. Die Realität ist leider eine andere, darüber könnte jeder Therapeut mit vielen Beispiele aus seiner Praxis berichten. Die täglichen Meldungen in den Medien über den derzeitigen Zustand eines Teiles der nächsten Generation spricht eine eindeutige Sprache.

Dieses Projekt in dieser Struktur zu planen und durchzuführen wird von meiner langjährigen Erfahrung mit dem System Schule diktiert (50 Jahre, 14 Jahre Ausbildung und 36 Jahre im Lehrberuf tätig). Mein Interesse gilt der persönlichen Förderung der Kinder, dem Klassenklima und dem Vergleich zwischen den Altersstufen.

Um für eine gute Vergleichsmöglichkeit zu sorgen, habe ich eine erste Klasse **Volksschule** 6-7 Jahre (n = 11 von 17), eine erste Klasse **Hauptschule** 10-11 Jahre (n = 20 von 22) und eine **Maturaklasse** 19-20 Jahre (n = 17, hier machten alle Schüler mit) ausgewählt. Im Einvernehmen mit der Direktion, der Lehrerin und den Eltern wurden alle Schüler-Innen mit dem Reba-Testgerät getestet und anschließend auch mit den Tropfen versorgt (nur freiwillig!).

Die Vorbereitungen haben das 1. Semester in Anspruch genommen, im 2. Semester wurde die Testserie zwei Mal durchgezogen.

Heute kann ich bereits über das zweite Projektjahr mit den zweiten Klassen in der Volks- und Hauptschule berichten.

Das Ergebnis dieses Projektes ist zumindest für mich eindrucksvoll:

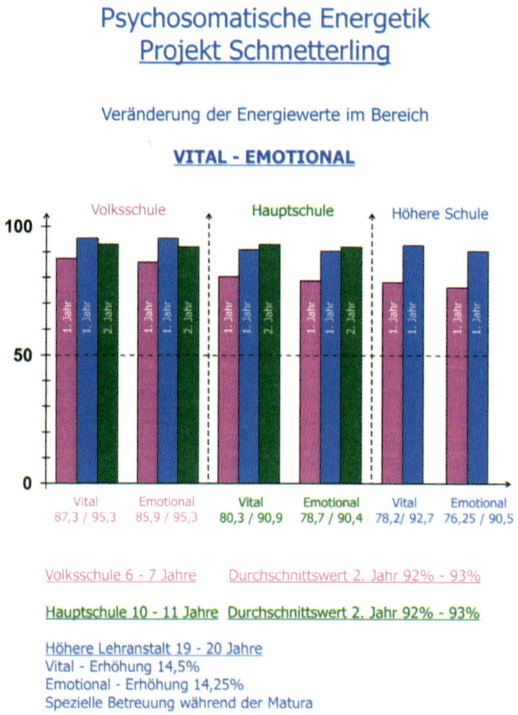

Die Energiesituation hat sich bei allen Kindern und Jugendlichen verbessert, ist zwischen 7 % und 25 % angestiegen. Die Auswirkungen sind sowohl körperlich als auch geistig und emotionell feststellbar. Die Konzentration, die Gesundheit und auch die Stimmung sind eindeutig angehoben, das Klassenklima hat sich gebessert, und das Miteinander in der Klasse bedeutet mehr Wohlfühlen in der Schule.

Im zweiten Testjahr zeigen sich eine Harmonisierung in der Klasse und ein Einpendeln auf einem deutlich höheren Energieniveau. Der **Aufwand** an Zeit und Material (Tropfen) ist auch ein absolut beachtenswerter Aspekt. (Um einen Vergleich zu haben, wurde für eine Arbeitsstunde ein fiktives Honorar von € 40,-eingesetzt). Das gesamte Projekt wurde für die Eltern kostenfrei durchgeführt.

Angenommene Kosten für ein Semester im ersten Jahr:

	Zeit pro Schüler	Anzahl Flaschen	Kosten
Volksschule	145 min.	2,90	€ 136,-
Hauptschule	145 min.	4,00 + 38 %	€ 153,- +13 %
Höhere Schule	155 min.	7,30 + 152 %	€ 194,- +43 %

Angenommene Kosten für das zweite Betreuungsjahr:

	Zeit pro Schüler	Anzahl Flaschen	Kosten
Volksschule	90 min -38 %	2,40 – 17 %	€ 90,- – 28 %
Hauptschule	114 min -22 %	3,50 – 12.5 %	€ 136,- – 12 %

Wenn man die Kostenreduktion in nur einem Jahr in der Volksschule betrachtet minus 28 % ist dieses Ergebnis abgesehen von dem persönlichen Wert auch volkswirtschaftlich sehr interessant.

Hinter diesen Zahlen und Fakten stecken Kinderschicksale, kleine und große z. T. dramatische Geschichten:

Die Geschichte von **Felix, geb. 1998** Volksschüler. Ein liebenswerter, kleiner Junge mit sehr guten Noten und zwei Problemen: Er ärgert sich und streitet sehr viel mit seinem kleinen Bruder und er hat Angst vor der Dunkelheit. Im Test zeigen sich in der Abfolge energetische Störungen in den genannten Chakren: 6/22[50] dann 2/7, dann 5/0 und zuletzt Energiewerte von 92 bzw. 90 % und alle Blockaden aufgelöst. Felix erklärt mir am Ende fröhlich, daß er im dunklen Zimmer keine Angst mehr hat und sein kleiner Bruder regt ihn überhaupt nicht mehr auf.

Die Geschichte von **Max** ist wesentlich dramatischer, wie in der ausführlichen Beschreibung dargestellt. Max, geb. 1994, Schüler in der Hauptschule. Zeigt auffällige Verhaltensstörungen, unruhig, unkonzentriert. Autistisch, verträgt keine Berührung, stört unentwegt, Bettnässer, sehr hohen IQ 160, sehr bemühte Eltern, Vater Psychologe, haben schon sehr viel versucht. Max ist sehr schwer zu testen, stellt aber sofort Fragen, wie das Gerät funktioniert.

	Vital	Emotional	Chavita / Emvita
1. Test	60 %	70 %	5 / 0
2. Test	82 %	80 %	5 / 17
3. Test	80 %	85 %	3 / 10
4. Test	85 %	80 %	6 / 23 ZK
	+ 25 %	+10 %	Neurovita und Anxiovita

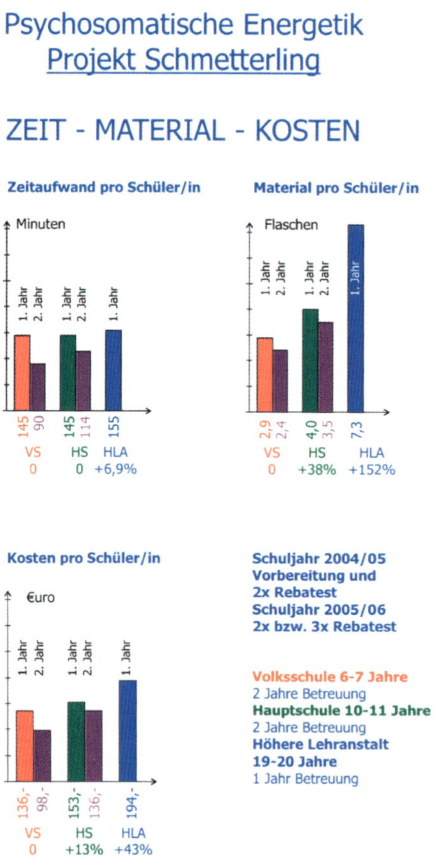

Nach 13 Monaten und 4 Tests mit sehr vielen Flaschen versehen, ist Max laut Aussage seiner Mutter sehr rund geworden. Er entwickelt sich sehr gut, ist ruhiger, hat ausgezeichnete Noten, kann kuscheln, hat seit langem kein Familienfest in ein Chaos gestürzt, das Bettnässen kommt noch vor, aber sehr selten. Wurde zusätzlich auch noch von einem Arzt betreut. Max darf zu einem Schüleraustausch nach Amerika fliegen, ist unglaublich offen und interessiert und jetzt auf dem Weg, sein angelegtes Potential zu leben. Eine wunderbare Erfolgsstory für die ganze Familie (4 Kinder)!

Zum Abschluß möchte ich noch meiner persönlichen Überzeugung Ausdruck verleihen, daß hohe Energiewerte eine Harmonisierung der Persönlichkeit bewirken. Daraus resultiert gute Belastbarkeit, Leistungsbereitschaft, Motivation, Freude und der Erfolg läßt dann nicht lange auf sich warten. Auch die soziale Kompetenz verändert sich positiv und in der Schule gibt es plötzlich ein neues „Klassenklima". Die Gruppe agiert freundlicher und weniger aggressiv, das Miteinander wird wichtiger als das Gegeneinander. Daher darf ich meine sehr geschätzte Kollegin zitieren, die das Projekt Schmetterling in der Hauptschule vor Ort betreut:

„Es geht uns miteinander gut und ich fühle mich in meiner Klasse sehr wohl. Ich bin oft beeindruckt, wie gut wir bis jetzt unseren Schulalltag hinbekommen und sehr neugierig, ob es uns bis in die 4. Klasse gelingt in dieser Arbeits- und Freundschaftsstimmung zu bleiben. Unsere Ausflüge sind jedes Mal etwas ganz besonderes und ich behaupte, daß die Stimmung auf unserem Schikurs einmalig war. Für die Kinder ist es ganz selbstverständlich und normal, daß es so ist. Mich stört das manchmal, denn ich sehe, daß es wahrlich nicht selbstverständlich ist, wenn ich in anderen Klassen bin oder von anderen Schulen höre."

Informationen zum Finnischen Schulsystem: http://virtual.finland.fi/Education_Research/DE/

Kommentar des Herausgebers zum nachfolgenden Artikel

Der nachfolgende Beitrag beschäftigt sich im Gegensatz zum vorhergehenden mit einer ausgesprochen schwierigen Zielgruppe, nämlich mit verhaltensgestörten Kindern und Jugendlichen. Der Internist Wolf Hemsing hatte ursprünglich vor, sich nach einem arbeitsreichen Leben zur Ruhe zu setzen. Doch ebenso wie die Autorin des vorigen Beitrags wird er von einer Mischung aus Altruismus und Neugier angetrieben. Hinzu kommt, daß er von den Möglichkeiten der Psychosomatischen Energetik sehr angetan ist und die Überzeugung in ihm reifte, daß man damit viel Gutes bewirken kann. Das hat dazu geführt, daß Kollege Hemsing die nachfolgend beschriebene Studie durchgeführt hat. Die Initiative dazu ging ebenso wie bei Frau Paukert vollkommen von ihm selbst aus. Beide Studienleiter haben mich erstmals von ihrer Arbeit unterrichtet, als die Projekte schon weit fortgeschritten waren. Ebenso wie Frau Paukert hat Herr Hemsing auf jegliches Honorar verzichtet, was großes Lob verdient.

Obwohl die nachfolgende Studie noch nicht beendet ist, entsprechen die Ergebnisse bereits weitgehend dem, was ich selbst bei der Therapie mit verhaltensgestörten Jugendlichen erlebt habe. Daraus kann man einige Gesetzmäßigkeiten ableiten, die offenbar ganz allgemein gelten. Man sollte sie kennen, wenn man die PSE-Behandlung verhaltensgestörter, minderbegabter oder sonstwie durch ein starkes Handicap geprägter junger Menschen beginnt. So sollte man beispielsweise anfangs keine übergroße Erwartungen hegen, aber auch alle Beteiligten dazu ermuntern, lange genug durchzuhalten. Ebenso wie Kollege Hemsing habe ich die Erfahrung gemacht, daß sich die Energiewerte solcher Patienten oft nur zögerlich bessern (teilweise Demenz? familiärer Hintergrund? Eingefleischte sehr starke unbewußte Negativprogramme?). Hinzu kommt, daß man bei ihnen meist viele, besonders große und zäh aufzulösende Konflikte findet.

Man sollte wissen, daß es erst dann deutlich aufwärts geht, wenn die wirklich harten Nüsse" geknackt sind – das gilt vor allem für den Zentralkonflikt. Man sollte wissen, daß der Zentralkonflikt ebenso wie weitere große Nebenkonflikte bei Jugendlichen ein enormes Zerstörungspotential haben. Besonders betrifft das Jugendliche, die eigentlich einen hohen IQ haben und deren Potential in Wahrheit viel höher liegt, als allgemein angenommen. Sie werden durch große Konflikte nämlich besonders stark eingeschränkt, und diese großen Konflikte sind oft tief verborgen und zeigen sich erst spät im Lauf der Behandlung. Man braucht also Geduld. Bei den meisten solcher Jugendlicher erstreckt sich die Behandlung ohnehin über mehrere Jahre. Wenn der Patient und seine Angehörigen durchhalten, sind die Resultate dafür umso erstaunlicher.

Obwohl sich energetisch bei den Testergebnissen anfangs oft wenig bewegt, sieht man bei vielen Patienten relativ bald deutliche Verbesserungen des Allgemeinzustandes und des Verhaltens. Vermutlich ist die hohe Resonanzfähigkeit junger Menschen dafür der Hauptgrund, zusammen mit einem seelisch noch offenen System, das noch wenig von inneren Heilwiderständen ausgebremst wird. Die PSE-Behandlung wirkt schneller und zeigt schneller Resultate als beim Erwachsenen. Besonders hervorheben möchte ich, daß sich insbesondere Geopathien bei jungen Menschen besonders verheerend auszuwirken pflegen. Ich kann Hern Hemsings Beobachtung daher bekräftigen, daß sich die Beseitigung einer Geopathie bei Jugendlichen besonders segensreich auswirkt und rasche, oftmals geradezu dramatische Verbesserungen bewirkt.

5.3 Adjuvante Homöopathie mit Tropfen bei verhaltensgestörten Jugendlichen (Jupident Studie)

Wolf Hemsing

Die meisten Kinder schickt man hinaus auf den Ozean des Lebens auf schlanken Booten, mit stolzen Segeln, guten Navigationsinstrumenten und unter stetig wehenden Passatwinden, oftmals schon mit einem festen Ziel. Nicht so die Kinder von Jupident. Sie starten eher auf ausgemusterten Lastkähnen, mit verrotteten Segeln, mangelhaften Navigationsinstrumenten, unter stetig wechselnden Winden und ohne korrekte Kurs-Angaben. Jupident ist ein sozialpädagogisches Heim , eine private Stiftung in Schlins, Vorarlberg-Österreich. Die Kinder kommen aus Familien, in denen die Eltern auf Grund ihrer eigenen psycho-sozialen Situation mit der Erziehung ihrer verhaltensauffälligen Kinder total überfordert sind. Die Kinder sind nicht körperlich behindert. Die übliche Einschulung und weitere „Beschulung" gestalten sich jedoch durch Lern- und Leistungsstörungen derart schwierig, daß die Kinder in Jupident aufgenommen werden. Hier werden sie von Sonntagabend bis Freitagabend von Sozialpädagogen betreut und leben in einer Wohngemeinschaft.

[51] Aus der Internetseite der Stiftung: „Die Stiftung Jupident ist ein privater Verein, der seine gemeinnützigen Dienstleistungen im Land Vorarlberg anbietet. Wir verstehen uns als Durchgangsort für Kinder und Jugendliche, die aufgrund von Behinderungen oder sozialen Benachteiligungen in ihrer körperlichen, geistigen und seelischen Entwicklung in besonderem Maße gefährdet sind."

Welche Probleme haben die Kinder in Jupident?

Schulängste	gestörtes Sozialverhalten
Albträume	problematische Schulleistungen
Angst vor neuen Situationen	Aggressionen
Entwicklungsverzögerungen	Dissoziatives Verhalten
Bettnässen	körperliche Störungen
Dyslexie	Unter/Übergewicht
geringer IQ	Migräne

Inhalt der Studie:

Es wurden etwa 20 Kinder untersucht. Da einige zum Teil neu dazu kamen oder ausschieden, blieben 10 Kinder während des gesamten Untersuchungszeitraums. Diese 10 Kinder im Alter von 9 – 14 Jahren wurden in 12 Monaten (2004-2005) vier Mal mit den Methoden der Psychosomatischen- Energetik und den jeweils gefundenen Notfalltropfen, Chakra-und Emvita-Mitteln behandelt. Die homöopathischen Mittel wurden den Kindern von den Betreuern in der Zeit ihrer Anwesenheit in Jupident gegeben. Am Wochenende und in den Ferien, wenn die Kinder zu Hause bei ihren Eltern waren, erfolgte keine Behandlung. Vor Beginn der Untersuchungen und Behandlung fand ein erklärendes Gespräch zur Methode und den zu verabreichenden Mitteln mit den Eltern, Betreuern und Kindern statt. Von Eltern und Betreuern wurde anfangs ein Fragebogen ausgefüllt, der sich auf psychische und somatische Probleme bezieht. Die Untersuchung erfolgte jeweils im Haus Jupident in Gegenwart einer Betreuerin. Vor einer neuen Untersuchung wurde von der Betreuerin für jedes Kind ein kurzer Bericht über dessen psycho-soziale Entwicklung abgegeben.

Ergebnisse:

Insgesamt – Vital, Emotional, Mental und Kausal niedrige Energiewerte um 50 – 60 % mit wenigen Ausnahmen (normal wäre 100/100/100/40). Bei 3 Kindern wurde eine geopathische Belastung im Kopfbereich festgestellt. Nach Schlafplatzsanierung deutliche Verbesserung intellektueller Fähigkeiten und psychosozialen Verhaltens.

Die meisten Blockaden fanden sich
im Chakra 7 (9 x),
gefolgt von Chakra 6 (7 x),
weiterhin in Chakra 1 , 2 und 4 (3 x),
in Chakra 3 und 5 (4 x).

Einzelne Aussagen der Betreuer während der Behandlung der Kinder:

- Ausdauer, Konzentration und Arbeitshaltung haben sich deutlich gesteigert.

- Ein Junge voll in der Pubertät, jetzt ausgeglichener, humorvoll und gut motivierbar, besser zugänglich.

- Zeigt deutlich mehr Selbstsicherheit, Ruhe und Gelassenheit, besonders in Anforderungssituationen.

- Zeigt mehr Eigenverantwortung (in schulischen Aufgaben), Konzentration und Ausdauer haben sich erheblich gesteigert. Weniger nachtragendes Verhalten. Mehr Vertrauen und leichter erreichbar.

- Deutlich weniger Migräne-Attacken. Weniger Tagträumerei.

- Zeigt mehr, wie sie wirklich ist, wollte immer angepaßt und vernünftig sein, geht mehr aus sich heraus, kann sich besser behaupten.

- Seine Ängstlichkeit (mußte zum Einschlafen die Türe des Schlafzimmers geöffnet haben) hat sich deutlich verringert. (Kann jetzt bei geschlossener Schlafzimmertür einschlafen.) Er ist in Konflikt- und Anforderungssituationen weniger aufbrausend und impulsiv.

- Zieht sich lange nicht mehr so häufig zurück, wie in den ersten Monaten der Anwesenheit. Kommt häufiger von sich aus auf die Betreuer zu. Zeigt sich zu gänglicher. Zeigt mehr Freude und ihr anfänglich häufig depressiver Gesichtsausdruck ist schon viel seltener zu beobachten.

Beurteilung einzelner Kinder durch die Betreuer am Ende der Studie:
(aktuelle Beobachtungen nach der Testung vom 9.11.2005)

Benjamin

Kann Anforderungssituationen (umfangreiche Hausübungen) besser aushalten. (Die Anforderungen sind nicht mehr wie ein Berg, der nicht bewältigt werden kann.) Braucht nach wie vor Unterstützung bei der Einteilung zur Bewältigung der Aufgaben.

Anja

Anja braucht starke Reize von außen um in ein Gefühl zu kommen; sie läßt sich schwer motivieren, ist verschlossen und kaum zugänglich.

Simon

Für Simon hängt derzeit viel in der Schwebe (Arbeitsplatzsuche für das kommende Jahr, Abschied von Jupident nach neun Aufenthaltsjahren, anschließend Wohnen zu Hause.) Durch diese Umstände mehr Unruhe spürbar.

Ingrid

Selbstwertsteigerung hat stattgefunden, sie ist belastbarer geworden und Konzentrationsfähigkeit hat sich gesteigert.

Marc

Sein emotionaler Zustand ist sehr starken Schwankungen unterworfen (familiäre/systemische Einflüsse). Aufgrund dessen gibt es ein schwankendes Leistungsverhalten.

Saskia

Nach wie vor verstärkte übersteigerte Reaktionen, richtige hysterische Ausbrüche.

Mathias

Zeigt sich emotional sehr stabil. Nimmt Anforderungssituationen teilweise als Herausforderung an.

Sebastian

Übernimmt mehr Selbstverantwortung für Hausübungen (fängt oft von selber an, bringt sie immer von der Schule mit in die Gruppe, arbeitet bei den Übungsprogrammen willig mit). Emotional ist er zugänglicher geworden.

Abschließende Zusammenfassung:

Kinder im Alter von 9 bis 14 Jahren aus psycho-sozial problematischen Verhältnissen mit vorwiegend Lern- und Leistungsstörungen, teilweise verhaltensauffällig, zeigen bei der Untersuchung mit der Psychosomatischen Energetik insgesamt niedrige Energiewerte in jeder Beziehung. Im Laufe der Untersuchungen und Behandlungen zeigten sich erheblich abweichende Energiewerte. Eine spezielle Tendenz konnte nicht festgestellt werden. In der Beurteilung durch die Betreuer wurde eine deutliche, zum Teil erhebliche Verbesserung von Lern-, Leistungs- und Verhaltenskriterien festgestellt. Auffallende Verbesserung durch Schlafplatzsanierung (Geovita). Diese Verbesserungen sind auf die Wirkung der homöopathischen Medikamente zurückzuführen. Eine Plazebowirkung durch den „Arzt" oder die Betreuer konnte nicht stattfinden.

Abschließende zusammenfassende Beurteilung durch die Heimleiterin:

Trotz erheblicher Schwierigkeiten, d.h.

- mangelnde Mitarbeit der Eltern
- Therapie-Unterbrechung am Wochenende und in den Ferien
- keine Berücksichtigung geopathischer Störungen am Familienwohnort

gibt es zusätzlich deutliche Vorteile: Die Kinder werden sich positiv zurückerinnern, eine „Therapie" gemacht zu haben. Sie werden derartigen Therapien gegenüber später aufgeschlossener sein. Den Kindern von Jupident bläst der rauhe Lebenswind ins Gesicht. Es tauchen immer wieder neue Konflikte auf, die ihnen die Energie rauben. Psychosomatische Energetik kann ihnen bei der Lebensbewältigung helfen. Homöopatische Behandlung kann zu einer Kurskorrektur führen.

6. Geopathie

Kommentar des Herausgebers zum nachfolgenden Artikel

Es vergeht kein Tag in der Praxis, bei dem man nicht mit dem Phänomen des Abschirmens konfrontiert wird. Da testet man Geovita bei einem Patient, dessen Bett vor einem Jahrzehnt (!) für teures Geld (oft 500 – 1000 €!) abgeschirmt wurde. Mühsam muß man ihm erklären, daß es sich um eine Scheinlösung handelt, und er auf Dauer um eine wirkliche Bettplatzsanierung nicht herum kommt, nämlich sein Bett auf eine neutrale Zone zu verschieben. Als nächstes findet man bei einem eifrigen Handynutzer einen Entstör-Chip, dessen Wirkung angeblich alles wiedergutmachen soll. Teste ich den Patient mit oder ohne Entstör-Chip auf dem Handy, beträgt der Unterschied vital gerade höchstens 10 %. Manche Entstör-Chips sind energetisch sogar völlig wirkungslos und einige bewirken sogar das Gegenteil! Wenn ich dem Patient klarmache, daß das eingeschaltete Handy seine ohnehin niedrigen Vitalwerte von sagen wir 50 % auf 20 % reduziert, mit Entstör-Chip dagegen auf 30 % absenkt (also auch noch recht pathogen wirkt), wird Vielen klar, daß man die Gesetze der Biophysik und Physik nicht einfach durch einen Entstör-Chip aufheben kann.

6.1 Ist Abschirmen möglich?

Reimar Banis

Unter „Abschirmen" versteht man vor allem das künstliche Unschädlichmachen von Erdstrahlen, aber auch von Elektrosmog. Immer wieder fragen mich viele meiner Patienten, aber auch Kollegen bei der Ausbildung zum „Zertifizierten Energietherapeuten", ob den Aussagen der Hersteller getraut werden kann. Seit einiger Zeit sind einige neue Firmen auf dem Markt des Abschirmens tätig, die sich durch ein besonders cleveres und aggressives Marketing auszeichnen. Was die Hersteller sagen, meinen meine Gesprächspartner, klänge doch so überzeugend und wissenschaftlich. So betitelt ein Schweizer Hersteller seinen Hausprospekt mit den Worten: *„Energetische Optimierung in Gebäuden – Stellen Sie den natürlichen Energiefluß in Ihren privaten und beruflichen Gebäuden wieder her"*. Wer möchte nicht einen natürlichen Energiefluß und das am besten 24 Stunden am Tag, und dazu natürlich sowohl privat wie beruflich?

Bereits mit dem Titel der Broschüre wird dem arglosen Leser suggeriert, das Abschirmen und Harmonisieren von Erdstrahlen sei möglich. Auch schädlicher Elektrosmog wird laut dem Prospekt angeblich gleich mit erfaßt und unschädlich gemacht, folglich habe der Kunde mit dem Kauf einen doppelten Gewinn. Solche und ähnliche Werbebotschaften arbeiten mit den geheimen Mechanismen der Hypnose und der Werbung. Erfahrene Werbeleute wissen, daß man als Anpreiser einer Ware oder Methode am weitesten kommt, wenn hypothetische Aussagen vom Verkäufer gleich als Fakten dargestellt werden. Der Kunde akzeptiert das Gesagte dann meist vorbehaltlos und kritische Einwände werden von vornherein elegant umschifft.

Die Hersteller von Abschirmgeräten tun deshalb in ihrer Werbung so, als könne man den natürlichen Energiefluß mit bestimmten Apparaturen wieder herstellen und lassen Zweifel erst gar nicht aufkommen. Sie behaupten in ihren Werbeauftritten, ihr System würde das Energiesystem von Gebäuden harmonisieren und wäre in der Lage, dauerhaft schädliche Strahlung jedweder Art abzuschirmen, umzupolen, zu harmonisieren und manchmal sogar neben der Neutralisierung heilend zu wirken. In der Werbung der Hersteller werden dabei alltägliche Beschwerden geschickt als Aufhänger genommen, etwa Schlafprobleme, Tagesschläfrigkeit und Konzentrationsschwäche, wobei suggeriert wird, daß die genannten Symptome mit dem beworbenen Apparat zum Verschwinden gebracht werden können. Der Kundenkreis für solche Abschirmgeräte wird damit enorm vergrößert, denn wer fühlt sich nicht ab und zu schläfrig oder schläft schlecht? Laut Statistiken leiden darunter nahezu zwei Drittel der Bevölkerung, die damit zu potentiellen Kunden der Abschirmfirmen werden. Zuletzt werden in den Broschüren mit Aussagen zufriedener Kunden alle Zweifel des Lesers beseitigt.

Ein weiteres starkes Werbeargument der Hersteller ist die angebliche Wissenschaftlichkeit. Ein österreichischer Hersteller wirbt beispielsweise mit dem Vortrag eines Universitäts-Professors. Dieser referiert an der Pekinger Universität über *"Geopathic Streß zones and their influence on the human body: Scientific evidence and measurable effects on the nervous system, the immune system and the heart and circulatory system, and possibilities for harmonization with the X system"*. Auch in Baden-Baden auf der europäischen Konferenz für Krankenhaustechnik spricht der gleiche Professor über Erdstrahlen und wie man sie mit dem beworbenen Abschirmgerät verhüten kann.

Das klingt natürlich für den wissenschaftlich Unkundigen zunächst äußerst beeindruckend. Besonders stolz ist der Hersteller des beworbenen Abschirmgerätes dabei auf eine Studie, die demnächst erscheint, Titel: *„Biomedical Evidence for Influences of Geopathic Streß on the Human Body: Scientifically Traceable Effects and a Way for Harmonization"*. Dabei wird zur Objektivierung vor allem ein verbessertes Kirlian-Gerät (GDV) eingesetzt, mit dem nachweisbar sein soll, daß Erdstrahlen Streß erzeugen und das Abschirmgerät eben diese Streßzeichen verhindern kann. Daß es sich bei der GDV ebenfalls um eine umstrittene Methode handelt, wird jedoch verschwiegen. Jeder mit den Kriterien der Wissenschaft vertraute Fachmann weiß, daß man statistisch „weiche" Daten nicht mit einer ebenfalls „weichen" Methode beweisen kann, aber das wird vom Hersteller unterschlagen. Bei Lichte besehen ist der vermeintlich wissenschaftliche Beweis daher nicht viel wert. Ein anderer Hersteller schreibt über sein Abschirmgerät: *„X ist ein Hightech-Produkt, das auf den Grundlagen neuester wissenschaftlicher Erkenntnisse der Bionik-Technologie basiert. In einem speziellen, hochkomplexen Verfahren wird das Frequenzspektrum der DNS (Desoxyribonukleinsäure), und deren Resonanzen, Schwingungen und Energien auf die speziell entwickelten X-Folien hinterlegt"*. Auch bei diesen Aussagen wird dem Leser suggeriert, der Hersteller verfüge über eine hohe wissenschaftliche Kompetenz und wisse als Experte, was er tue.

Verschwiegen wird von den Herstellern, daß es sich um einen Grenzbereich der modernen Naturheilkunde handelt, bei dem vieles noch als sehr spekulativ und fragwürdig angesehen werden muß. Die Unsicherheit beim Abschirmen rührt vor allem daher, daß es bis heute keineswegs eindeutig bewiesen ist, daß man mittels solcher Apparate eine dauerhafte Verbesserung des Gesundheitszustandes erzielen kann. Die große Zahl von Patienten, die trotz einer Abschirmung nach vielen Jahren erkranken, spricht eindeutig dagegen. Jeder Hersteller hantiert daher in einem Grenzbereich herum und handelt dabei höchst spekulativ. Daß eine Wünschelrute nicht mehr ausschlägt oder ein Patient wieder gut schläft, beweist noch gar nichts. Die Erfahrung zeigt eher im Gegenteil, daß eine Abschirmung auch vom Energetischen her nicht dauerhaft wirksam ist. Sensible Meßverfahren (etwa das Reba-Testgerät) verraten irgendwann, daß eine Belastung trotz Abschirmens nach wie vor vorliegt. Und selbst wenn sich eine Belastung manchmal nicht gleich am Anfang zeigt, ist sie doch nach den Erfahrungen der Therapeuten, die mit der Psychosomatischen Energetik arbeiten, auf Dauer so gut wie immer nachweisbar.

Die Hersteller verschweigen in der Regel auch die genaue Zusammensetzung ihrer Produkte, was nachvollziehbar ist, denn sie wollen sich weder in die Karten schauen lassen noch sollen beim Konsumenten irgendwelche Zweifel aufkommen (in der Regel handelt es sich nämlich um außerordentlich einfache und preiswerte Materialien). Aufgrund der hohen Preise soll der Konsument jedoch glauben, daß er einen entsprechenden Gegenwert für sein Abschirmgerät bekommt. Verschwiegen wird von den Herstellern aber, daß jegliche Langzeiterfahrungen mit ihren Produkten fehlen. Das verwundert auch nicht weiter, weil sie in der Regel erst seit einigen Jahren erhältlich sind. Doch selbst Hersteller, die mit ihren Produkten schon Jahrzehnte auf dem Markt sind, verhalten sich genauso. Meiner Meinung nach sind aber nur Langzeiterfahrungen wirklich aussagekräftig, die bei vielen Patienten gewonnen werden, vor allem bei solchen an Hochrisiko-Schlafplätzen, also dort, wo bereits ein früherer Schläfer krank geworden ist. Meine ärztlichen Erfahrung und die zahlreicher Kollegen haben eindeutig zeigen können, daß man an ungestörten Bettplätzen erfahrungsgemäß deutlich seltener krank wird. Bei Abschirmungen sieht man dagegen immer wieder schwere Krankheitsverläufe bis hin zum Krebs, weil gestörte Bettplätze weiterhin trotz Abschirmungen störend wirken!

Wirklich verläßliche langjährige Erfahrungen an Hochrisikoschlafplätzen fehlen praktisch bei jedem solcher Geräte. Letztlich ist damit nämlich jeder Anwender ein „Beta-tester" und geht auf Dauer ein hohes gesundheitliches Risiko ein. Meines Erachtens gibt es nur zwei Kriterien, mit denen Abschirmmethoden bei Erdstrahlen objektiv überprüft werden können. Die beiden Fragen lauten, ob solche Verfahren:

1. dauerhaft die subjektiven Beschwerden des Betroffenen beseitigen können und vor allem,

2. ob sie dauerhaft verhindern können, daß derjenige am gestörten Schlafplatz schwer krank wird.

Zu Punkt 1 = die subjektiven Beschwerden werden von den Geräten der meisten Hersteller beseitigt. Der Patient wiegt sich dadurch in Sicherheit und glaubt, das Nötige getan zu haben. Natürlich kommen die Hersteller damit der menschlichen Bequemlichkeit entgegen, weil niemand gerne sein Bett umstellt oder eventuell teure Umbauten vornimmt. Der zufriedene Kunde empfiehlt das Gerät womöglich sogar im Bekanntenkreis und glaubt, die Sache sei erledigt. Doch meine langjährige Erfahrung als Arzt ebenso wie die Beobachtung zahlreicher anderer Therapeuten und erfahrener Rutengänger haben gezeigt, daß so gut wie alle Abschirmverfahren nach einigen Jahren nicht mehr wirken und die Betroffenen wieder Beschwerden bekommen. Das Entscheidende ist, daß der Effekt nie dauerhaft anhält und vor allem die wirklich schädliche Strahlung nicht abgeschirmt wird!

Der erfahrene Rutengänger Dipl. Ing. Hans Zürn/ Überlingen, der in dreißig Jahren über 10.000 Bettplätze untersucht hat, bestätigte mir im persönlichen Gespräch, daß keine einzige ihm bekannte Abschirmmethode dauerhaft wirksam ist. Viele gute Rutengänger, die ich kenne, teilen diese Auffassung. Der mit über 1000 Rutengängern größte und seriöseste Verband in Deutschland, der Forschungskreis für Geobiologie in Eberbach/Neckar, streicht sogar Rutengänger aus seiner Mitglieder-Liste, wenn jemand unter ihnen abschirmt (was verlockend ist, weil man damit schnell und mühelos viel Geld verdient). Unter seriösen Rutengängern gilt Abschirmen daher als grob fahrlässig. Von Erdstrahlen belastete Menschen zeigen trotz Abschirmmethoden erhebliche Störungen, die mit bestimmten sensiblen Testverfahren wie dem Reba-Testgerät immer noch nachgewiesen werden können. Auch erfahrene und gute Rutengänger wie Herr Zürn lassen sich von einer Abschirmung nicht irreleiten und finden vor Ort praktisch immer noch erhebliche Erdstrahlbelastungen.

Die Erfahrung zeigt, dass der krankmachende Effekt der Erdstrahlung spätestens nach Monaten bis Jahren wieder einsetzt, und zwar in aller Regel stärker als zuvor. Oft geschieht das schleichend, so daß der normalerweise vorhandene Warneffekt gegenüber etwas Krankmachendem wegfällt. So habe ich bei zahlreichen meiner Krebspatienten immer wieder die typische Aussage gehört, vor beispielsweise zehn Jahren wäre ein Rutengänger dagewesen, hätte eine Abschirmmatte empfohlen, und weil der Betreffende danach viel besser geschlafen hätte, habe er sich sicher gefühlt. Anfangs seien auch einige Beschwerden verschwunden. Aber das wirklich schützende Umstellen des Bettes ist unterblieben, was nach meiner ärztlichen Erfahrung als fahrlässig und geradezu verantwortungslos bezeichnet werden muß.

Mein Fazit und meine Vorschläge

Abschirm-Produkte sollten nur in Ausnahmen etwa bei Krankenhaus-Aufenthalten, im Hotel, den Ferien usw. benutzt werden und sind nur dann eine einigermaßen vertretbare Notlösung. Weil es ganz preiswerte, dennoch gut funktionierende Maßnahmen des kurzfristigen Abschirmens gibt, kann man sich normalerweise das Geld für teure Abschirmgeräte sparen. So kann Seide in Form von Bettwäsche viele geopathogene Beschwerden lindern. Billige mehrfach gefaltete Acetatseide als Bettunterlage erfüllt oft den gleichen Zweck. Innerlich helfen Brennessel-Tee, Geovita-Tropfen, die Polyxane nach Dr. Hartmann oder äußerliche Ameisensäure-Einreibungen. Auch ein unters Bett gelegter U-förmig gebogener Kupferdraht oder Unterlagen von Kork und Stroh sind einfach zu besorgende, aber eben nicht dauerhaft wirksame Abschirmungen. Doch ich möchte bei allen Abschirmungen nicht vergessen zu erwähnen, daß auf lange Sicht nur das Verstellen des Bettes auf einen ungestörten Platz hilft! Man ähnelt sonst dem Kettenraucher, der sein schlechtes Gewissen mit Hustentropfen beruhigt, aber die wirklich notwendige Maßnahme unterläßt.

Nach meinen Erfahrungen gelingt es erstaunlich vielen Menschen, mit einfachsten Maßnahmen, etwa kinesiologischen Tests und mit einer angeleiteten Selbstwahrnehmung gute Bettplätze ausfindig zu machen (auf gestörten Plätzen wird man bald unruhig, blaß, will von dort weggehen). So wird der seitlich weggestreckte Arm selbst bei muskelstarken Menschen nach 5-10 Minuten Verweilen auf einer Geopathiezone schwach und läßt sich leicht herunterdrücken. Leider funktionieren solche Tests nicht mehr bei geopathogen gestörten Menschen, weil ihre Wahrnehmung und ihr ganzes System falsch reagieren. Häufig suchen durch Erdstrahlen belastete Menschen instinktiv wieder schlechte Plätze, weil sie sich nur noch dort wohlfühlen. Man muß sie erst wieder an eine normale Situation gewöhnen und das Energiesystem sich regenerieren lassen, bevor sie wieder normale Instinkte zeigen.

Eine Therapeutin stellte mir kürzlich die Frage: „Kann man geistig abschirmen?" Sie schreibt: *„Ich befasse mich momentan wieder mit dem Thema Erdstrahlen, wobei mir eigentlich alle Argumente gegen das Abschirmen geläufig sind. Vor kurzem habe ich mit einem Mann gesprochen, der behauptet, die Erdstrahlen wirksam abschirmen zu können, sozusagen mit einem "Zauberspruch". Ich weiß, was Sie jetzt sagen wollen .... Der Mann, ein einfacher Bauer aus dem Entlebuch, sagt von sich, daß er sehr medial sei (kann ja sein), und daß er deswegen von einem alten Schamanen (irgendwo im fernen Osten) "entdeckt" worden und "eingeweiht" worden sei. Er dürfe sein Geheimnis aber keinesfalls verraten, sonst verliere es seine Wirkung. Kennen wir ja auch. Aber: er behauptet ebenfalls, daß er vor allem von Bauern hier in der Innerschweiz gebeten werde, den Stall zu entstören, weil die Kühe zu wenig Milch gäben oder die eine oder andere Kuh dauernd kränkelt. Daß seine Entstörungsmethode wirke, erkenne er an den begeisterten Zuschriften der Bauern, die enthusiastisch berichten, daß die Kühe nicht mehr kränkeln und auch meßbar (!) mehr Milch gäben. Und Kühe könnten doch nicht bluffen. Er könnte mir jede Menge solcher Briefe zeigen. Haben Sie eine Erklärung für dieses Phänomen?"*

Ich habe der Therapeutin geantwortet, daß grundsätzlich für alle Abschirmungen das Gleiche gilt: sie wirken manchmal einige Zeit, aber praktisch nie dauerhaft. Das mag bei dem medialen Bauern vielleicht für drei bis vier Jahre anhalten, würde ich vermuten, aber irgendwann ist der Effekt aller Wahrscheinlichkeit nach verpufft. Möglicherweise wechselt er bis dahin seine Kühe im Stall aus, so daß sich ein schädlicher Langzeiteffekt bei ihnen gar nicht auswirken kann und selbst belastete Kühe weiter viel Milch geben.

Würde man Menschen jahrelang auf solchen schädlichen Zonen schlafen lassen, zeigen sich oft erst nach zehn Jahren bestimmte Krankheiten. Entscheidend wäre also auch beim geistig abschirmenden Bauern die Langzeiterfahrung, die mit großer Wahrscheinlichkeit fehlt. Ich habe mehrere Patienten gehabt, die trotz geistiger Abschirmung krank geworden sind, so daß ich deshalb auch dieses Vorgehen nicht empfehlen kann.

Die bekannte österreichische Rutengängerin Käthe Bachler hat übrigens genau über dieses Thema ein lesenswertes Buch geschrieben: *„Gibt es eine geistige Abschirmung?"*. Sie schreibt als Fazit: *„Man muß diesen Armen, die der Verzweiflung nahe sind – es können körperliche Schmerzen sein, es können große Ängste sein –*

sofort aus diesen Gefahrenzonen wegholen, ja „wegreißen" *– und sie auf den guten Platz „betten"! Wir dürfen die Hilfe nicht verzögern, indem wir Abschirmungen probieren. Das gilt für die natürlichen, für die physikalisch technischen und auch für die geistigen Abschirmungen! Wir dürfen nicht eine gründliche Heilung hinausschieben."* Dem ist von meiner Seite wirklich nichts hinzuzufügen.

Abschließend möchte ich noch auf die Frage zu sprechen kommen, ob Elektrosmog im Gegensatz zu Erdstrahlen abgeschirmt werden kann. Der erste Abschirmer von Elektrostrahlung war bekanntlich Michael Faraday mit seinem Käfig. Wer daher sein Handy rundherum in Alufolie einschlägt, kann sich weitgehend von dessen Strahlung sicher fühlen, empfängt aber auch keine Signale mehr. An Handys aufgeklebte Symbole und Entstörchips sind dagegen gegen die elektromagnetische Strahlung völlig wirkungslos und können auch das feinstoffliche Feld eines Benutzers nach meinen Messungen nur geringfügig ausgleichen (um höchstens 10 % oder weniger). Ich rate daher, auf Handys weitgehend zu verzichten oder eine Freisprecheinrichtung zu benutzen, außerdem das angeschaltete Handy so weit wie möglich vom Körper entfernt zu tragen. Elektrosmog in der Wohnung kann man teilweise abschirmen, etwa durch metallische Folien, bestimmte Wandfarben und dergleichen (siehe www.biologa.de und andere Hersteller). Aber auch bei Elektrosmog gilt, das Ausweichen allemal besser ist als eine dauerhafte Exposition.

Literatur:

Bachler, Käthe: Gibt es eine geistige Abschirmung?, NP Buchverlag, St. Pölten, 2000

Banis, Reimar: Warum Abschirmen bei Geopathie so gefährlich ist, Erfahrungsheilkunde 9/2004

Bergsmann, Otto: Risikofaktor Standort – Rutengängerzone und Mensch – Wissenschaftliche Untersuchung zum Problem der Standorteinflüsse auf den Menschen, Facultas Universitätsverlag, Wien, 1990

Hartmann, E.: Krankheit als Standortproblem, Haug-Vlg., Heidelberg, 1986

Maes, Wolfgang: Elektrosmog – Wohngifte – Pilze, Baubiologie, Haug-Verlag, Heidelberg ,1999

Rose, Wulf-Dieter: Elektrostreß, Kösel-Verlag, München. 1987

7. Spezialthema Tiere

Kommentar des Herausgebers zum nachfolgenden Artikel

Bekanntlich haben Haustiere genauso wie der Mensch seelische Konflikte, die sich mit der Psychosomatischen Energetik nachweisen und behandeln lassen. Solche Konflikte führen bei ihnen oft zu erheblichen Verhaltensstörungen und ebenso zu körperlichen Problemen, wie die nachfolgenden zwei Tiergeschichten verdeutlichen. Daß sich eine Zahnärztin der Behandlung zweier Stallhasen widmet, wirkt ungewöhnlich, aber angesichts der ländlichen Umgebung, in der die Autorin des folgenden Beitrags lebt, wo es eben auch Pferde usw. gibt (siehe das vorige Lesebuch der PSE), ist das wiederum verständlich. Bei Frau Süssmann-Seuthe scheinen Tiere wie Pferde, Hunde oder Hasen quasi zur Familie zu gehören und erfahren die gleiche liebevolle Behandlung wie jeder andere Familienangehörige. Wer die nachfolgenden Beschreibungen von Tom und Tony liest, wird überrascht sein, wie einfühlsam die Autorin diese schildert. Ebenso erstaunt es, welche menschenähnlichen Beschwerden und Gefühle einem bei Haustieren begegnen können.

Man kann vermuten, daß Tiere letztlich genauso leiden wie wir Menschen, sogar noch intensiver. Ihnen fehlt die Distanzierungsmöglichkeit des Mentalkörpers, die es dem Mensch erlaubt, sich von emotionalem Leid innerlich zu distanzieren und es im besten Fall sogar spirituell-philosophisch zu verarbeiten. Tiere sind ihren schmerzhaften Emotionen dagegen schutzlos ausgeliefert. Wie kleine Kinder sollte man sie prinzipiell als unschuldige Opfer sehen. Sie verdienen nicht nur unser Mitleid, sondern darüber hinaus eine psychologisch/psychosomatische Hilfe, die begreiflicherweise am besten wie die Psychosomatische Energetik im Wortlosen arbeitet. Die Psychosomatische Energetik scheint hier auf geradezu ideale Weise eine wertvolle und dazu äußerst effektive Hilfe bieten zu können. Hinzufügen sollte man auch, daß Tiere außerdem keine komplizierten neurotischen Widerstände haben, die die Heilung beim Menschen oft so schwer macht.

Daß die Tier-Behandlung in diesem Lesebuch zum Spezialthema gemacht worden ist (im vorigen Lesebuch war es der Elektrosmog), beruht zum einen auf immer mehr Beiträgen, die eingereicht worden sind. Zum anderen bekommen wir immer mehr Anfragen zu diesem Thema, die für einen großen Bedarf sprechen. Daher haben wir uns entschlossen, 2007 erstmals ein Sonderseminar zur PSE-Behandlung von Tieren anzubieten (durchgeführt von Hp Ralf Fauser und Hp Carola Deiss). Schon jetzt ist absehbar, daß die Psychosomatische Energetik in diesem Bereich eine große Zukunft vor sich haben wird.

7.1 Zwei Hasengeschichten

Susanne Süssmann-Seuthe

Bei der von Dr. R. Banis entwickelten Methode werden mittels Reba-Testgerät und Armlängentest zunächst die Energie-Werte des Patienten auf einer Skala von 0 bis 100 ausgetestet: Vital – Emotional – Mental – Kausal. Optimal sind 100er Werte. Weiter werden Testampullen in eine im Gerät befindliche Wabe gesteckt und jene gesucht, welche die Energie-Werte des Patienten verbessern: Zunächst Chavita, um festzustellen, in welchem Körpersegment eine Blockade besteht (häufig kommt es in diesem Segment zu Erkrankungen), dann wird über Emvita der zugehörige aktive Konflikt gesucht und dessen Größe ermittelt, welche einen Anhalt über die zu erwartende Behandlungsdauer gibt. Die Behandlung erfolgt mit von Dr. Banis speziell entwickelten komplex-homöopathischen Medikamenten. Man hat natürlich auch bei anderen Stoffen die Möglichkeit auszutesten, ob sie der jeweiligen Person gut tun, neutral sind oder eventuell gar zu einer energetischen Verschlechterung führen.

Bei Tieren ist eine Testung mit dem Gerät schwierig, weshalb ich mit Einhand-Rute und der Ampulle im Energie-Feld des Tieres teste. Hier sind natürlich jedem Zweifler und Skeptiker Tür und Tor geöffnet .... Ich selbst gehöre zu dieser Sorte Mensch und bin darum immer wieder neu fasziniert, daß so etwas wirklich – und dann auch noch so gut – klappt!

Zur Behandlung selbst gebe ich meinen menschlichen Patienten gerne folgende Bilder: Täglich haben wir Probleme, größere, kleinere. Ob Ärger mit dem Chef, die Freundin hat nicht wie versprochen angerufen, die Ampel ist mal wieder rot, der Vater ist schwer krank ... das gehört einfach zum Leben. Das Problem wird gelöst – Erledigt. Manche Probleme sind aber zu groß, um sie sofort zu lösen. Doch wir müssen im Alltag parat sein, kommen nicht zur Problemlösung, packen es weg. Wohin? In unser Unterbewußtsein. Leider bleibt es dort nicht einfach liegen, sondern wirkt wie Sand im Getriebe. Was passiert? Genau wie beim Sand im Getriebe – je mehr Sandkörner, je größer die Sandkörner, je länger sie dort sind, um so größer ist die folgende Störung. Das sind die Blockaden und Konflikte, welche wir durch Chavita und Emvita zunächst ausfindig machen und dann wegbehandeln, einen nach dem anderen wie bei einer Zwiebel: Schale für Schale von außen nach innen bis zum eigentlichen Kern! Das kann dauern, unter Umständen sogar ein paar Jahre. Viele Patienten brechen die Behandlung ab, weil es schon ein bißchen besser geht. Wie gut es wirklich gehen könnte, erleben sie dann leider gar nicht.

Stellen Sie sich einen Baum vor – einen großen kräftigen Baum! Der läßt Blätter hängen: Ein Blatt: Migräne, ein anderes Rückenprobleme, das nächste vielleicht ein Magenproblem .... Mit der normalen Medizin würde es evtl. zu einer Behandlung mit Schmerzmitteln bei der Migräne kommen, Einrenken und Spritzen beim Rücken, Magenspiegelung .... Wenn nun aber die Ursache ein Wurm ist, der an den Wurzeln nagt und dem Baum die notwendige Lebensenergie abzapft? Ist der Wurm weg, kann die Energie wieder fließen, der Baum kann seine Selbstheilungskräfte aktivieren und neue Blätter können nachwachsen. So arbeitet die PSE. Über die Energie-Werte und Konfliktgröße besteht jederzeit die Möglichkeit, den Behandlungsverlauf zu überprüfen – kein Medikament wird auf "gut Glück" verabreicht, sondern nur, wenn es den Patienten energetisch wirklich eine Verbesserung verschafft!

Hase Tom

Toms Hauptprobleme sind Schnellatmigkeit mit Atemnot und chronischer Durchfall. Er ist sehr leicht beleidigt, wirkt manchmal regelrecht depressiv. Außerdem wachsen seine Zähne extrem schnell, weswegen er häufig zum Tierarzt zum Zähneraspeln muß, was ihm natürlich gar nicht gefällt. Sein Stallgenosse war gestorben und so teilte sich Häsin Tony seit ca. 1 Jahr mit ihm den Stall. Diese kleine Hasendame ist ihm allerdings nicht gerade wohlgesonnen: sie ist eifersüchtig, versucht ihn zu dominieren und verprügelt ihn manchmal regelrecht.

1. Untersuchung

Patientenwerte 40-50-30-40
Ch4/ Em[52] 14 eingeschlossen in Zwänge,
Konfliktgröße (KGr) 14: 30-30-20-30 Neurovita 20.

Das Schlüsselwort zum 4.Chakra lautet: Vertrauen.

Ein Wesen, dem es an liebevollem Vertrauen zu seinem Gegenüber mangelt, kann entweder über jede Äußerung dieses Gegenüber ewig grübeln, oder aber es fühlt sich grundsätzlich verletzt und von der Welt mißverstanden, zieht sich in sich selbst zurück und beschäftigt sich fortan nur noch mit sich. Dieses Desinteresse an der Außen- und Umwelt läßt es zwar ungeschoren, verhindert aber gleichzeitig seine Weiterentwicklung, da es sich von Wachstumsimpulsen, die von außen kommen, abschottet. Der Rückzug kann soweit führen, daß man die Tür hinter sich fast endgül-

[52] Ch = Chavita; Em = Emvita; KGr = Konfliktgrösse.

tig zuschließt, mit der Folge der totalen Eingeschlossenheit. Daß einem dies die Luft zum Atmen nehmen kann und dadurch das eigene Verhalten merkwürdige – um nicht zu sagen – zwanghafte Blüten treiben kann, liegt schon fast auf der Hand. Die nicht ganz so extreme Verhaltensweise ist jedoch auch eine Spielart des fehlenden Vertrauens, nämlich die Angst, das schreckliche Gefühl, das häufig im Hintergrund der Liebe mitschwingt als Angst vor dem Verlassenwerden – was ein ungestörtes Schwingen der Chakra-Energie unmöglich macht.

Symptome eines gestörten 4. Chakras können sein:

Atemnot
Depression
Liebeskummer
Infektanfälligkeiten
Phobien

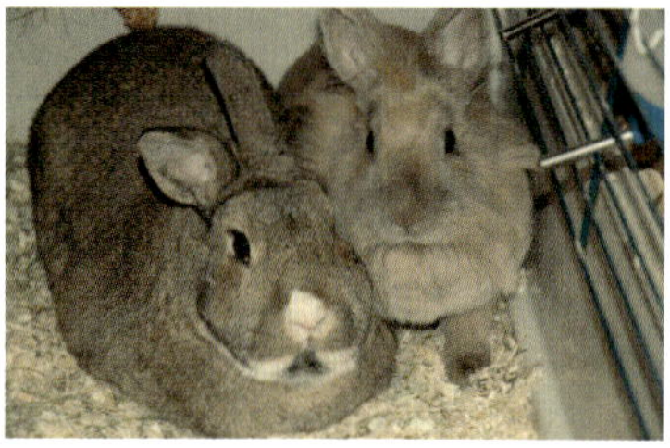

Tom und Tony

Bei der 2. Testung erzählen die Besitzer von Tom, daß er jetzt weniger ängstlich sei. Im April 2005 begann für seine Besitzerin eine sehr arbeitsintensive Zeit, sie war nur sehr selten zu Hause. Tom reagierte prompt: War er draußen, dann machte er schon mal aufs Sofa. Noch schlimmer: er pinkelte seine Besitzerin an. So etwas hat er früher nie getan. Wurde die Pipi-Ecke gesäubert, dann versuchte er die Plastiktüte mit der schmutzigen Hasenstreu zu zerfetzen. Zur Freude der Besitzer verschwanden diese Verhaltenweisen nach Beginn der Tropfeneinnahme. Auch würde er sich sauber machen, was vorher nur selten vorkam – meist hätte er ziemlich gestunken. Verwunderlich ist: er kommt jetzt nicht mehr von alleine aus dem Käfig raus, wenn die Türe offen ist.

Die 2. Testung ergibt folgende Werte:

100 – 100 – 60 – 60
Ch5/Em 18 hastig
KGr 18: 40-20-30-50

5. Chakra – also alles was mit Ausdruck/Kommunikation zu tun hat, aber auch Engegefühl im Hals und: die Zähne!

Zusätzliche Tests zeigen eine Reaktion von Niere – Ischias – Darm – Haut – Schleimhaut, er reagiert auf Herpes und Strahlenpilz. Es erfolgt die sofortige Therapie (nach Klinger). Schon 3 Tage später bekomme ich folgende Rückmeldung: „Tom springt jetzt wieder wie ein junges Küken durch den Käfig und freut sich sobald jemand den Raum betritt – das hat er lange nicht gemacht."

Kleine Hasendame Tony

Die Besitzerin beschreibt Tony als nervös, ungeduldig und extrem aggressiv. Es ist kaum möglich, sie zu streicheln oder aus dem Käfig herauszunehmen: wenn man die Hand in den Käfig streckt, greift sie sofort an und versucht zu beißen. Ihrem 5 Jahre älteren Stallkameraden Tom gegenüber verhält sie sich absolut dominant, sie hat häufig Wutausbrüche und „verprügelt" ihn regelrecht. Außerdem könne man sie in gewissem Sinne als trotzig und neidisch bezeichnen.

Als ich zum Testen komme, ist sie sehr verängstigt und versucht sich zu verstecken. Zwischendurch rast sie hektisch/panisch durch den Käfig.

Erste Testung:

Patientenwerte 40–30–30- 40
Ch 2/Em 6 KGr 6: 40-80-10-40
Ch 1/Em 4 KGr 4: 30-30-10-20
Simvita ++ (40)

Das 2. Chakra entspricht den vegetativen Geflechten, die der Nebennierensteuerung zugehören. Damit verknüpft sind alle Vorgänge, die durch das Adrenalin, unser Streßhormon, beeinflußt werden, wie auch die Abwehrkräfte mit dem Zentralhormon Cortison, die Vorgänge des Mineralhaushalts und der Wasserausscheidung.

Die Kraft des 2. Chakras korrespondiert mit dem „In-sich-ruhen" und „Ausgeglichen sein". Es hat zu tun mit Streß: Flucht oder Kampf – den wichtigen Verhaltensweisen, wenn man einem Feind begegnet: Welche Möglichkeiten hat so ein kleiner Hase im Käfig gegenüber dem oder den riesigen Menschen?

Die Aufgabe des 2. Chakras ist die Vitalenergie des 1. Chakras in geordnete Bahnen zu bringen und dafür zu sorgen, daß die Basisenergie dem System in all seinen Organen zur Verfügung steht. Geschieht diese Energieverteilung nicht geordnet, so können Überfunktionen auftreten – ein zuviel an Aktion ähnlich einer zu sehr aufgezogenen Tanzpuppe, was dann sehr hektisch wirkt – nervös und nervend. Die Unterversorgung mit Energie resultiert aus Ängsten gemäß dem Satz: Angst macht eng – und sorgt v.a. an den Bauchorganen, aber nicht nur da, für Schmerz, Beklemmung, Erschöpfung, bis hin zur Todesangst. Der Organismus spürt, daß er zu wenig bekommt, kann dies nur nicht als energetisches Phänomen deuten, so daß hier die Organsprache das Wort übernehmen muß. Das System wird einem abrupten Wechsel des Energieflusses (von Über- und Unterversorgung) unterworfen. Es weiß nie ganz genau, was als nächstes passieren wird – und so kann der Betroffene sich stark fühlen, ohne es wirklich zu sein, was ihn dann unter U. trotzig macht: „Auf dieses System ist ja wirklich kein Verlaß!"

Mögliche Symptome des 2.Chakras:

Reizdarm	Verstopfung
Chron. Diarrhö	Nierensteine
Reizbarkeit	Trotz, Neid
Ungeduld	Wutausbrüche

Das 1.Chakra hat mit der Basis unserer Lebendigkeit zu tun, mit einem entwicklungsgeschichtlich ungestörten Urvertrauen. Hierher gehören Themen wie „Selbstbehauptung" und „Stabilität in der Beziehung zum Partner"

Die extrem Selbstbeherrschten schlucken alle Schwierigkeiten, lassen aber auch die guten Gefühle nicht mehr zu (Verdrängungsarbeit im Freud'schen Sinne): Destruktive Aggression oder Sadomasochismus kann auf solchem Boden gedeihen, wenn nichts „Wirkliches" mehr gefühlt wird...

Mögliche Symptome des 1. Chakras:

Hämorrhoiden	Scheidensenkung
Blasenentzündung	Uterussymptome
Minderwertigkeitsgefühle	Urangst
Unerklärliche Aggressivität	

Schon nach wenigen Tagen Behandlung mit den Komplex-Homöopathika stellt sich eine Veränderung in Tonys Verhalten ein: die Aggression gegen Menschen verschwindet ganz und ihren Stallgenossen „Tom" greift sie nur noch an, wenn er gestreichelt wird. Streicheln die Besitzer zuerst sie, dann ist alles o.k.

In den der Testung folgenden 4 Monaten hat Tony mehrfach unklare Blutungen (ca. 3 bis 5 mal) – die Tierärztin vermutet eine Gebärmutterentzündung.

2. Testung: Als ich diesmal zum Testen in den Raum komme, ist da keinerlei Angst oder Panik mehr. Im Gegenteil: sie schaut ganz interessiert, was ich wohl mache. Dann wird es langweilig, und sie beginnt mit großer Ausdauer „ihren" Tom liebevoll zu knuddeln.

Die Besitzerin meint, Tony hätte kapiert, daß sie die zweite Geige spielt. Auch hätte sie sich angewöhnt nur dann zu fressen, wenn der Käfig zu ist. Tom gegenüber steckt sie beim Essen zurück. Die 2.Testung ergibt, daß der Basiskonflikt noch nicht aufgelöst sondern im Gegenteil verstärkt ist. Die Angst läßt sich jetzt testen, obwohl Tony gar nicht mehr ängstlich wirkt:

80-60-100-60
Ch 1/Em 4 KGr 4: 20-40-20-30
Anxiovita +++ (60)

Bericht der Besitzerin kurz nach Behandlungsbeginn (4.8.05)

„Hallo Frau Dr., meine kleine „Hasenzicke" wird ruhig! Wir können sie immer öfter streicheln, ohne daß sie uns gleich angreift und sie knurrt auch nicht mehr so oft. Ich finde das richtig super! Ich denke Tom auch, der bekommt nicht mehr täglich „eine gewischt" und die beiden sind nur noch am kuscheln. Also ich finde, das ist schon ein erster Erfolg. Tony nimmt die Tropfen zwar noch nicht wirklich freiwillig, aber Tom schlabbert sie richtig gut weg."

Ein bißchen Spaß muß sein und ich antworte ihr:
„Jeder Skeptiker der Methode würde natürlich sagen: das sind nicht die Tropfen welche wirken, sondern die Hasen sind besoffen. Bei Frauen wirkt ja bekanntlich Alkohol in geringen Dosen viel schneller und Tom besäuft sich sinnlos aus Frust ...",

Kommentar des Herausgebers zum nachfolgenden Artikel

Frau Middelhaufe lebt in Italien und hat sich als Expertin der Hundezüchtung (Kynologie[53]) international einen Namen gemacht. Als freie Mitarbeiterin des größten italienischen Verlages für Esoterik und Alternativmedizin (Macroedizione) hat sie dafür gesorgt, daß mein Buch „Durch Energieheilung zu neuem Leben" ins Italienische übersetzt und mittlerweile dort herausgegeben worden ist. Durch einen regen Email-Briefwechsel entstand das Gerüst für das folgende (virtuelle, nicht tatsächlich durchgeführte) Interview, das sich mit der PSE-Therapie von Tieren beschäftigt.

7.2 Ein Interview zum Thema Tier und Seele

Die Psychosomatische Energetik (PSE) hat sich in der Behandlung von Menschen bereits gut etabliert, während sie in der Tiertherapie noch recht neu ist. Um Ihnen einen besseren Einblick in diese Behandlung zu erlauben, schauen Sie doch mal mein Interview mit Dr. Reimar Banis an.

Sabine Middelhaufe (SM): *Können Sie einmal kurz erklären, auf welcher Grundlage die Psychosomatische Energetik (PSE) bei Tieren eigentlich wirkt?*

Dr. Reimar Banis (RB): Wie der Mensch so besitzt auch das Tier neben seinem Körper aus Fleisch und Blut einen unsichtbaren Energiekörper. Die Inder nennen das die Aura. Darin können, genau wie bei uns, unverarbeitete seelische Konflikte dauerhaft gespeichert werden, wo sie Jahre überdauern und wo sie dann die Energie des Tieres herunterdrücken, es belasten oder schädigen, und zwar körperlich oder seelisch oder beides zusammen.

SM: *Wie mißt man denn diese Energie beim Tier? Wie stellt man fest, welche Konflikte es hat?*

RB: Das geschieht mit einem speziellen, recht einfachen Testsystem innerhalb weniger Minuten und ohne das Tier irgendwie zu belasten. Mit der Psychosomatischen Energetik können wir die Menge auf den verschiedenen Ebenen der feinstofflichen Energie messen sowie sehr präzise, welche Konflikte darin abgelagert sind.

[53] Die Kynologie ist die wissenschaftliche Lehre von den Hunden (kynos, griechisch, des Hundes).

SM: *Und wie funktioniert das konkret?*

RB: Bei Tieren ist die lege artis-Testung (d.h. der Patient wird mittels Manschette und Kabel direkt mit dem Reba-Testgerät verbunden) sehr schwierig. Man benutzt deshalb in der Regel nur die Testung mit dem Basistestkasten (der enthält Ampullen mit allen 28 zur Behandlung möglichen Tropfenmischungen). Die Testung mit dem Reba-Testgerät ist schwierig und nur etwas für Experten, während das Ansprechen der Konfliktampullen, wenn man sie in die Nähe des Tieres legt, etwa in einen Beutel um den Hals bei Pferden oder in Fellnähe bei Kleintieren, mittels Kinesiologie oder Einhandrute jedem geübten Energietester recht einfach gelingt. Das dauert nur wenige Minuten und tut dem Tier überhaupt nicht weh. Man testet zuerst, ob eine Geopathie vorliegt, dann die vier Akutmittel, danach, welches Chakra gestört ist und zuletzt den Konflikt, der zu dem gestörten Chakra paßt.

SM: *Welche Medikation ergibt sich nun aus der Messung der Konflikte?*

RB: Das Tier bekommt für einige Wochen oder Monate homöopathische Tropfenmischungen in sein Futter, um den festgestellten Konflikt, also die Ursache seiner seelischen und/oder körperlichen Beschwerden, aufzulösen.

SM: *Bach-Blüten haben sich in der Tiertherapie sehr bewährt. Gibt es Unterschiede zwischen Ihren Komplexmitteln und den ja ebenfalls homöopathischen Bach-Blüten?*

RB: Bach-Blüten heilen meist auf Dauer keine Konflikte, sondern harmonisieren ganz allgemein das Energiefeld. Das ist natürlich auch sehr gut, vor allem als Initialbehandlung, hält aber oft nicht lange genug an. Man muß einen bestimmten, getesteten Konflikt eben mit bestimmten, ähnlichen Energieschwingungen, die in diesem Konflikt selbst gespeichert sind, tatsächlich auflösen, um damit dem Problem seine Ursache zu entziehen.

SM: *Mit anderen Worten: die homöopathischen Tropfen der PSE-Therapie wirken ganz gezielt, ganz spezifisch auf ein (dank der Testung klar definierbares) Problem an einer bestimmten Stelle im Energiesystem des Tieres. So als wenn man Zahnschmerzen nicht einfach für eine Weile allgemein dämpft, sondern die Ursache, den dritten Backenzahn unten rechts von seiner Entzündung befreit?*

RB: Genau.

SM: Über Bach-Blüten kann man sich belesen und dann selbst eine Sorte oder Kombination wählen und ausprobieren. Über PSE gibt es auch ausgezeichnete Bücher, wo die diversen Konflikte, die im Energiehaushalt nachweisbar sind, genauestens beschrieben werden. Das verführt natürlich dazu, auf einen Test zu verzichten und sich in Eigenregie Tropfen "zu verordnen". Hat das Sinn?

RB: Wohl in den seltensten Fällen. Es sind ja gerade die Seelenthemen, welche sich gut getarnt tief unter der Bewußtseinsoberfläche verbergen, die die großen Probleme schaffen. Man kann also keineswegs darauf bauen, daß eine als besonders zutreffend empfundene Konfliktbeschreibung unfehlbar zur Ursache der aktuellen körperlichen und/oder seelischen Beschwerden leitet, man kann dadurch, ganz im Gegenteil sogar in die falsche Richtung gelenkt werden. Gewißheit über den derzeit aktiv wirkenden Konflikt kann nur die Testung bieten. Speziell bei Tieren kommt man ohne Test nicht aus.

SM: *Ist das vielleicht auch die Erklärung dafür, wieso Tierhalter bisweilen nach dem Test mit der Diagnose zunächst wenig anfangen können, weil nämlich das, was den Vierbeiner nach Ermessen seines Besitzers "offensichtlich" bedrückt, in Wahrheit gar nicht das Hauptproblem ist?*

RB: Das ist durchaus denkbar, kommt aber eher selten vor. Normalerweise fällt es dem Tierbesitzer "wie Schuppen aus den Augen", wenn er das Konfliktthema seines Tieres hört. Normalerweise macht das Konfliktthema sehr viel Sinn und erklärt die ganze Problematik sehr gut. Das trifft übrigens genauso für die allermeisten Menschen zu, wenn sie ihr Konfliktthema hören. Davor wußten sie es nicht, was insofern eine spannende Sache ist, weil es uns viel über das Unbewußte verrät. Man wird an die berühmte Brille erinnert, die man sucht, während man sie auf der Nase hat.

SM: So mancher Mensch ist auch ein wenig enttäuscht, wenn der Nachtest, am Ende der Therapie des anfangs festgestellten Konfliktes, zwar ergibt, daß dieser nun aufgelöst ist, jedoch ein neuer Konflikt herangereift ist, der nun seinerseits behandelt werden muß. Ist das die Regel? Muß man da befürchten, daß das Tier überhaupt nicht mehr aus der Therapie herauskommt?

RB: Nein, die Regel ist es keineswegs, daß mehrere Konflikte der Reihe nach therapiert werde müssen, obwohl es natürlich vorkommt. Und die Gefahr einer "endlosen Therapie-Geschichte" besteht in keinem Falle, weil im Laufe eines Tierlebens normalerweise nur ein behandlungsbedürftiger Konflikt auftaucht, höchstens aber zwei bis drei. Bedenken muß man auch, daß das Heranreifen eines weiteren Konfliktes durchaus eine gute Nachricht ist, denn es bedeutet, daß das ursprünglich angeschlagene Energiesystem des Tieres dank Auflösung des Erstproblems so viel Energie dazugewonnen hat, daß es sich "zutraut" nun auch noch das zweite Problem erfolgreich zu konfrontieren, dessen Auflösung zur vollkommenen körperlich-seelischen Wiederherstellung erforderlich ist.

SM: *Das heißt beispielsweise also auch, zwischendurch nicht die Flinte ins Korn zu werfen nach dem Motto: Hat ja doch alles nichts gebracht, wieso noch an einem zweiten Problem herumlaborieren?*

RB: Unbedingt. Der Gesamterfolg der Therapie hängt davon ab, alle durch Test bestätigten Ursachen aufzulösen und nicht auf halbem Wege stehenzubleiben. Es sei aber noch einmal betont, daß das nur in Ausnahmefällen eine Therapiedauer von mehr als drei Monaten bedeutet.

SM: *An selbsternannten Wunderheilern scheint es mir heutzutage nicht zu mangeln. Woran erkennt man den kompetenten PSE Therapeuten?*

RB: Die gültige Qualifikation kann nur vorweisen, wer tatsächlich "zertifizierter Energietherapeut" der Psychosomatischen Energetik ist. Am Ende einer mehrjährigen intensiven Ausbildung mit schriftlicher und mündlicher Prüfung sind solche Therapeuten bestens geschult und intensiv überprüft worden, so daß man sich auf deren Qualität wirklich verlassen kann. Sie sind regional geordnet auf den Internetseiten der Rubimed www.rubimed.com aufgeführt.

SM: *Obwohl es inzwischen viele Therapeuten für den humanmedizinischen Bereich gibt, ist die Zahl ausgesprochener Tiertherapeuten, die auch mit PSE arbeiten noch ziemlich gering. Aber könnte beispielsweise mein Heilpraktiker nicht auch meinen Hund testen?*

RB: Grundsätzlich spricht nichts dagegen. Sofern der Homöopath, Heilpraktiker oder was er auch sei den richtigen "Draht" zu vierbeinigen Patienten hat und mit der etwas modifizierten Testweise zurechtkommt, kann er ohne weiteres die geeignete Behandlung ermitteln und durchführen. Unbedingt abzulehnen ist dies nur, wenn das Tier unter ernsten körperlichen Beschwerden leidet. Da ist zu allererst der Veterinärmediziner zu Rate zu ziehen. PSE als Begleittherapie kann man dann beispielsweise in Absprache mit ihm ja trotzdem anwenden.

SM: *Bei der Tiertherapie wird dem menschlichen Partner ganz zu Recht ein sehr hoher Stellenwert beigemessen. Man geht korrekterweise davon aus, daß in einer engen zwischenartlichen Beziehung, wie wir sie zu unseren vierbeinigen Hausgenossen üblicherweise haben, Seelenzustände und selbst körperliche Symptome übertragen werden. Will sagen: die Befindlichkeit des einen färbt auf den anderen ab. Um den überängstlichen oder depressiven Hund zu kurieren, muß man parallel sei-*

nen überängstlichen oder depressiven Menschen behandeln. Bei der PSE ist diese Beziehung nicht unbedingt deutlich. Heißt das, der PSE behandelte Hund wird seine Überängstlichkeit in jedem Falle los, ganz gleich ob seine menschliche Bezugsperson diesen Zustand beibehält und weiterhin ausstrahlt?

RB: Normalerweise findet man häufig das Konfliktthema des Herrchens genauso beim Tier. Deshalb raten wir dazu, beide zu behandeln, Herr und Tier. Wird nur das Tier behandelt, geht das natürlich auch, speziell wenn Konflikte aus seelischen Problemen herrühren, die mit dem Vorbesitzer zu tun haben. In solchen Fällen ist eine Behandlung des Herrchens meist nicht notwendig.

SM: *Zum guten Schluß die Frage: Und was kostet die Therapie mit der PSE?*

RB: Ich kann selbstverständlich keine Aussagen über die Honorare anderer Therapeuten machen. Ein Preis von 60-80 Euro für die Erstuntersuchung mit Energiecheck erscheint mir allerdings realistisch.

SM: *Welche Erfolge gibt es?*

RB: Eine Hauptdomäne sind Verhaltensstörungen bei Tieren und alle sonst unbeeinflußbaren chronischen Krankheiten. Da sehen wir sehr gute und anhaltende Verbesserungen und Heilungen. Insgesamt hören wir von sehr guten Erfolgen bei Tieren, manchmal sind es sogar geradezu spektakuläre Erfolge, speziell weil Tiere nicht die inneren Widerstände haben, die die Behandlung beim Menschen manchmal recht schwierig macht. Tiere haben noch einen offenen Energiekörper und reagieren deshalb in der Regel sehr stark und unmittelbar auf solch eine feinstoffliche Therapie.

7.3 Seelische Konflikte bei Tieren

Reimar Banis

Wer ein emphatisches Verhältnis zu Tieren hat, spürt sehr bald, daß sie ein reiches Emotionalleben haben. Seit langem weiß man in der empirischen Naturheilkunde, daß Tiere durch seelisch wirkende Energiemittel wie Bachblüten, homöopathische Hochpotenzen oder direkte Energieübertragung (Reiki, Therapeutic Touch) behandelt werden können. Oftmals sind die Effekte damit nicht tiefgreifend und anhaltend genug, so daß einige Therapeuten begonnen haben, bei Tieren eine neue Naturheilmittelmethode namens „Psychosomatische Energetik" einzusetzen. Die dabei gemachten Erfahrungen sind vielversprechend, so daß ich die Methode kurz vorstellen möchte.

Psychosomatische Energetik

Bei der Psychosomatischen Energetik (PSE) handelt sich um ein von mir entwickeltes Verfahren der Komplementärmedizin. Der Name beruht auf der Vorstellung, daß Körper (Soma), Seele (Psyche) und feinstoffliche Energie (Energetik) im Organismus zusammenwirken, damit Gesundheit entsteht. Der Energetik fällt dabei eine Schlüsselrolle zu, weil sie Körperliches und Seelisches verbindet. Mit der Harmonisierung der Energie beeinflußt man daher sowohl die Seele wie den Körper. Da die Energetik die Selbstheilkräfte anregt, enden die Möglichkeiten der Methode dann, wenn sich der Organismus nicht von selbst regenerieren kann. Die PSE will daher nicht die Schulmedizin ersetzen, sondern wirkt komplementärmedizinisch im Sinne einer Ergänzung. Man wendet sie immer dann an, wenn man mit den konventionellen Methoden nicht weiterkommt.

Gemäß der indischen Yoga-Lehre umgibt den Organismus eine unsichtbare Hülle von Energie („Aura"). Tiere scheinen im Unterschied zu Menschen nur zwei Energieebenen zu haben, die Vital- und die Emotionalebene. Der Mensch besitzt dagegen zusätzlich eine mentale Ebene, die der Verstandestätigkeit entspricht sowie einen kausalen Schwingungsbereich, der mit höheren Fähigkeiten wie der Intuition korreliert. Die letztgenannten Ebenen sind beim Tier nur rudimentär vorhanden. In der PSE kann man die Ladung der vier feinstofflichen Energie-Ebenen mit einem Testgerät messen („ energetischer Blutdruck"). Während die normalen Werte der Vital- und die Emotionalebene bei 100 % liegen, haben geschwächte oder kranke Tiere deutlich niedrigere Werte.

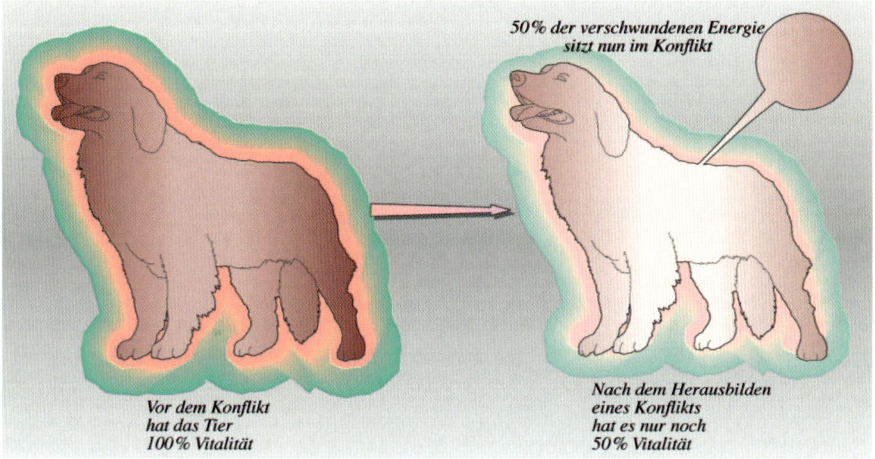

Abb. 1: Konfliktentstehung führt zu Energieschwäche. (a) Der Hund hat eine normale vitale und emotionale Ladung seines feinstofflichen Energiekörpers (vital = grün, emotional = rot mit je 100%); (b) Nach Bildung eines Konflikts testet die Aura-Ladung viel schwächer (z.B. nur noch 50%), weil ein Teil der verlorengegangenen Energie nun im Konflikt steckt.

Seelische Konflikte scheinen der häufigste Grund für niedrige Schwingungswerte zu sein (s.Abb.1). Löst man sie auf, werden die Energiewerte wieder normal. Mit bestimmten Testampullen (sogenannten „Testmitteln") kann man mit der Psychosomatischen Energetik nachweisen, daß Konflikte eine bestimmte Energie speichern, die dem Konfliktträger danach fehlt („Vampirismus"). Wenn der Konflikt aufgelöst wird, steigt die Energie des Betreffenden wieder an. Das beobachtet man übrigens auch bei Tieren, die sich in dieser Hinsicht wie Menschen verhalten.

Konflikte entstehen in emotional unerträglichen Situationen. Die negativen Konfliktinhalte werden ins Unbewußte verdrängt und gleichzeitig im feinstofflichen Energiefeld abgelagert (näheres siehe Literatur zur PSE). Konflikte beeinflussen das Verhalten und Fühlen eines Menschen oder eines Tieres, indem sie die sogenannte „Psychoenergie" verändern. Darunter versteht man das Zusammenspiel von Seele und Energetik. Konflikte sind daher für die Mehrzahl aller psychosomatischen Störungen verantwortlich. Konflikte haben darüber hinaus auch eine körperliche Wirkung. Weil normale Energiewerte offenbar für einen normalen Zellstoffwechsel notwendig sind, führt eine gestörte Energie langfristig zu einem gestörten Stoffwechsel. Mit der Normalisierung der Energiewerte erholt sich der Organismus wieder. Gleichzeitig kommt es zu psychoenergetischen Selbstheilungsvorgängen. Man hat es daher im besten Sinne mit einer Ganzheitsmedizin zu tun, mit Hilfe der ein Lebewesen – sei es ein Mensch oder ein Tier – wieder lebendig, fröhlich, ausgeglichen, sozial integrierbar usw. reagiert, dazu sich meistens körperlich erholt (sofern eine restitutio möglich ist) und auf Außenstehende allgemein gesund, belastbar und normal wirkt.

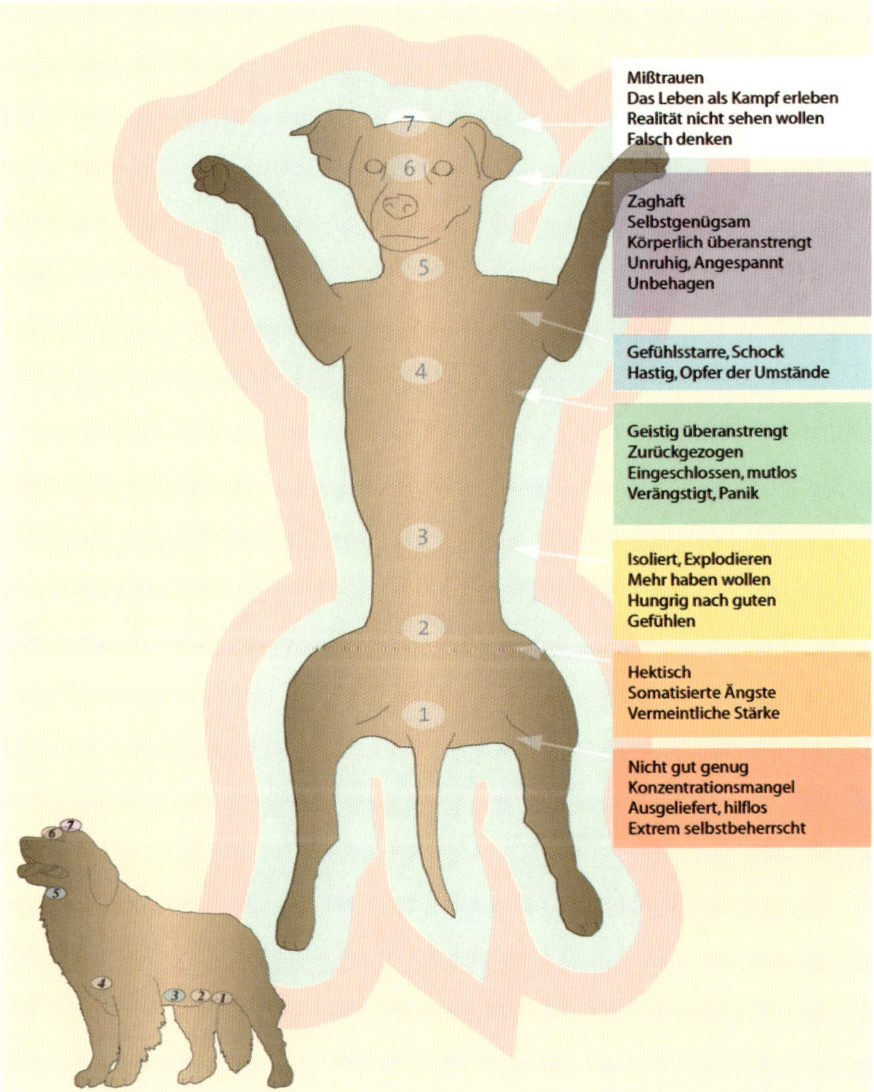

Abb. 2: Lage der Chakren beim Hund (a) und deren 28 Konfliktinhalte der Psychosomatischen Energetik (b)

Der Testvorgang

In der Psychosomatischen Energetik werden 28 Konfliktinhalte unterschieden (s. Abb. 2). Jeder Konfliktinhalt entspricht einem bestimmten homöopathischen Komplexmittel („Emvita" Fa. Rubimed). Diese Komplexmittel werden sowohl diagnostisch wie therapeutisch eingesetzt, das heißt, wenn ein bestimmtes Mittel beim Energietest anspricht, leidet der Betreffende unter dem getesteten Konflikt. Anschließend führt die mehrwöchige Gabe des entsprechenden Mittels dazu, daß sich der Konflikt langsam auflöst.

Jeder Konflikt sitzt erfahrungsgemäß an einem bestimmten Energiezentrum (Chakra). Diese Energiezentren korrelieren mit vegetativen Plexus und anderen wichtigen neurohormonellen Schaltzentralen, etwa dem Hypothalamus. Nach der indischen Lehre gibt es sieben Energiezentren, die sich bei Mensch und Tier topographisch ähnlich verhalten (siehe Abb. 2). Die genaue Zuordnung der Konflikte zu den Chakren wurde durch lange Testreihen ermittelt. Der Konflikt „Wut" (Konflikt Nr. 9 „explodieren") sitzt beispielsweise stets im Oberbauch (3. Chakra). Für jedes der sieben Energiezentren gibt es zugehörige homöopathische Komplexmittel („Chavita").

In der Psychosomatischen Energetik unterscheidet man aktive und passive Konflikte. Häufig führt ein bestimmtes Trauma dazu, daß ein bereits bestehender passiver Konflikt aktiv wird. Man hat also viel mehr passive als aktive Konflikte. Weil nur aktive Konflikte das jeweilige Energiezentrum stören, kann man durch das Testen der sieben Energiezentren schnell herausfinden, welcher Konflikt aktiv ist und wo er sitzt. Der Test wird dadurch wesentlich abgekürzt und außerdem übersichtlicher, denn man findet durch das Testen der Energiezentren immer nur solche Konflikte, die wirklich von Bedeutung sind.

Konkret wird bei der Testung so vorgegangen, daß man ein bestimmtes Komplexmittel in die unmittelbare Nähe des Tieres bringt (Basistestkasten Fa. Rubimed). Die dabei benutzten homöopathischen Medikamente sind in kleine Teströhrchen abgefüllt. Sie werden dem Tier entweder in die Nähe des Fells gelegt oder in ein umgehängtes Täschchen plaziert. Anschließend prüft man mit der Einhandrute beziehungsweise kinesiologisch mit dem Armlängentest (siehe Abb. 3), ob das Tier eine Testreaktion zeigt. Wir empfehlen den Armlängentest, der leicht erlernbar ist (zum Erlernen der Testung empfiehlt sich der Besuch eines Basisseminars der PSE). Der Therapeut führt dabei seine ausgestreckten Arme zusammen, und bei einer positiven Reaktion ergibt sich ein deutlicher Armlängenunterschied, der an der nicht-parallelen Daumenstellung abgelesen werden kann.

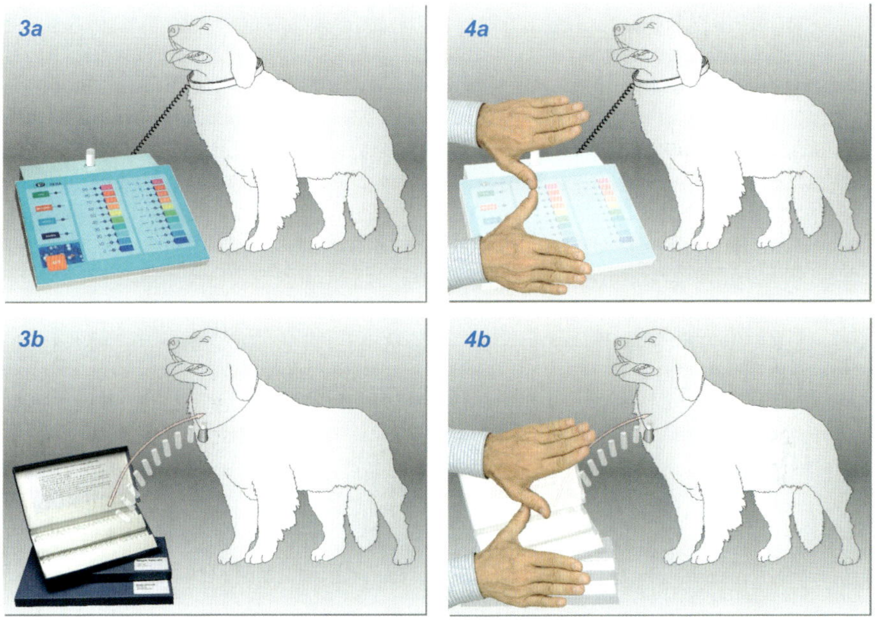

Abb. 3: Die Komplexmittel werden entweder in das Rebamed-Testgerät gestellt und in die Nähe des Tieres gebraucht (a) oder in ein umgehängtes Täschchen gesteckt (b).

Abb. 4: Kinesiologischer Armlängentest:(a) neutral (negativ), (b) positiv getestet (man beachte die Daumenstellung)

Der Anfänger kann zunächst mit dem einfachen und preiswerten Basistestsatz (Fa. Rubimed) Erfahrungen sammeln. Darin sind sämtliche 7 Chakra-Mittel und 28 Emotional- Mittel enthalten. Wer die Energiewerte eines Tieres messen will, benötigt das Testgerät, dessen Spiralkabel mit einer Verlängerung dem Tier um den Hals gelegt beziehungsweise mit der Haut in Kontakt gebracht wird. Die Testung selbst dauert nur wenige Minuten und ergibt beim Geübten zuverlässige und reproduzierbare Ergebnisse. Für den Anfänger ist wichtig zu beachten, Kontrollteste nicht in den ersten vier bis sechs Wochen der Therapie durchzuführen, weil es durch die Einnahme der Medikamente zu einem vermeintlichen Verschwinden von Konflikten kommen kann. Der erste Kontrolltest sollte deshalb frühestens einen Monat nach Therapiebeginn durchgeführt werden.

Normalerweise sprechen nur ein einziges Energiezentrum (Chavita) und ein einziges Emotionalmittel (Emvita) an, die beide anschließend verordnet werden. Bei Tieren werden die Medikamente normalerweise in der Kinderdosis von zweimal sechs Tropfen ins Futter gemischt bzw. in Wasser aufgelöst. Die Auflösung eines normal großen Konfliktes dauert normalerweise mehrere Monate. Bei der angegebenen Dosierung reicht ein 50 ml Fläschchen circa 2 1/2 Monate. Danach kann eine Kontrolle durchgeführt werden, ob der Konflikt aufgelöst worden ist. Bei Tieren ist das wegen ihres starken Ansprechens auf energetische Medikamente in der Regel der Fall. Falls nicht, testet man den gleichen Konflikt erneut und behandelt ihn solange, bis er nicht mehr getestet werden kann. Bei vielen Tieren findet sich nach der Auflösung eines Konfliktes ein weiterer, der ebenfalls behandelt werden sollte. Die Erfahrung zeigt, daß es meist nach der Auflösung von zwei bis drei Konflikten zu einem stabilen und guten Zustand kommt. Die gesamte Behandlungsdauer der Psychosomatischen Energetik liegt daher in der Regel bei 3-9 Monaten.

Zwei typische Fälle

Nugget, ein 12 Jahre altes Rennpferd

sollte ich austesten, um eventuell vorhandene Konflikte zu behandeln. Die Besitzerin nahm selbst schon längere Zeit die "Tropfen". Das Pferd war sehr verunsichert, nervös und ängstlich. Ansonsten sah es sehr gesund aus. Seine Werte waren bis auf den Emotionalwert (50) relativ gut. Es hatte das Konfliktthema "Ausgeliefertsein" Emvita 3, welches sich im 1. Chakra befindet. Das 1. Chakra hat etwas mit Selbständigkeit, Urvertrauen aber auch mit Geerdetsein zu tun.

Da Nugget schon sehr früh beritten wurde, konnte er seine Jugendzeit, respektive Pubertät, nicht ausleben. Er mußte sich dadurch recht früh unterordnen und fühlte sich "ausgeliefert". Diese Willensschwäche merkte man ihm immer noch an. Doch das hatte jetzt ein Ende. Durch die Behandlung konnte er seine Pubertät nachholen. Es ging ihm seelisch von Woche zu Woche sichtlich besser. Er wurde frech, selbstbewußt und wirkte richtig cool.

Nach dieser Behandlung hatte er noch einen Konflikt im 3. Chakra, mit dem Thema „hungrig nach guten Gefühlen" (Emvita 11). Wenn wundert's? Ihm fehlte einfach Liebe und Geborgenheit. Aber die bekommt er jetzt ausgiebig von seiner neuen Besitzerin.

Übrigens hatte auch die Besitzerin u.a. diese beiden Konflikte, nur in umgekehrter Reihenfolge. Es scheint, als ob Tiere wie Staubsauger unseren seelischen Müll aufsaugen.

Es macht sehr viel Spaß mit Tieren zu arbeiten und man spürt regelrecht die Dankbarkeit dieser wunderbaren und liebenswerten Geschöpfe. Bei diesem Fall war es allerdings so, daß die Besitzerin das Pferd erst vor einem Jahr bekommen hatte. Dies bedeutet, dessen Konflikte waren schon vorher vorhanden. Wie sagt man so schön im positiven Sinne. Gleich und Gleich gesellt sich gerne.

(berichtet von Heilpraktiker Ralf Fauser/ Kirchzarten. Auszug aus: Lesebuch der Psychosomatischen Energetik, Band 2, Co'Med Verlag, Hochheim, 2006)

Der gefräßige Hund

Einmal besuchte ich eine Therapeutin, deren Hund vor meinem Besuch von ihr weggesperrt worden war. Irgendwann nach zwei Stunden kratzte er energisch an der Tür und wollte herein. Sie entschuldigte sich für das Wegsperren und meinte, dieser Hund sei eine wahre Katastrophe, weil er ständig ohne Hemmungen auf den Eßtisch sprang und alles in wilder Hemmungslosigkeit verschlang, was er an Eßbarem fand. Nachdem diesmal nichts Genießbares mehr auf dem Tisch stand, durfte der Hund hereinkommen. Irgendwann lag er neben mir, und ich hatte gerade den Testsatz mit den 28 Konflikten und 7 Chakren zur Hand, testete sie der Reihe nach, indem ich die Testampullen in die Nähe des Fells des Hundes legte. Ich beobachtete, bei welcher Ampulle ich eine veränderte kinesiologische Reaktion bei mir selber beobachtete (Armlängentest). Schließlich fand ich den Konflikt „Schock, gefühllos" im Halschakra des Hundes.

Sein Frauchen konnte dazu eine interessante Geschichte erzählen, die die Ursache des seelischen Traumas nachvollziehbar machte. Der Hund hatte früher einer Dame mit einer unheilbaren Krebserkrankung gehört. Die Dame bat die Therapeutin darum, den Hund nach ihrem Tod zu sich zu nehmen. Irgendwann verstarb die krebskranke Dame, und als es in ihrer Wohnung zu riechen begann, brach man die Wohnung auf und fand einen halbverhungerten Hund neben der Leiche. Der plötzliche Tod seiner Herrin zusammen mit der Unmöglichkeit, etwas Eßbares zu bekommen, hatte den Hund offenbar in einen schweren Schock versetzt, den er verständlicherweise nicht „schlucken konnte".

Wegen der Energieleere im Halschakra war er später zu einem gefräßigen Monster geworden, das seinen seelischen Hunger mit Freßorgien zu stillen versuchte – eine Ventilfunktion des Essens, die man bekanntermaßen nicht nur bei Hunden beobachten kann. Noch viel aufregender war der weitere Gang der Geschichte. Bereits wenige Tage nach Einnahme der homöopathischen Tropfen (Chavita 5, Emvita 17) war der Hund wieder vollkommen in Ordnung, aß normale Portionen und wirkte nicht mehr hektisch und getrieben, sondern wie ein normaler Hund. Die Nachbeobachtungszeit beträgt mittlerweile über vier Jahre.

Zusammenfassung

Als Inaugurator höre ich zunehmend von zahlreichen guten Erfolgen der Methode bei Tieren. Weil es sich um eine wortlos arbeitende Psychotherapie handelt, scheint es speziell für verhaltensgestörte Tiere eine ideale Behandlungsform zu sein. Immer mehr Tierbesitzer suchen eine solch schonend wirkende und ganzheitliche Therapieform. Bei Haustieren haben die psychoenergetischen Störungen der Besitzer oft eine Verstärkungsfunktion, weshalb es ratsam erscheint, Tier und Herr in manchen Fällen gemeinsam zu behandeln (siehe der Beitrag von Hp Fauser). Tiere sprechen im Unterschied zu Menschen, die sich oft mit unbewußten Widerständen gegen die Konfliktauflösung wehren, sehr schnell und deutlich auf die Methode an. Nach den bisher gemachten Erfahrungen sind einmal aufgelöste Konflikte dauerhaft verschwunden. Die erzielten Erfolge sind daher in der Regel dauerhaft, es sei denn, neue Probleme von außen tauchen auf. Durch persönliche Mitteilung habe ich von einigen Tier-Therapeuten erfahren, daß sie speziell beim Leistungssport mit Tieren sehr gute Erfahrungen gemacht haben. Die Auflösung von Konflikten erhöht die allgemeine Energielage eines Tieres und dadurch seine Leistungsfähigkeit.

Literatur:

Banis, Reimar: Durch Energieheilung zu neuem Leben
Via Nova, Petersberg, 2002

Banis, Reimar: Lehrbuch der Psychosomatischen Energetik
VAK Vlg., Kirchzarten, 2003

Banis, Reimar (Herausgeber): Lesebuch der Psychosomatische Energetik, Band 1-3, Co'Med Verlag, Hochheim, 2004, 2006, 2007

7.4 Behandlung von Tieren mit der Psychosomatischen Energetik

Carola Deiss

Nachdem ich in meiner Praxis schon einige Zeit Patienten mit teilweise verblüffenden Erfolgen mit der Psychosomatischen Energetik (PSE) behandelt hatte, ergab es sich eines Tages, daß einer meiner Patienten seinen Hund mit in die Behandlung brachte. Er handelte wohl nach dem Motto: „Was an mir funktioniert, könnte doch auch bei meinem Hund klappen". Damit war der Grundstein für einen sehr erfüllenden Bereich meiner Praxistätigkeit gelegt. Da ich bereits in den Jahren davor viel mit Tieren gearbeitet hatte (Kinesiologie, Reiki, Bachblüten etc.), fiel die Umstellung nicht schwer. Die Erfolge von nahezu 100 Prozent bestätigen mir immer wieder, daß dieser Weg sinnvoll und effektiv ist. Vor allem bei Kindern und Tieren sieht man oft sehr schnelle und befriedigende Heilerfolge, vermutlich auch deshalb, weil diese beiden Gruppen frei von Vorurteilen und Bedenken sind. Sie sind kurz gesagt einfach offen.

Die Psychosomatische Energetik ist eine relativ junge Methode der Alternativmedizin, die vor über 10 Jahren von Dr. med. Reimar Banis entwickelt wurde. Unabhängig von Glaube, Weltanschauung oder anderen Dingen basiert sie auf einer Verbindung von fernöstlicher Energiemedizin und wissenschaftlichem Denken. Hintergrund der Methode ist die Annahme, daß sich innere Blockaden, die zum größten Teil im Unbewußten liegen und damit für uns mit dem Verstand nicht greifbar sind, auf Dauer eine krankmachende Wirkung auf das Energiesystem haben. Bei langem Bestehen kann somit auch der Grundstein für akute oder chronische Leiden gelegt und einem vorzeitigen Alterungsprozeß Vorschub gegeben werden. PSE ist also Behandlung und Prävention in einem.

Nach den Vorstellungen der PSE befindet sich im menschlichen Körper (und natürlich auch im Körper von Tieren) eine feinstoffliche Energie, die sogenannte Lebensenergie. Ist der Fluß dieser Energie nun durch Blockaden gestört, sprich, ist das harmonische Zusammenspiel von Körper, Seele und Geist nicht mehr gewährleistet, wird die Gesundheit auf längere Sicht negativ beeinflußt. Lebendigkeit und Wohlbefinden leiden, Energiewerte sinken und so wird die Basis für psychosomatische Gesundheits- oder auch Verhaltensstörungen gelegt. Die PSE hat 28 verschiedene Konflikte ausgemacht, die an sieben unterschiedlichen Energiezentren (auch Chakren genannt) sitzen und so das System beeinflussen. Diese sogenannten „Energieräuber" sind in der Lage, Mensch und Tier in den jeweiligen Ebenen einen (ebenfalls mit der Methode meßbaren) Anteil an Vitalität, emotionaler Energie usw. wegzunehmen.

Für die Diagnostik wird das sog. Reba-Testgerät eingesetzt. Je nachdem, ob es sich um Mensch oder Tier handelt bzw. wie die äußeren Umstände sind, arbeitet der Therapeut mit dem kinesiologischen Armlängen-Test am Patienten selbst, über seine eigenen Arme im Energiefeld des Patienten bzw. über die Einhandrute. Bei Tieren unterscheiden wir die Ebene der Vitalität und die der Emotionen. Der Mensch hat im Unterschied dazu vier Ebenen, Tiere dagegen nur zwei. Der anzustrebende Wert dieser Ebenen liegt bei 100 Prozent. Geschwächte, kranke oder anders auffällige Tiere haben entsprechend tiefere Werte.

Über die Testung können also zum einen die aktuellen Energiewerte eines Tieres gefunden werden, zum anderen kann ermittelt werden, in welchem Energiezentrum die aktuell störende Blockade sitzt, welcher seelische Konflikt dahinterliegt und welche Größe dieser Störfaktor hat. Sowohl Mensch als auch Tier haben diverse Konfliktthemen, die es aufzulösen gilt. Je leichter der Rucksack der Blockaden wird, desto mehr Energie und mehr seelische und körperliche Gesundheit können wir erwarten. Zur Behandlung der gefundenen Konflikte werden homöopathische Komplexmittel (28 Emvita-Mittel) eingesetzt sowie eines der sieben Chakra-Mittel (7 Chavita). Bei Bedarf wird die PSE-Therapie durch Mittel zur Normalisierung des Vegetativums (Paravita, Simvita) ergänzt, sowie evtl. durch die Spezialmittel Anxiovita (Angst) und /oder Neurovita (blankliegende Nerven, etvl. auch Schmerzen). Auch eine eventuelle Erdstrahl- und Elektrosmog-Belastung kann über die entsprechende Ampulle festgestellt werden. Selbstverständlich kann die PSE-Behandlung bei Bedarf mit allopathischen Mitteln bzw. anderen Therapieformen ergänzt werden, was man über die Testung herausfiltern kann.

Ziel der PSE ist es, Krankheiten auf ursächliche Weise vorzubeugen, die Lebenskraft zu steigern und damit die Widerstandskraft zu erhöhen, die das System den äusseren und inneren Einflüssen entgegensetzt. Die Selbstheilungskräfte sollen angeregt und damit eine solide Basis für ein gesundes Leben geschaffen werden. Ziel ist, den Körper auf allen Ebenen wieder auf ein Niveau zu bringen, von dem aus er selbst regulieren kann. Die PSE ist für Tier und Besitzer wenig belastend, einfach in der Therapie-Handhabung und in Relation zu den teils doch erheblichen Veterinär-Kosten nicht sehr teuer. Inzwischen ist ein großer Teil meiner Patienten-Klientel vierbeinig. Es macht mir sehr viel Freude zu sehen, wie positiv sich Tiere unter der Behandlung entwickeln. Dabei ist es unwichtig, ob es sich um körperlich akute oder auch chronische Beschwerden handelt, um Entwicklungsverzögerungen oder -störungen, Verhaltensauffälligkeiten oder anderes.

Da in meiner Familie alle unter PSE-Behandlung stehen, und auch bei den meisten meiner Patienten mindestens zwei Mitglieder der Familie behandelt werden, ist es interessant zu beobachten, in welchem Wechselspiel die Personen untereinander stehen. Die dabei zu beobachtenden Interaktionen, die natürlich auch zwischen Mensch und Tier eine Bedeutung haben, das heißt, wer übernimmt von wem und wer gibt was ab, sind allein eine Studie wert. Man sieht daran, wie wichtig es ist, nicht nur Patienten zu therapieren, sondern womöglich alle Mitglieder der Familie, weil sie alle in einem Energiefeld leben und miteinander verbunden sind. Es sind auch schon Fälle vorgekommen, in denen allein die Therapie des Reiters die Beschwerden beim Pferd zum Verschwinden brachte. Das geschieht zugegebenermaßen sehr selten, aber es kommt vor!

Fallbeispiele aus der Praxis

Die Testung erfolgte jeweils mit angeschlossenem Reba-Testgerät (Halfter, Halsband) sowie dem kinesiologischem Armlängentest im Energiefeld der Tiere. Die Besitzer wahrten großzügigen Abstand. Auszutestende Medikamente wurden mittels eines umgehängten Beutels ins Energiefeld des Tieres gebracht.

Grenoble, 3 ½ Jahre, Wallach, Warmblut

Grenoble ist ein wunderschöner, vor kurzem angerittener Rappe, der von Frau Sch. als erstes eigenes Pferd von einem Händler gekauft wurde. Nachdem er sich ein paar Tage im neuen Stall eingewöhnen durfte und seine Besitzerin ihn reiten wollte, mußte sie feststellen, daß sie auf einem regelrechten Pulverfass saß. Da das Tier beim Probereiten weitaus friedfertiger und ruhiger erschien (medikamentös ruhiggestellt?), schob sie das Verhalten des Pferdes vorerst auf Umstellungsprobleme. Aber auch bei den folgenden Versuchen in den nächsten Tagen erwies sich Grenoble als wenig berechenbar. Schlußendlich konnte sie nicht einmal mehr einen Fuß in den Steigbügel setzen, ohne daß das Pferd wie eine Rakete davonschoß. Unter diesen Umständen war an Reiten nicht zu denken. Die Angst der Besitzerin vor ihrem eigenen Pferd wuchs von Tag zu Tag, was keine gute Voraussetzung für ein vertrauensvolles Miteinander zwischen Pferd und Reiter ist.

Die 1. Testung am Pferd ergab: Vitalität 95 %, Emotionalwert %. Körperlich also fit, war das Pferd jedoch in seiner Gefühlswelt in einem schweren Defizit verstrickt. Kein Wunder also, daß sich dieses Pferd nicht wohl fühlte und seinem Unmut Ausdruck verlieh. Der gefundene Energieräuber saß im 7. Chakra und hatte das Konfliktthema Nr. 28 „falsch denken". Er hatte eine Größe von 80 Prozent, also eine erhebliche Konfliktgröße. Pferde mit diesem Thema neigen aus meiner Erfahrung dazu, sehr schreckhaft zu sein, überall Monster zu sehen oder auch die Einstellung in sich zu tragen, sie wären der Chef und der Mensch hätte sich ihnen unterzuordnen. Dominanzprobleme sind da vorprogrammiert, und so war es auch in diesem Fall.

Das 7. Chakra hat bei Tieren damit zu tun, ihr Schicksal anzunehmen, Vertrauen in die Existenz zu haben. Bei uns Menschen würde man es „Gottvertrauen" nennen. Eng gekoppelt ist es mit dem ersten Energiezentrum, in dem es um Selbstvertrauen und Urvertrauen geht. „Falsch denken" hat mit Überzeugungen zu tun, die vielleicht einmal Gültigkeit hatten, einer weiteren Überprüfung aber nicht standhalten und trotzdem weiter beibehalten werden. Bei Menschen sind hier meist auch dogmatische Denkansätze vorhanden. An was mochte Grenoble so krampfhaft in seiner Vorstellung festhalten, daß es ihn so drastisch reagieren ließ? Hatte er kein Vertrauen in sich selbst, auch mit der Reiterin auf seinem Rücken sein Gleichgewicht halten zu können (der Profi, der ihn anritt, ist als wenig feinfühlig bekannt). Dachte er sich: „Ich hab keine Lust darauf, geritten zu werden?" Was bildete er sich ein zu sehen, was nicht da war? Was interpretierte er falsch? Werden in seiner Phantasie aus harmlosen Werbeplakaten an der Bande furchterregende und pferdefressende Monster? Neben diesen beiden Mitteln brauchte er Simvita (als Ausdruck seiner inneren Unruhe, „Streß pur!"), sowie Neurovita („die Nerven lagen blank").

Nachtest nach 3 Monaten: die Blockade hatte sich aufgelöst, die Werte von Grenoble lagen jetzt bei Vital 80 % und Emotional 85 %. Die Besitzerin konnte mit viel Geduld und der täglichen Verabreichung der Tropfen bereits 2 Wochen nach Beginn der Therapie die 1. Reitstunde nehmen und strahlte vor Stolz, als ich sie wiedersah. Leider hatte sich ein rezidivierender Hautauschlag bemerkbar gemacht, der dem Pferd durch starken Juckreiz zu schaffen machte. Stellenweise hatte er sich das Fell schon abgeschubbert. Die schulmedizinischen Mittel halfen wenig. Die Besitzerin beklagte, daß die Belohnungshappen von Grenoble inzwischen so heftig eingefordert wurden, daß er teilweise schon in ihre Finger zwickte und bereits zweimal die Taschen ihrer Reitjacke zerrissen hatte. Ferner hatte er die Pferdedecke des Nachbarn in seine Box gezogen und zerbissen.

Die Blockade war diesmal im dritten Chakra zu finden, das im übergeordneten Sinn mit Aufnehmen, Verdauen, Integrieren und natürlich dem Verdauungstrakt selbst zu tun hat. Das Konfliktthema hiess treffend „hungrig". Das „hungrig" bezieht sich aber nicht nur auf Essbares, sondern bedeutet auch Hunger nach guten Gefühlen, Zuwendung, mehr Auslauf. Der Koppelgang war ihm vom Tierarzt wegen seiner Allergie auf 30 min. täglich gekürzt worden. Das Fazit, wenn man dieses unerfüllte Sehnen ständig spürt, ist Frust, der sich wiederum in solchen „Missetaten" wie Deckenzerbeissen zu entladen suchte.

Der Konflikt hatte eine Größe von 75 % und war ebenfalls nach konsequenter zweimonatiger Behandlung verschwunden. Das Pferd durfte wieder vollen Koppelgang genießen und war nach wie vor zu reiten. Auch wenn die Verständigung zwischen Pferd und Reiter noch lange nicht perfekt war, hatten sie doch einen Weg gefunden, unter Aufsicht eines erfahrenen Reitlehrers voneinander zu lernen, und machten gute Fortschritte. Bei meinem damals letzten Besuch fand ich ein ausgeglichenes Pferd vor, ohne Allergieerscheinungen, das die angebotenen Brotkanten vorsichtig und ohne Hektik aus meiner Hand fraß. Seine Werte waren vital und emotional bei 95 %. Er machte Fortschritte in der Reitausbildung, bekam eine Reitbeteiligung, die sich mit ihm auch viel ins Gelände traute. Seine Psyche wurde auch aufgrund dieser Umstände erfreulich stabil.

Oscar, unkastr. Rüde, Labrador, 3 Jahre alt

Oscar kam wegen rezidivierender Durchfälle zu mir, die inzwischen das Leben der ganzen Familie schwer belasteten. Der Hund wurde seit Jahren von verschiedenen Tierärzten behandelt, alles ohne durchschlagenden Erfolg. Es gab bessere Phasen, aber zum Verschwinden brachte den Durchfall niemand. Als Diagnose wurde den Besitzern eine chronische Dickdarm-Entzündung genannt. Der Hund wurde immer wieder mit Cortison- und Anbiotika-Gaben vollgepumpt, was die Darmflora schlußendlich vollends durcheinander brachte. Ferner hatte er einen sehr unangenehmen Atem und sowie eine chronische Zahnfleisch-Entzündung, vor allem im Unterkieferbereich.

1. Testung: Die ersten Werte waren vital 60 und emotional 45, also weder körperlich noch gefühlsmäßig gut. Auch die Ampullen für den körperlichen Zustand sprachen schlecht an. Das 1. Konfliktthema fand sich im dritten Chakra (Verdauung) mit dem Thema Nr. 9 „unterdrückte Wut, explodieren wollen". Oscar explodierte im wahrsten Sinne des Wortes nach außen über seinen Durchfall. Der Konflikt war mit 100 % riesig und sicher bereits in den ersten Lebenstagen oder -wochen entstanden. Das deckte sich auch mit der Aussage der Besitzer, daß er das „schon immer gehabt hätte". Ferner brauchte Oscar „Anxiovita", ein Mittel gegen Angst, sowie Simvita (innerer Streß). Er hatte also dauernd das Gefühl, bildlich wäre eine Art Säbelzahntiger hinter ihm her, was ihn in einen inneren Dauer-Streß versetzte.

2. Testung: Als ich Oscar 3 Monate später wiedersah, war die Wut nicht mehr testbar. Der Hund sah weitaus zufriedener aus. Die Besitzer berichteten freudig, daß er bereits nach kurzer Behandlungszeit keinerlei Durchfall mehr gehabt hätte, bis kurz vor dem neuen Termin, als es zu phasenweisen Rückfällen kam. Beim Test hatte er diesmal Werte von vital 85, emotional 90, die Angst-Ampulle sprach nicht mehr an, aber immer noch innerer Streß (Simvita). Ein neues Thema im zweiten Chakra (Streß, Mut, Kraft, Auseinandersetzung mit der Umwelt. Körperlich: Teile Därme, Nieren, Nebennieren, WS-Segmente u.a.) zeigte sich mit Emotion Nr. 2 „vermeintliche Stärke" und einer Größe von 80 %.

Die Besitzer berichten, daß der Hund seit neuestem beim Spaziergang andere Hunde anbelle, auf dem Nachbarskind aufreite, ein Verhalten, das er noch nie vorher zeigte und „irgendwie aufsässig" wäre. Offensichtlich wollte Oscar seine innere Unsicherheit mit demonstrativ selbstsicherem Verhalten kompensieren. Er biss einfach die Zähne zusammen (bzw. fletschte sie) und marschierte durch. Im Endeffekt war ihm alles zuviel und er versuchte einfach nur noch durchzuhalten.

Im Organtest schlug die Niere an. Der Hund hatte immer noch einen penetranten Mundgeruch sowie Juckreiz an den Pfoten, die er sich ständig abschleckte. Wir verifizierten über die PSE die passenden Zusatzmittel (Vetokehl). Auch dieses Thema brauchte ca. 3 Monate bis zur Auflösung, dann kam Oscar zur nächsten Testung. Der Durchfall kam diesmal nur noch sehr selten. Möglicherweise hatten diese Rückfälle dann aber gar nichts mehr mit dem alten Krankheitsbild zu tun. Das übertriebene Machtgehabe war wieder verschwunden, der Mundgeruch war weg, ebenso das Pfotenjucken. Lediglich die Zahnfleischentzündung war immer noch etwas vorhanden.

Werte bei der 3. Testung: vital 95 %, emotional 95 %. Als Konflikt fand sich Thema Nr. 18 „hastig, Opfer der Umstände" im fünften Energiezentrum. Diesem Gebiet sind Kehlkopf, Schilddrüse, Unterkiefer, Teile Luftröhre, Stimmbänder, Speiseröhrenanteile u.a. zugeordet. Der Konflikt war mit einer Grösse von 50 Prozent kein großer Konflikt, aber doch sicher spürbar. Dazu Neurovita®, sozusagen, um seine Nerven ein bisschen in Watte zu packen. Die Besitzer berichten, daß er manchmal „hektisch" wäre, Sachen vom Tisch stosse, Gläser umwedle, kurz und gut, er wäre auffallend „energiegeladen". Kaum hatte der Hund die passende Medikation neben seinem Bauch liegen, schlief er von einer Sekunde zur anderen ein und wachte auch bis zum Ende der Testung nicht mehr auf. Wir mußten ihn fast schon gewaltsam wecken und davon überzeugen, daß man die Praxis auch wieder verlassen kann. Oskar wird sich in der nächsten Woche wieder in der Praxis vorstellen und ich bin gespannt, welche Fortschritte er gemacht haben wird.

Beispiele für Akut-Behandlungen

Jacky, kastrierter Rüde, Podenco-Mix aus Spanien, 5 Jahre

Der Hund hat einen teils wässrigen, teils eitrigen, bislang therapieresistenten Ausfluß aus der Harnröhre. Er schleckt natürlich ständig daran, so daß auch die Haut um den Penis herum Schaden genommen hat. Der Tierarzt hat Antibiotika oral sowie Cortisonsalbe für die Hautreizungen verordnet. Bis dato war der Hund gesundheitlich unauffällig gewesen. 3 Monate zuvor hatte die Familie sich getrennt und die Besitzerin nahm Jacky mit sich in eine neue Wohnung. Von den zwei Kindern der Familie kam nur eines mit, das Haus mit Garten wurde gegen eine Hochhauswohnung getauscht, Frauchen mußte auf einmal arbeiten gehen, kurz und gut: die vielen Änderungen in seinem Leben gingen an Jacky nicht spurlos vorbei.

Seine Werte waren mit vital 70 erheblich eingeschränkt und emotional hatte er gerade noch 15 %. Die Tochter berichtet, daß der Hund eigentlich nur noch teilnahmslos in der Ecke liegt und sich ständig schleckt und sie das nur noch „nerve". Es fand sich Konflikt Nr. 2 „ausgeliefert, hilflos" in Chakra Nr. 1 (Selbstvertrauen, Wurzeln; körperlich Hüfte, Hinterhand, Becken, Schwanz, Geschlechtsteile) mit einer Grösse von 95 %. Wie ein Scheidungskind kämpfte Jacky innerlich mit den Folgen der Trennung seiner Besitzer, was für ihn eine erhebliche Einschränkung seiner bisherigen Lebensqualität bedeutete. Sie erzeugten in ihm das Gefühl, dem Ganzen ausgeliefert zu sein.

Niemand kennt seine Erfahrungen aus früher Jugend, aber als Straßenhund, der er einmal war, hatte er sicher nicht nur einmal erfahren, was verlassen werden heißt. Als er sich nun wiederholt verlassen fühlte, wurde dieses Thema wieder aufgewühlt und der Konflikt wurde aktiv. Seine körperliche Manifestation schaffte sich eine Blockade über den Ausfluß aus der Harnröhre. Ferner hatte der Hund, was an sich selten vorkommt, eine geopathische Belastung. Da die neue Wohnung sehr klein war, hatte er einfach einen Platz zugewiesen bekommen, auf dem er nicht im Weg lag. Da er folgsam war und ohnehin emotional so eingeschränkt, daß es ihm wohl egal war, legte er sich brav in diese Kiste. Normalerweise sind Hunde im Gegensatz zu Katzen Erdstrahl-Flüchter, das heißt, sie versuchen, diesen Zonen instinktmäßig auszuweichen.

Bereits nach 2 Tagen Tropfengabe verringerten sich die Beschwerden, sein Kistchen wurde umgestellt, er lebte wieder auf und nahm mehr am Leben teil. Nach zwei Wochen war der Hund beschwerdefrei, die Haut hatte sich beruhigt, sein Selbstvertrauen wuchs sichtlich. Es hatte den Anschein, als würde er versuchen, sich mit der neuen Situation auseinanderzusetzen und sie auch anzunehmen. Von einer weiteren Behandlung hat die Familie aufgrund der langen Anfahrt und der guten Verfassung des Hundes im Moment Abstand genommen.

„Rettung in höchster Not" – Akutbehandlung eines meiner eigenen Hunde

JULE, kastr. Hündin, 8.5 Jahre, Irish-Wolfhound-Riesenschnauzer-Mix

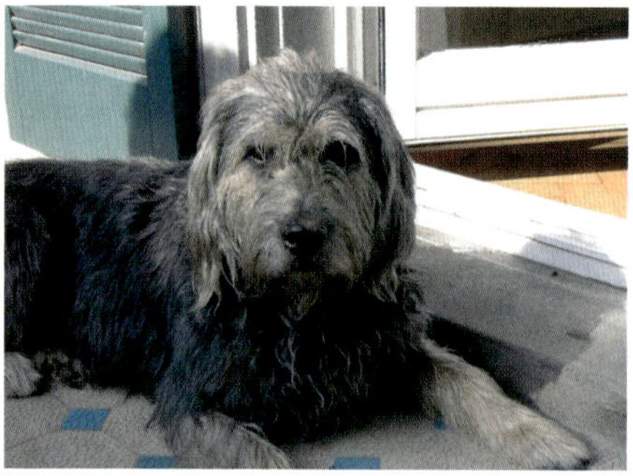

Über Jule könnte ich allein ein Buch füllen, steht sie ja als „Therapeuten-Hund" unter ständiger PSE-Überwachung (sie gehört mir). Ich möchte mich hier auf einen absoluten Notfall beschränken, den sie ohne das Hilfsmittel PSE wohl nicht überlebt hätte. Dies vor allem deshalb, um aufzuzeigen, daß die Methode selbst in Fällen, wo man schon fast die Hoffnung aufgibt, ein grandioser Wegweiser ist. Aus damals völliger Gesundheit heraus baute Jule eines Tages von Stunde zu Stunde mehr ab. Sie hatte im November 2006 durchschnittliche Werte von Vital und Emotional zwischen 90 und 100 %, also besten Werten für ihren körperlichen Zustand. Das wohlgemerkt nach einer ca. 1,5jährigen konsequenten PSE-Behandlung.

Das anfängliche Gefühl „irgendwas stimmt doch da nicht" wurde zur Gewißheit, als sie anfing, sich wiederholt unter heftigem Würgen zu erbrechen und gleichzeitig explosionsartigen, schwarzgefärbten Durchfall bekam. Rücken, Bauch, Lendengegend wurden hoch berührungsempfindlich, sie wurde zusehends lethargischer, fraß nicht mehr, nahm kein Wasser mehr an, die Urinproduktion wurde eingestellt, der Hund war ein Bild des Jammers. Ebenso schlecht war das Blutbild, das über den Tierarzt erstellt wurde. Die Frage war: handelte es sich um eine Vergiftung oder eventuell eine akute Verletzung (Milzriß, Leberriß), die beim Spielen mit dem Zweithund passiert sein konnte. Der Tierarzt konnte auch einen Milztumor nicht ganz ausschließen.

Ebenso erschreckend wie das Blutbild beim Tierarzt waren die PSE Werte: vital 35 %, emotional 25 %, die Ampullen für ihren körperlichen Zustand testeten bedenklich schlecht. Ich fand ein komplett entgleistes Vegetativum, sie brauchte Paravita und Simvita gleichzeitig, Neurovita gegen die Schmerzen und/oder blankliegende Nerven. Die Blockade war in Chakra Nr. 2 (Mut, Streß, Kraft – Unterbauch, Nieren, Nebennieren, Wirbelsäule) sowie im Chakra Nr. 5 gleichzeitig. Ein altes Thema (Nr.

18 „hastig, Opfer der Umstände") aus dem Halsbereich (übergeben) hatte sich dort zurückgemeldet und hatte laut Testung auch Priorität in der Behandlung! Es war mit 15 % klein, fügte ihr aber erheblichen Schaden zu. Am Organtestsatz konnte man ebenfalls das tragische Ausmaß ihres Zustandes erkennen. Sogar das Herz zeigte als Störfeld an. Sie bekam, wie in der Vorgeschichte, Herzhusten, diesmal allerdings sehr massiv und verbunden mit schwerer Atemnot. Dazu testeten die Niere, die Leber, die Milz, das Lymphsystem, der Magen und einiges mehr. Vieles war in Unordnung geraten und mußte dringend „sortiert" werden. Man sollte dazusagen, daß normalerweise nur wenige Störfelder testen, wenn überhaupt. Am Ergebnis der sehr schlechten Testergebnisse konnte man ablesen, daß ihr Gesamtsystem total durcheinander geraten war. Sie stand auf Messers Schneide.

Durch nahezu stündliches Austesten von gerade passenden homöopathischen Einzelmitteln (die Wahl der Mittel ließ auf eine akute Vergiftung schließen), parallel die Gabe der PSE-Tropfen (in diesem Fall gab ich die Akutmittel ebenfalls stündlich mit je 10 Tropfen), konnte der Zustand über Nacht stabilisiert werden. Weitere zwei Tage überprüfte ich alle paar Stunden die Werte sowie die aktuell richtige Medikation (eine Kombination aus Einzelmitteln und isopathischen Mitteln) und ihr Zustand besserte sich ab dem drittem Tag zusehends. Ab dem 6. Tag therapierte ich Thema Nr. 5 „Flugzeuge im Bauch, aufgewühlt" aus dem 2. Chakra, das erst angegangen werden konnte, nachdem die Blockade im 5. Zentrum sich aufgelöst hatte. Man beachte auch hier die Koppelung zwischen Chakra 5 und 3 (Schilddrüse zu Verdauung, Leber, Milz, Magen etc.) Die erneute Laboruntersuchung über den Tierarzt zeigte nur mehr leicht erniedrigte Werte von Gesamtthyroxin. Leberparameter, Leukos, BKS, Eryhtrocyten-Form, Hämatokrit und anderes hatte sich bereits wieder im Normalbereich eingependelt. Der Hund war zwar noch nicht ganz der alte, aber über den Berg.

Mehr als zweimal waren Laborwerte von Seiten des Veterinärs nicht gemacht worden. Dank der PSE-Testungen war ich aber in der Lage, die aktuell richtige Medikation zu finden. Ich bin überzeugt, daß Jule ohne dieses Hilfsmittel die Vergiftung wohl nicht überlebt hätte. Dank der Testergebnisse war ein sehr zeitnahes Reagieren auf ihren jeweiligen Zustand möglich, ein Umstand, der in diesem speziellen Fall sicher mit ausschlaggebend dafür war, daß eine positive Wende eintrat. Eine Kontroll-Messung im Januar ergab: Vitalwert 95 %, Emotionalwert 95 %, noch ein Rest von Angst und eine aktuelle kleinere Blockade im Herzbereich (Chakra 4) mit Emotion Nr. 12 „anstrengend", „man fühlt sich von seinen Aufgaben erdrückt". Ich denke, nach allem, was sie mitgemacht hatte, kein Wunder!

Zusammenfassung

Ich kann sagen, daß die PSE eine wirklich segensreiche Behandlungsform für Tiere darstellt. Nach meinen Erfahrungen gilt dies vor allem für Hunde und Pferde. Schon unter der Testung verändern sich viele Tiere zum Positiven. So hat sich schon mancher „verrückte" Hengst, der nach Voraussage seiner Besitzer wohl weder mich an sich heranlassen würde, noch das Testgerät unbeschädigt lassen würde, innerhalb ganz kurzer Zeit beruhigt und die Testung sichtlich entspannt über sich ergehen lassen. Auch so mancher Hund, der von seinem Besitzer als „bissig oder unberechenbar" bezeichnet wurde, rollte sich nach einigen Minuten gemütlich zusammen und mußte nach Ende der Testung teils nachdrücklich geweckt werden. Ein einziger Hund hat bis dato versucht, nach mir zu schnappen, aber auch dieser arme Teufel hat wohl intuitiv das Gute der Behandlung erkannt. Schon beim zweiten Termin kam er schwanzwedelnd und freundlich gestimmt in die Praxis.

Egal, ob es sich um eine Verhaltensstörung, die für mich meist aus dem Fehlverhalten seines Rudels, seiner Familie bzw. aus Erlebnissen in der Vergangenheit resultiert, oder um eine gesundheitliche Beeinträchtigung handelt, zeigt meine Erfahrung, wie leicht es sein kann, jahrelange Verhaltensmuster durch die Auflösung der entsprechenden Energieräuber zu durchbrechen und/oder auch langwierige Krankheiten zum Stillstand, manchmal sogar zum Verschwinden zu bringen. Das allein schon deswegen, weil die PSE die Selbstheilungskräfte anregt! Über die Austestung zusätzlicher Medikamente ergibt sich auch oftmals eine gute Zusammenarbeit mit dem jeweiligen Tierarzt. Sofern er dafür aufgeschlossen ist, kann er es zu schätzen lernen, daß er über die Ergebnisse der PSE nicht mehr Mittel blind verordnen muß, sondern durch die Testung schon vorher erfährt, ob dieses oder jenes Mittel für einen tierischen Patienten sinnvoll ist oder nicht.

8. Spiritualität

Aus der Perspektive der Psychosomatischen Energetik gibt es verschiedene Gründe, warum wir einen transpersonalen und spirituellen Deutungsrahmen brauchen. Wenn man die Idee einer den Tod überdauernden Persönlichkeitsstruktur akzeptiert und damit letztlich die östliche Vorstellung einer Wiedergeburt, kann man meiner Meinung nach erst die ganze Dynamik des Zentralkonflikts begreifen. Man durchschaut vor diesem Hintergrund bei einigen Konfliktthemen, die sich weitgehend im Wortlosen abspielen und mit der aktuellen Biographie gelegentlich wenig zu tun haben, was für eine Herkunft und Bedeutung sie vor dem Hintergrund karmischer Traumata tatsächlich haben.

Dazu ein Beispiel: der Konflikt „falsch Denken" beruht meist auf einer schweren existentiellen Bedrohung in einem früheren Leben. Damals ist das Urvertrauen durch das Zusammenbrechen eines Weltbildes, das heißt einer Ideologie oder Religion, schwer gestört worden. Man assoziiert folglich den damaligen eigenen Untergang mit dem „falschen Denken" und stellt eine direkte Kausalität her: „Hätte ich nicht als Urchrist an Christus geglaubt, wäre ich nicht ans Kreuz genagelt worden." An etwas mit Überzeugung zu glauben und dafür bitter zu büßen, wird danach im Unterbewußtsein als identisch angesehen.

Solange der Zentralkonflikt nicht zu aktiv wird (etwa bei Psychosen oder Menschen mit Persönlichkeitsstörungen), werden solche Menschen versuchen, die Wiederholung eines derartig schweren Traumas im jetzigen Leben zu vermeiden. Obwohl ihnen real keinerlei Gefahr droht, verhalten sie sich übertrieben, manchmal geradezu irrational und oftmals gegen ihre tiefen Überzeugungen. Sie kompensieren das Konfliktthema durch ein gegensinniges Verhalten[54]. Beispielsweise versuchen sie mit einer besonders liberalen und säkular eingestellten Haltung, nicht erneut in eine mißliche Lage zu kommen, wie damals bei der Entstehung des Zentralkonflikts. Sie drücken sich vor klaren ideologischen Standpunkten, letztlich sogar um jede deutliche und kraftvolle Meinungsäußerung, um nicht wieder verletzt zu werden. Man muß ihnen klarmachen, daß sie sich aufgrund uralter, längst überholter Äng-

[54] Wenn der Konflikt bei bestimmten psychiatrischen Krankheiten jedoch zu stark wird, etwa bei Psychosen oder Menschen mit Persönlichkeitsstörungen, beobachtet man das genaue Gegenteil: solche Menschen werden dann besonders fanatisch, sie entwickeln besonders starre und manchmal geradezu unerbittlich strenge Ideologien. Insofern überrascht es nicht, daß ich bei Patienten mit besonders fanatischen Ansichten oftmals die Konflikte Nr. 28 „falsch Denken" oder Nr. 27 „Realität nicht sehen wollen" (eine Spielart von Konflikt Nr. 28) finden kann.

ste so verhalten und ihnen Mut machen, wieder klare Standpunkte einzunehmen und sich nicht länger vor bestimmten Wahrheiten zu drücken.

Die Heilung funktioniert aber nicht nur durch Worte, sie ist also keineswegs bloß eine Suggestion (das kommt selbstredend als Verstärkung durch das therapeutische Gespräch hinzu). Erst wenn solche Konflikte energetisch aufgelöst werden, das heißt Patienten die PSE-Medikamente einnehmen, werden sie selbstbewußt und klar in ihren Standpunkten. Gleichzeitig ist es natürlich sinnvoll, den Betreffenden die dargestellten Zusammenhänge zu erläutern und unterstellt natürlich, daß sie für Dinge wie Karma offen sind. Die Botschaft lautet: „Sie waren früher sehr tapfer und haben dafür büßen müssen. Dadurch haben Sie sich zu stark zurückgezogen. Das brauchen Sie nicht mehr, und Sie dürfen sogar mutig und ehrlich sein, ohne Angst zu haben, dafür bestraft zu werden."

Das transpersonale Modell verhilft daneben auch zu einem Verständnis, warum Menschen einen Charaktertyp gebildet haben. In Fortführung des bereits Gesagten versucht man, sich aufgrund eines erlittenen Traumas durch einen „Charakterpanzer" von der feindlichen Welt abzukapseln und dauerhaft eine Verhaltensweise aufrecht zu erhalten, die ein erneutes Trauma verhütet. Erst im schützenden Inneren des Charakterpanzers konnten Menschen früherer Epochen evolutionär ein stabiles Ego und eine dauerhafte Persönlichkeit bilden. Das ist sozusagen der unermeßlich wertvolle Vorteil, der daraus gezogen werden konnte. Aber gleichzeitig begrenzen Menschen sich durch ihren Persönlichkeits-Panzer. Sie müssen irgendwann aus dem inneren Gefängnis fliehen, um sich weiterzuentwickeln. Ich habe daraus ein Modell der Charakterreifung gebildet, das ich im folgenden Beitrag vorstelle und das in meinem Buch „Spirituelle Energiemedizin" ausführlich dargestellt wird.

8.1 Spirituelle Dimension der Psychosomatischen Energetik

Reimar Banis

Das Menschenbild der Psychosomatischen Energetik, einer vom Vortragenden entwickelten naturheilkundlichen Methode, geht von mehreren Leben eines Menschen aus. Weil schon Neugeborene mit Konflikten auf die Welt kommen, für die es keinen anderen erklärbaren Grund gibt, aber auch, weil mediale Menschen und solche, die Tranceerfahrungen erleben, von Wiedergeburts-Erlebnissen berichten, verdichten sich die Hinweise auf eine Reinkarnation. Wenn man das als Realität anerkennt, ergeben sich zahlreiche Fragen. Was ist der Sinn des Lebens? Haben Krankheiten karmische Hintergründe? Gerade bei schweren chronischen Krankheiten oder dem Tod eines geliebten Menschen spielen solche Fragen eine große Rolle in der Beratungspraxis.

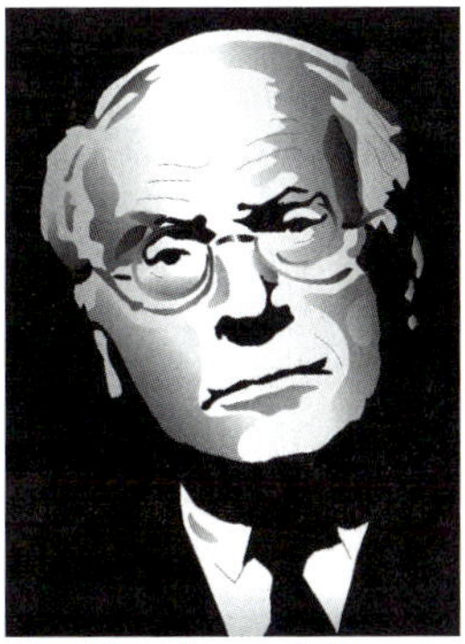

Der Psychoanalytiker C.G. Jung

Eine weitere Diagnose-Ebene der Psychosomatischen Energetik befaßt sich mit den vier Charaktertypen. Schon C.G. Jung sah die Vierheit als Symbol der Ganzheit. Die Beobachtungen in der täglichen Praxis haben gezeigt, daß alle Menschen eine individuelle Entwicklung durchzumachen scheinen, die sich vermutlich über mehrere Leben erstreckt und die dazu dient, seinen Charakter zu vervollkommnen. Dabei gibt es eine harmonische, lebensfördernde oder eine disharmonische, krankmachende Entwicklung. Der Vortragende[55] wird dazu ein Modell vorstellen, mit dem der Patient tiefenpsychologisch begutachtet, beraten und behandelt werden kann.

Spiritualität und Medizin

Traditionell ist die Theologie für die letzten Fragen des Lebens zuständig, während die moderne Medizin mehr und mehr zu einer hochgerüsteten Technik des Machbaren geworden ist. Sinnfragen werden von ihr als zu spekulativ ausgeblendet, denn die moderne Medizin versteht sich überwiegend als angewandte Naturwissenschaft. Auf der anderen Seite wächst das Bedürfnis vieler Menschen nach Spiritua-

[55] Vortrag auf der Tagung „Psychosomatische Energetik" während der Medizinischen Woche Baden-Baden, November 2006

lität. In einer als nüchtern erlebten säkularen Welt möchten viele mehr über sich und die Hintergründe der eigenen Existenz erfahren. Patienten äußern solche Fragen meist nicht direkt im Gespräch mit dem Arzt, aber man kann ein derartiges Bedürfnis an der steigenden Zahl esoterischer Bücher ablesen. Meine eigene Erfahrung hat gezeigt, daß es meine Patienten schätzen, wenn ich ihnen ein spirituell ausgerichtetes Beratungsgespräch anbiete. Umgekehrt erlebe ich dadurch als Therapeut eine ungewohnt tiefe seelische Bereicherung, so daß eine spirituell ausgerichtete Beratung für Arzt und Patient gleichermaßen Vorteile bietet.

So sehr die Spiritualität auch wichtig ist, sollte sie nicht vordergründig kommerzialisiert werden. In meiner Praxis ist die spirituelle Dimension der Beratung etwas, das sich zwanglos ergibt. Es stellt eine freiwillige Ausweitung meiner Beratung dar, die gewissermaßen als ein Extra angeboten wird. Ich schildere dem Patient meine Sicht der Dinge, ohne von ihm zu verlangen, daß er der gleichen Meinung sein muß. Da ich keine spezielle Weltanschauung vertrete, treibt mich kein Sendungsbewußtsein. Wenn der Patient beispielsweise von Reinkarnation nichts wissen will, wird seine Beratung daran angepaßt. Spiritualität sollte auch nicht in dem Bewußtsein ausgeübt werden, etwas Besseres zu sein, sondern setzt die menschliche Gleichwertigkeit von Arzt und Patient voraus. Eine spirituelle Beratung erfordert viel Spitzengefühl beim Therapeuten und braucht natürlich zusätzlich einen gewissen Zeitrahmen.

Seelische Konflikte und Reinkarnation

Als Plattform für meine spirituelle Beratung dient die Psychosomatische Energetik, eine Naturheilmethode, bei der seelische Konflikte und das feinstoffliche Energiesystem im Vordergrund stehen. Die Grundidee der Methode geht davon aus, daß seelische Konflikte nicht nur im Unbewußten abgespeichert werden, sondern auch im Energiefeld. Mit bestimmten homöopathischen Komplexmitteln (Emotionalmittel „Emvita®"), die den Konfliktinhalten nachgebildet sind, kann man sie im Energiefeld aufspüren. Bald hat sich herausgestellt, daß bereits Neugeborene große Konflikte haben, für deren Ursache die Mütter meist keine vernünftige Erklärung geben können. Es lag daher nahe anzunehmen, daß solche Konflikte aus früheren Leben stammen. Später haben mir Patienten erzählt, daß sie in Trancezuständen traumatische Szenen wiedererinnert haben, die sich für ihr Empfinden in früheren Leben abgespielt haben.

Mittlerweile gibt es zahlreiche Therapieformen wie die Reinkarnationstherapie, die darauf abzielen, daß sich der Patient in tiefen Entspannungszuständen an frühere Leben erinnert. Zum Thema sogenannter „Rückführungen" existiert eine fast unübersehbare Literatur. Mittlerweile gibt es eine Fülle ernstzunehmender Berichte, die für die Existenz von früheren Leben sprechen. Auch das eigene psychoenergetische Schwingungsniveau scheint dabei eine Rolle zu spielen, was man für möglich hält. Mißt man die Kausalwerte mit dem Reba-Testgerät, haben Menschen mit Werten über 80 % (der Durchschnitt liegt bei 40 %) überdurchschnittlich häufig ein intuitives Wissen über ihre früheren Leben. Etliche meiner Patienten haben mir bestätigt, daß sich ihre Erinnerungen in früher durchgeführten Rückführungen mit den Konfliktthemen der Psychosomatischen Energetik decken.

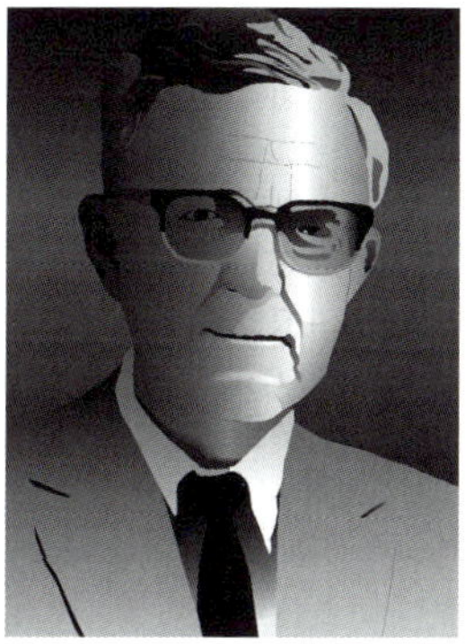

Der amerikanische Psychiater Ian Stevenson

Ein weiterer Beleg für die Hypothese der Reinkarnation sind Erzählungen von Kindern. Der amerikanische Psychiater Ian Stevenson hat weltweit über dreitausend Berichte kleiner Kinder gesammelt, die sich spontan an frühere Leben erinnern. Einige Kinder scheinen in ihrem Spiel wiederzugeben, wie die frühere Persönlichkeit starb. Ein Kind, das sich an einen Selbstmord durch Erhängen erinnerte, hatte die Angewohnheit, mit einem um den Nacken geschwungenen Seil umherzuwandern. Zwei andere Kinder, die frühere Leben erinnerten, die durch Ertrinken geendet hatten, pflegten Ertrinken zu spielen. Stevenson folgert daraus, daß *„Phobien fast immer mit der Todesart der früheren Persönlichkeit in Verbindung stehen."* Praktisch immer korrespondiert die Art der Ängste nach seinen Erfahrungen mit der früheren Todesart. Wenn dem so ist, was im übrigen zahlreiche Rückführungs-Therapeuten bestätigen, dann ist das eine Bestätigung für die Sichtweise der Psychosomatischen Energetik, daß Konfliktinhalte von einem Leben zum anderen übertragen werden können.

Außerdem gibt es immer mehr Anhaltspunkte dafür, daß traumatische Erfahrungen von einem Leben zum anderen weitertransportiert werden. Auf solche Traumata pfropfen sich gerne neue Konflikte auf, so daß die eigentliche karmische Wurzel des Problems nicht immer ersichtlich sein muß. Man kann also durchaus eine frühkindliche Traumatisierung durchgemacht und trotzdem karmische Konflikte haben. Verständlicherweise ist es notwendig, an die Wurzel des Problems zu gehen und die karmisch verursachten Konflikte aufzulösen. An dieser Stelle wird von vielen eine Reinkarnationstherapie empfohlen, die von Stevenson jedoch mit folgender Argumentation abgelehnt wird: *„Viele Menschen, die ihren Träumen wenig Bedeutung beimessen, halten gleichwohl alles, was während der Hypnose an Material auftaucht, für eine Tatsache. Dabei entspricht der hypnotische Zustand in vielem dem Traumzustand. Das Unbewußte ist dabei von gewöhnlichen Einschränkungen befreit und zeigt oft eine dramatische neue Persönlichkeit. Obwohl solche hervorgerufenen Persönlichkeiten sehr plausibel erscheinen mögen, haben Experimente von*

Baker und Nicholas Spanos gezeigt[56], wie leicht Suggestionen des Hypnotiseurs solche Charakteristika einer derartigen Persönlichkeit verändern können .... Selbst eine dramatische Besserung nach solchen Sitzungen beweist nicht, daß wirklich ein früheres Leben erinnert worden ist. Personen mit psychosomatischen Beschwerden und Psychoneurosen erholen sich nach einer breiten Palette angewandter Verfahren."

Meines Erachtens bergen Rückerinnerungen auch die Gefahr, Konfliktinhalte zu verstärken und uralte Traumata zu reaktivieren. Speziell seelisch labile Patienten können dabei kurz- oder längerfristig dekompensieren. Ich rate meinen Patienten daher ab, sich mit Traumata karmischer Konflikte zu beschäftigen und Rückführungen mitzumachen. Ich wehre mich auch gegen irgendwelche Schuldzuschreibungen oder vordergründige Krankheitsdeutungen, denn auch das ist wenig hilfreich. Viele Menschen erinnern sich spontan an frühere Leben, sobald sie seelisch reif genug geworden sind, und genau das scheint mir der optimale Weg zu sein. Trotz der genannten Einwände besteht nach Ansicht vieler Fachleute die Notwendigkeit, sich seiner karmischen Konflikte zu entledigen. Die Frage ist, wie das am besten und am gefahrlosesten erreicht werden kann. Die meiste Erfahrung habe ich mit der Psychosomatischen Energetik, die meines Erachtens dazu optimal in der Lage ist.

Zentralkonflikt, Charaktertyp und Charakterreifung

Meine Hypothese geht davon aus, daß jeder Mensch irgendwann in grauer Vorzeit einen Zentralkonflikt gebildet hat, der von einem besonders stark traumatisierenden Ereignis seinen Ausgang nahm. Je nachdem, welches Trauma jemand erlebt hat und wie er darauf reagierte, entstanden danach verschiedene Charaktertypen. Zur Einteilung der Charaktere benutze ich das Modell von Schulz-Hencke[57] und seinem Schüler Fritz Riemann[58], das perfekt mit dem hippokratischen Persönlichkeits-Modell wie demjenigen von Eysenck übereinstimmt, also eine reputable Tradition hat. Dieses Modell deckt sich in der Praxis mit den Zentralkonflikten der Psychosomatischen Energetik, die unterschiedliche Energie-Zentren (Chakren) besetzen:

---

[56] Literatur dazu (Auswahl):
1. Spanos, Nicholas P. Multiple Identities and False Memories: A Sociocognitive Perspective (Washington, D.C.: American Psychological Association, 1996).
2. Spanos, Nicholas. "Past-life Hypnotic Regression: A Critical View," Skeptical Inquirer 12, no.2 (Winter 1987-88) 174-180.

[57] Schulz-Hencke, Harald: Der gehemmte Mensch. Entwurf eines Lehrbuches der Neo-Psychoanalyse Stuttgart, Thieme, 1967.

[58] Riemann, Fritz: Grundformen der Angst.: Eine tiefenpsychologische Studie. München, Basel E. Reinhardt 1984

Antike Temperamente, Typenlehre Riemanns und zugeordnetes Chakra

Antike Temperamente	melancholisch	sanguinisch	cholerisch	phlegmatisch
Harald Schulz- Hencke und sein Schüler Fritz Riemann	schizoid	hysterisch	depressiv	zwanghaft
Chakra (außer Herzchakra[59])	1 & 7 (Becken und Kronen)	2 & 6 (Unterleib und Stirn)	3 (Oberbauch)	5 (Hals)

Mithilfe dieses Modells gelingt es innerhalb weniger Minuten, den Charaktertyp eines Menschen zu bestimmen. Voraussetzung ist, daß ein aktiver Zentralkonflikt vorliegt, was bei ungefähr vier Fünftel aller Patienten im Lauf der mehrmonatigen Behandlung irgendwann der Fall ist. Um sicher zu gehen, daß man den Zentralkonflikt richtig getestet hat (das genaue Procedere wird in den Seminaren der PSE unterrichtet), sollte der Zentralkonflikt mit den Kernsymptomen des jeweiligen Charakters übereinstimmen. Bejaht das der Patient, gelingt die eindeutige Zuordnung zu einem der vier Typen in nahezu allen Fällen. Mischtypen sind daher nach den Erfahrungen der Psychosomatischen Energetik kaum zu finden, und wenn, haben sie eine andere Bedeutung (siehe dazu die späteren Ausführungen über die Charakterreifung).

[56] Das Herzchakra enthält einen zusätzlichen Herz-Zentralkonflikt, der ebenfalls den vier Charaktertypen zugeordnet werden kann: Nr. 12 depressiv, Nr. 13 schizoid, Nr. 14 zwanghaft, Nr. 15 depressiv, Nr. 16 hysterisch. Der Zentralkonflikt im Herzchakra wird oft erst ganz am Ende einer Behandlung aktiv und beinhaltet Emotionen, die im wahrsten Sinn des Wortes „zu Herzen gehen".

Kernsymptome und energetisch-emotionale Polarität

Charaktertypen	Schizoid (melancholisch)	Depressiv (cholerisch)	Zwanghaft (phlegmatisch)	Hysterisch (sanguinisch)
Energetisch-emotionale Polarität	Yang – rational	Yin – emotional	Yang – rational	Yin – emotional
Kernsymptome (Auswahl)	Strategischer Planer, wird in Gesellschaft nur langsam warm, fehlende Empathie, oft Einzelgänger	Sozial angepaßt, aggressions-gehemmt, opfert sich für andere, empathisch	Hoher Perfektions-Anspruch, Neigung zum Ordnen und Systematisieren, Detailfetischist, verstandesbetont	Hohe emotionale Intelligenz, guter Selbstdarsteller, oft Phasen von „jauchzend /zu Tode betrübt"
Beziehungs-dynamik	Ausgleichend = Choleriker Ambivalent = Phlegmatiker Gegenpolar = Sanguiniker	Ausgleichend = Melancholiker Ambivalent = Sanguiniker Gegenpolar = Phlegmatiker	Ausgleichend = Sanguiniker Ambivalent = Melancholiker Gegenpolar = Choleriker	Ausgleichend = Phlegmatiker Ambivalent = Choleriker Gegenpolar = Melancholiker

Das Wissen um den eigenen Charaktertyp stellt ein außerordentlich wertvolles Instrument der Selbsterkenntnis dar. Man durchschaut dadurch das normalerweise unbewußte Drehbuch, nach dem man sein Handeln und Fühlen ausrichtet. Vor allem kann der Patient begreifen, wo seine Schattenseiten liegen und was er zur komplementären Ergänzung seiner Persönlichkeit braucht, um seelisch ganz zu werden. So haben die verstandesorientierten Typen (Phlegmatiker und Melancholiker) die Aufgabe, ihre verkümmerte Emotionalität zu entwickeln und umgekehrt die emotional gepolten Typen (Sanguiniker, Choleriker), ihre Rationalität und damit einhergehenden Eigenschaften zu kultivieren. Erfahrungsgemäß gelingt das wesentlich leichter, wenn der Zentralkonflikt aufgelöst wird, aber zusätzlich spreche ich es aus. Ich gebe dem Patienten damit grundsätzliche Hinweise für eine Lebensänderung. Ich habe den Eindruck, damit etwas zu artikulieren, was der Patient zwar im Grunde längst selbst weiß, aber was nichtsdestotrotz für ihn äußerst schwer zu realisieren ist.

Außerdem kann man mit dem Instrument der Charaktertypen das soziale Rollenverhalten perfekt vorhersagen, das verschiedene Charaktere untereinander entwickeln (siehe Abb. zur „Beziehungsdynamik"). Man hat damit ein äußerst wertvolles Beratungsinstrument in der Paartherapie, bei familiären Problemen oder anderen sozialen Gruppen (z.B. Mobbing am Arbeitsplatz). Die Gesetze der Beziehungsdynamik können auch benutzt werden, um innerseelische Störungen eines Individuums besser zu verstehen und mit diesem Instrumentarium zu beschreiben

(„gestörte Charakterreifung"). Wer demnach ambivalente oder gegenpolare Charaktereigenschaften entwickelt, wird seelisch leichter krank.

Menschen mit einer normalen charakterlichen Reifung entwickeln mehr und mehr die Eigenschaften des idealen Partnertyps. So wird der emotionale Sanguiniker zusehends phlegmatischer (rationaler) und der rationale Melancholiker cholerischer (emotionaler). Ich halte diese Abläufe wegen ihrer harmonischen und allgemein förderlichen Qualitäten für etwas geradezu Naturgesetzliches. Die seelische Reifung sollte nur nach diesen Gesetzmäßigkeiten ablaufen, denn nur so steht sie im Einklang mit den seelischen Bedürfnissen des Individuums. In der ärztlichen Praxis sind mir jedoch immer wieder Menschen begegnet, die Abweichungen gezeigt haben. Fast immer fällt das zum Nachteil des Betreffenden aus, wenn dessen Charakter gestört reift.

Grundsätzlich kann man drei Variationen einer gestörten Charakterreifung unterscheiden:

1. Die Rohform des eigenen Charaktertyps wird auf die Spitze getrieben (häufig bei psychopathischen und soziopathischen Charakteren) – man „kocht im eigenen Saft" und dreht sich charakterlich im Kreis. Die negativen Charaktereigenschaften werden dabei erfahrungsgemäß besonders akzentuiert, etwa daß der ohnehin zur Empathie nur mühsam fähige Melancholiker vollends zum schwer gestörten Soziopathen wird.

2. Man entwickelt zusätzlich Wesenszüge des ambivalenten Charakters (häufig bei neurotischen Menschen).

3. Wesenszüge des gegenpolaren Charakters kommen zum Vorschein (häufig bei charakterlich schwer gestörten Menschen und bei auffälligen Sonderbegabungen, etwa bei „Genies"). Beispiel: Ein bei Auftritten hysterisch herumbrüllender, stets nach Aufmerksamkeit heischender Melancholiker wie Adolf Hitler.

Alle hier geschilderten Variationen der Persönlichkeitstypologie sind der Psychiatrie bekannt und finden ihren Niederschlag in der Verschlüsselung der internationalen Schlüssel der Krankheiten (ICD Code – International Statistical Classification of Diseases). Ich habe sie in einer Tabelle mit den Einstufungen der Psychosomatischen Energetik in Beziehung gesetzt:

Psychiatrisch definierte Persönlichkeitsstörungen und zugehörige Charaktertypen

	ICD 10	Einteilung der Psychosomatischen Energetik
Cluster A *sonderbar, exzentrisch*	*paranoide Persönlichkeitsstörung (F60.0)* *schizoide Persönlichkeitsstörung (F60.1)*	*Melancholiker (übertriebene Rohform oder Entwicklung gegenpolarer Wesenszüge)*
Cluster B *dramatisch, emotional*	*emotional instabile Persönlichkeitsstörung:* *vom Borderline-Typ oder vom impulsiven Typ (F 60.3)* *histrionische Persönlichkeitsstörung (F60.4)*	*Sanguiniker (übertriebene Rohform oder Entwicklung gegenpolarer Wesenszüge)*
	dissoziale Persönlichkeitsstörung (F60.2)	*Melancholiker (übertriebene Rohform oder Entwicklung gegenpolarer Wesenszüge)*
Cluster C *ängstlich, vermeidend*	*ängstliche Persönlichkeitsstörung (F60.6)* *anankastische Persönlichkeitsstörung (F60.5)*	*Phlegmatiker (übertriebene Rohform oder Entwicklung gegenpolarer Wesenszüge)*
	abhängige Persönlichkeitsstörung (F60.7) *passiv aggressive Persönlichkeitsstörung (F60.8)*	*Choleriker (übertriebene Rohform oder Entwicklung gegenpolarer Wesenszüge)*

In spiritueller Hinsicht ist zwar die Entwicklung der positiven Wesenseigenschaften wünschenswert, die jeder der vier Charaktertypen besitzt (Vierheit als Symbol der Ganzheit nach C.G. Jung), aber das setzt bestimmte Entwicklungsschritte voraus. Man muß also erst die ausgleichenden Eigenschaften entwickeln, bevor man sich an die schwierigen Aufgaben heranwagen sollte, seine ambivalenten und gegenpolaren Eigenschaften zu entwickeln.

Das vorgestellte Modell hat sich in der täglichen Beratungstätigkeit als ein außerordentlich wichtiges Werkzeug bewährt, das gleichzeitig eine spirituelle Dimension hat. Der Mensch ist gemäß dieses Modells von einem Leben zum anderen dabei, sich zu vervollkommnen und der Ganzheit seines wahren Selbst entgegenzustreben. Irgendwann wird man so strategisch und rational wie der Melancholiker, so liebevoll und warmherzig wie der Choleriker, so charmant und spontan wie der Sanguiniker und so ordentlich und zuverlässig wie der Phlegmatiker sein. Mein Bild des vollkommenen Menschen ist daher ein ganz irdisches und lebenspraktisches. Aber bis es soweit ist und der Mensch alle seine zuvor unterdrückten Wesenseigenschaften wieder voll ausleben kann, hat man es als Arzt vorrangig mit den Fehlentwicklungen und Unvollkommenheiten seiner Patienten zu tun.

Dabei scheint mir ein ganzheitliches spirituelles Bild als Zielvorstellung wichtig zu sein, um den Patient vor diesem Hintergrund besser zu führen und zu beraten. Die Entwicklung ausgleichender Charaktermerkmale begreift man nur, wenn man akzeptiert, daß sich die Seele über zahlreiche Inkarnationen in einem ständigen Wachstumsprozeß befindet, wobei sie als Endziel die Vereinigung der persönlichen Eigenschaften mit dem wahren Selbst hat. Der Wachstumsprozeß wiederum kann durch ein Ansteigen der Kausalwerte nachgewiesen werden, aber auch durch das Auftauchen bestimmter Eigenschaften, die höherschwingende Menschen charakterisieren. Das sind vor allem eine freundliche Natürlichkeit, fürsorgliche Empathie und Menschlichkeit.

Nahtod und Karma

Zahlreiche Ärzte wie Elisabeth Kübler-Ross oder Raymond Moody haben das allgemeine Bewußtsein dafür geweckt, daß es starke Hinweise für ein Leben nach dem Tod gibt. Das begann mit der Erforschung der Nahtoderlebnisse in den Fünfziger Jahren und ging weiter mit den Schilderungen zahlreicher Reinkarnationserlebnisse, sei es durch Tranceerfahrungen oder spontane Erlebnisse von Kindern. Man fragt sich natürlich, was das für eine Bedeutung in der täglichen ärztlichen Praxis hat, wo man es überwiegend mit Lebenden zu tun hat. Nach meinen Beobachtungen existiert eine unsichtbare, aber gleichwohl starke kollektive Depression, die aus dem materialistischen Glauben an ein einmaliges Leben herrührt. Viele Menschen sind im Grunde ihres Herzens verzweifelt, besonders wenn es dem Ende entgegengeht, daß ihr individuelles Leben bald auf ewige Zeit beendet sein soll. Als ein Zeichen dieser Depression werte ich beispielsweise die starke Tabuisierung des Todes in unserer Gesellschaft.

Viele Menschen zweifeln ein Weiterleben nach dem Tod an, aber die Hinweise für solch eine Möglichkeit mehren sich. Wer sich ernsthaft mit derartigen Themen auseinandersetzt, kommt nicht umhin anzuerkennen, daß allein schon die schiere Menge der Hinweise überwältigt, aber auch deren Qualität und logische Stringenz. Daß naturwissenschaftliche Gesetze durchaus in Einklang mit Nahtoderlebnissen gebracht werden können, zeigte unlängst ein Buch des Heidelberger Medizin-Physikers Markolf Niemz. Würde sich das Bewußtsein durchsetzen, daß jeder Mensch als geistiges Wesen unsterblich ist, wäre das eine außerordentlich wichtige Seelenmedizin, die vielen Menschen eine ganz andere, viel optimistischere Lebensauffassung und eine tiefgreifende spirituelle Neuorientierung ermöglichen könnte.

Literatur:

Banis, Reimar: Durch Energieheilung zu neuem Leben, Via Nova Petersberg, 2002

Banis, Ulrike: Handbuch der Psychosomatischen Energetik, 2. wesentlich erweiterte Auflage, Comed Verlag Hochheim, 2005

Banis, Reimar: Lehrbuch der Psychosomatischen Energetik, VAK Vlg., Kirchzarten, 2003

Jelouschek, Hans u.a.: Was heilt uns? Zwischen Spiritualität und Therapie Herder, Freiburg, 2006

Kübler-Ross, Elisabeth: Über den Tod und das Leben danach
Vlg. Die Silberschnur, 1991

Moody, Raymond: Leben nach dem Tod Rowohlt, Hamburg, 1977

Niemz, Markolf H. : Lucy mit c – Mit Lichtgeschwindigkeit ins Jenseits Edition Bod, 2005

Stevenson, Ian: "A Case of the Psychotherapist's Fallacy: Hypnotic Regression to Previous Lives" American Journal of Clinical Hypnosis 36:188-193, 1994

Stevenson, Ian: "Reinkarnationsbeweise" Aquamarin Verlag, 1999

Woolger, Roger: Die vielen Leben der Seele – Wiedererinnerung in der therapeutischen Arbeit. Hugendubel, München, 1992

Woolger, Roger: Vergangene Leben heilen – Reinkarnationstherapie in der Praxis. Goldmann, München, 2006

Zander, Helmut: Geschichte der Seelenwanderung in Europa – alternative religiöse Traditionen von der Antike bis heute. Primus Verlag, Darmstadt 1999.

Kommentar des Herausgebers zur Spiritualität allgemein und zu den nachfolgenden beiden Artikeln

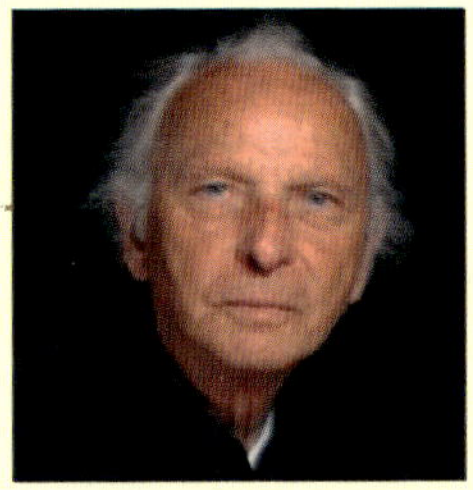

Der Benediktinerpater und Zenmeister Willigis Jäger

Der bekannte Benediktinerpater und Weisheitslehrer Willigis Jäger definiert Spiritualität folgendermaßen: „Spiritualität bezeichnet einen Weg in eine transpersonale, transrationale und transkonfessionelle Erfahrung der Wirklichkeit. Spirituelle Wege wollen den Menschen in diesen transmentalen Bewußtseinsraum führen. Es geht dabei um mehr an Wirklichkeit und um mehr an Leben. Nur wer einen solchen transpersonalen und transrationalen Bewußtseinsraum akzeptiert, wird das Folgende annehmen können: Scientisten und Positivisten sind immer noch davon überzeugt, daß unsere Ratio das einzige Mittel des Begreifens und Erfahrens von Wirklichkeit darstellt. Die Forschung schwankt noch, ob Bewußtsein das Epiphänomen unserer Gehirnwindungen ist oder nur das Empfangsorgan und Gestaltungsorgan für das, was wir Bewußtsein nennen. Es läßt sich hier auch nicht viel argumentieren. C. G. Jung hat die ganze Problematik auf einen sehr einfachen Nenner gebracht: Es geht nicht um Glauben, sondern um Erfahrung."

Man mag Willigis Jägers Worte als tapfere Rückzugsgefechte eines religiösen Menschen ansehen, der sich vor der Übermacht des naturwissenschaftlichen Weltbildes als letztes Argument auf seine Empirie beruft. Beim Verweis auf die eigenen Erfahrungen handelt sich um einen unangreifbaren Standpunkt, denn was sich im eigenen Inneren abspielt, kann nicht mehr diskutiert werden. Ein derartiges Argument wird jedoch stets mit dem Makel purer Subjektivität behaftet sein, denn selbst noch so hochauflösende Hirntomographen werden nie in der Lage sein, beispielsweise eine subjektive Gotteserfahrung in all ihren Facetten und ihrer Überzeugungskraft darzustellen. Ich möchte natürlich nicht unterschlagen zu erwähnen, daß gewisse Hirnqualitäten, die für spirituelle Phänomene typisch sind, bereits gemessen werden können, siehe Fußnote[60]). Man mag das je nach Standpunkt bedauern oder begrüßen, jedenfalls gilt auf absehbare Zeit, daß die Gedanken weiterhin frei sind und die eigenen Erfahrungen nicht in

---

[60] Der Neurologe Michael Persinger an der kanadischen Laurentian University hat einen Helm konstruiert, der ein stimulierendes elektrisches Magnetfeld erzeugt - den "Octopus". Mehr als 80 Prozent der Versuchspersonen, die den Helm aufsetzen, nehmen daraufhin eine höhere Wirklichkeit wahr: Die Atheisten sprechen von einer Verbundenheit mit dem Universum, die Gläubigen von der Gegenwart Gottes. Persinger selbst hält mystische Erfahrungen für nichts anderes als epileptische Mikro-Anfälle, die durch das Magnetfeld ausgelöst wurden. Religiöse Erlebnisse bezeichnet er als eine selbstinduzierte, kontrollierte Form solcher Anfälle (Zitat aus BR-Online.de: „Wie der Glaube im Gehirn entsteht", 2005).

ihrer speziellen Qualität, geschweige denn in den genauen Inhalten meßbar gemacht werden können.

Die folgenden beiden Beiträge versuchen etwas höchst Spannendes und geradezu Revolutionäres. Sie versuchen, über den subjektiven Standpunkt hinauszugehen und und spirituelle Phänomene wie Nahtoderfahrungen mit dem modernen naturwissenschaftlichen Weltbild zu verbinden. Natürlich sollte man zugeben, daß ein derartiger Versuch vor dem Auge strenger Kritiker eine gewagte Grenzüberschreitung darstellt. Spiritualität bleibt zugegebenermaßen immer hypothetisch, was man durch noch so große Bemühungen auf absehbare Zeit nicht ändern kann. Trotzdem kann ein neues, größeres Weltbild durchaus auf teilweise hypothetischen Pfeilern ruhen, so lange es im großen Ganzen in sich logisch stimmig erscheint und sich selbstverständlich bei der Kontrolle mit den Fakten als richtig erweist.

Weil es nur eine Wirklichkeit gibt und folglich nur eine Wahrheit geben kann, erscheint es nur logisch, Naturwissenschaften und transpersonales Denken zu verbinden, um zu einem nüchternen und trotzdem umfassenden Weltbild zu kommen. Wie in einem Puzzle fügen sich bestimmte Erkenntnisse der Relativitätstheorie oder der Quantenphysik zu einem sinnvollen Ganzen, deren perfektes Hineinpassen in ein religiöses Weltbild es nach den Worten des Physikprofessors Niemz (der in einem späteren Beitrag zu Wort kommt) sehr wahrscheinlich machen, daß sie perfekt zusammenpassen müssen. Glauben und Wissen erscheinen bei Lichte besehen laut Niemz keine Gegensätze zu sein, denn ihre Aussagen sind letztlich überraschend ähnlich.

8.2 Eine aktuelle Definition der Religion für die Medizin Wege der Begegnung [61]

Maria Blohmke

Man geht heute von der Annahme aus, daß sich im Vakuum alle elektromagnetischen Wellen, auch die Lichtwellen, mit Lichtgeschwindigkeit („c") ausbreiten und nichts schneller transportiert werden kann als Licht. Diese Lichtgeschwindigkeit hat jedoch eine Grenzfunktion. Nur immaterielle Körper wie z.B. die Seele, bei der es sich um ein elektromagnetisches Spannungsfeld handelt, kann derart extrem beschleunigt werden. Materie wie unser Körper läßt dieses wegen der relativistischen Massenzunahme nicht zu. Die masselose Seele, die auch als Welle und nicht nur als Teilchen zu betrachten ist, kann sich als Kugelwelle ausbreiten. Theologisch würde dieser Vorgang der Omnipräsenz entsprechen. Der Verlust des Raum- und Zeit-Gefühls während der Nahtoderfahrung könnte theologisch als die Ewigkeit aufgefaßt werden oder im Buddhismus dem Nirwana entsprechen. Wichtig scheint die Information zu sein, die die Betroffenen erhalten haben, und worauf es für den Menschen auf dieser Erde ankommt und was in das Jenseits oder die Ewigkeit mitgeführt werden wird: Das Geben von Liebe und der Erwerb von Wissen. Ratzinger ergänzt diese beiden Werte noch durch einen dritten: die Wahrheit. Es läßt sich vermuten, daß diese beiden Werte den Sinn für unser hiesiges Leben auf Erden bedeuten und möglicherweise auch das Schicksal der Seele im Jenseits bestimmen.

Bekanntlich ist die Verständigung zwischen den Vertretern der Naturwissenschaften und der Religionen auch heute noch schwierig. Diese Einstellung scheint sich allerdings geändert zu haben, wenn man den Ausführungen des früheren Kardinal Ratzinger, dem jetzigen Papst Benedikt XVI, folgt. So schreibt er: *„Die Religionen sollten (müssen) sich der Ausbreitung der Zivilisation der neuen Zeit öffnen, und nicht den Menschen zu einer Art religions- und kulturgeschichtlichem Naturschutzgebiet erklären."* Seiner Meinung nach kommt auch der religiöse Kosmos in Bewegung. Im allgemeinen beruhen Mißverständnisse auf einem Mangel an Diskussionsfreudigkeit bei den Betroffenen. Gäbe es mehr Verständigung zwischen den einzelnen Fachgebieten, wären wir heute wesentlich weiter auf dem Stand der Erkenntnis. Es gibt Unmengen an Wissen in den meisten Fachgebieten – und der Erwerb dieses Wissens wurde und wird letzten Endes von der Allgemeinheit finanziert – nur fehlt es häufig am kollegialen Austausch zwischen den einzelnen Forschern. Das ist

[61] Vortrag gehalten auf der Tagung der Internationalen Gesellschaft für Psychosomatische Energetik Juni 2006

ein Grund für diese unbefriedigende Situation. Eine andere Schwierigkeit besteht darin, und das kann ich aus eigener Erfahrung nur tief bedauern, daß in jeder Disziplin eine Fachsprache benutzt wird, die der Fachfremde nicht versteht. Vielfach ist das so gewollt, man verschanzt sich gerne hinter einem Vokabular, das die Verständigung untereinander erschwert oder sogar unmöglich macht.

Markolf Niemz, über dessen Buch ich hier kurz referieren werde, ist eine Ausnahme [1]. Er ist von Haus aus Physiker, was ihn nicht daran gehindert hat, sich auch mit theologischen Fragen auseinanderzusetzen. Dabei stellt er fest, daß sich naturwissenschaftliche und religiöse Denkweisen nahezu ergänzen. Die Existenz eines Lebens nach dem Tod läßt sich möglicherweise aus den Theorien der modernen, d.h. der Mikrophysik, ableiten. Vor allem die Relativitätstheorie von Albert Einstein und auch die Quantenphysik sind in dieser Hinsicht von Bedeutung. Viele bekannte Physiker in der ganzen Welt setzen sich seit mehr als hundert Jahren mit diesen Problemen auseinander. Der sog. Welle-Teilchen-Dualismus des Lichts ist bei diesen Überlegungen von besonderem Interesse.

Der Übergang von der Makro- zur Mikrophysik

Die Quantenmechanik oder auch Quantenphysik hat in den letzten Jahrzehnten zu großen Umwälzungen des menschlichen Denkens geführt. Das Ursache-Wirkungs-Prinzip ist nur noch bei den allereinfachsten Systemen gültig, während Quanten sich unvorhersehbar verhalten. Newtons Mechanik wurde bei der Beschreibung der subatomaren Struktur durch die Quantenmechanik weitgehend verdrängt. Zum Ursache-Wirkungs-Prinzip in der Mechanik gehört, daß die Ursache immer der Wirkung vorangeht. Newton glaubte, daß im Universum jedes Teilchen einfachen Bewegungsgesetzen unterworfen sei, die auf wohl definierten Kräften beruhen: Vor der Quantenrevolution war man überzeugt, daß alle künftigen Ereignisse vorherbestimmt sind und eintreten müssen, auch wenn wir sie nicht vorhersagen können. Dieser Determinismus ist, wie sich gezeigt hat, höchstens bei den einfachen Systemen gültig. Auf der Ebene der Quanten gilt aber eine Art Unvorhersehbarkeit. Es kann nicht vorhergesagt werden, was als nächstes passiert. Es lassen sich höchstens Wahrscheinlichkeiten für verschiedene Ereignisse berechnen.

Nahtod-Erfahrungen als Modell

Um eine Theorie zu begründen, braucht man in der Wissenschaft ein Modell. Ein solches Modell liefert uns für unsere Überlegungen die moderne Medizin, insbesondere die Intensiv-Medizin mit ihren Folgen und Nachwirkungen. Millionenfach sind in den letzten Jahrzehnten die sog. Nahtod-Erfahrungen der betroffenen Patienten bekannt und dokumentiert worden. Ich weise hier nur auf die zahlreichen Publikationen der Schweizer Ärztin Elisabeth Kübler-Ross [3] und des Amerikaners Raymond Moody hin [4]. Bei Nahtod-Erfahrungen handelt es sich um Berichte von Patienten, die im Zustand des sog. „klinischen Tod" sehr ähnliche Erlebnisse hatten, ein sog. Tunnelerlebnis. Ein Tunnel wird mit extrem hoher Geschwindigkeit durchfahren und an seinem Ende scheint ein Licht.

Die Beschreibung dieses Ablaufs soll hier beispielhaft wiedergegeben werden. Der Patient Craig [2], der beinahe ertrunken wäre, berichtet: *„Ich spürte, wie ich mich durch eine dunkle Leere bewegte. Es war wie ein Tunnel, aber er war so dunkel, daß sein Durchmesser ebenso gut einen Meter wie auch Tausende von Kilometern hätte sein können. Ich schien immer schneller zu werden und mich auf einer absolut geraden Linie durch die Leere zu bewegen. Es fühlte sich an, als ob Wind über mein Gesicht strich. Es war aber kein wirklicher Wind, sondern nur die Wahrnehmung, die man hat, wenn einem der Wind ins Gesicht bläst. Ich hatte ein Gefühl, als würde ich mich mit Lichtgeschwindigkeit durch das Dunkel bewegen und ganz weit weg, in der Ferne sah ich einen kleinen Lichtblick, der allmählich größer zu werden schien; irgendwie wußte ich, daß das mein Ziel war. Ich eilte darauf zu, bis er zu einer riesigen Masse von wunderschönem leuchtendweißem Licht geworden war. Aber kurz bevor ich das Licht erreichte, hielt ich inne, weil ich plötzlich das Gefühl bekam, daß ich, wenn ich ihm zunahe käme, meinen Weg zurück zur Erde nicht mehr finden würde, und ich glaube, ich hatte ein Gefühl, daß man mit Heimweh vergleichen könnte. Ich saß also regungslos da, und auf einmal schien das Licht auf mich zuzuströmen, als wolle es die Distanz ausfüllen, die ich zu ihm gelassen hatte. Schon bald war ich vollkommen davon umgeben und bekam das Gefühl, als würde ich eins mit dem Licht. Es schien alles zu wissen, was man wissen kann, und es akzeptierte mich als einen Teil seiner selbst. Für einige Minuten hatte ich selbst das Gefühl, alles zu wissen. Alles schien plötzlich absolut sinnvoll zu sein. Die ganze Welt schien sich in völliger Harmonie zu befinden .... Es vermittelte mir das Gefühl, eine lange Reise zu machen und schließlich zu Hause anzukommen. Ich spürte, daß ich hier schon einmal gewesen war, vielleicht, bevor ich in dieser Welt geboren wurde."*

Aus diesen Beobachtungen läßt sich auf der Basis von physikalischen Überlegungen, auf die hier im Einzelnen nicht eingegangen werden soll, schließen, daß es zu einem sog. Searchlight-Effekt kommt, der auf einer Aberration von Lichtstrahlen beruht. Dabei werden Lichtstrahlen gebündelt und damit zu einem sehr hellen Licht (siehe das Titelblatt dieses Buches). Die Voraussetzung für diesen Vorgang ist, daß sich der Beobachter mit einer außerordentlich hohen Geschwindigkeit fortbewegt. Je schneller sich der Körper bewegt, um so heller wird das Licht am Ende des Tunnels. Während des Sterbevorgangs scheint sich unsere Seele oder unser Bewußtsein vom Körper abzulösen und in eine andere Welt oder Daseinform überzugehen, während der Körper zurückgelassen werden muß.

Eine Fotografie der Seele

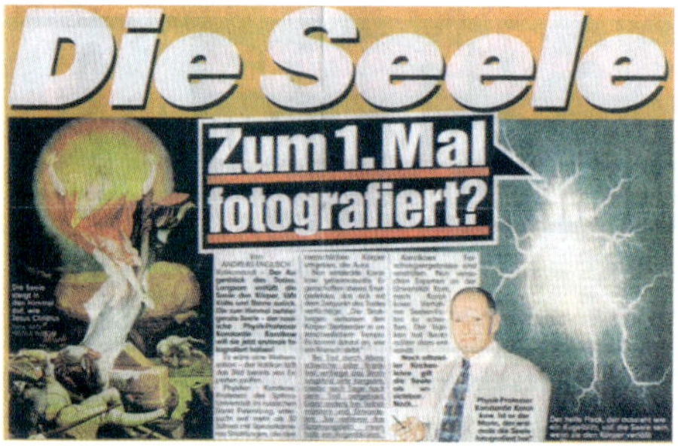
Die Seele
Zum 1. Mal fotografiert?

„Die Seele - zum 1. Mal fotografiert?“ Schlagzeile der deutschen Bildzeitung vom 11.11.2004

Der russische Physiker, Prof. Korotkov, beschäftigt sich seit längerer Zeit mit der Entwicklung von Spezialkameras mit dem Ziel, Strahlungen des menschlichen Körpers (Aura) sichtbar zu machen. Es scheint ihm gelungen zu sein, die Seele eines Menschen beim Verlassen des Körpers im Augenblick des Todes sichtbar zu machen [5]. Man sieht auf einer Abbildung ein elektromagnetisches Spannungsfeld, das eine Art Kugelblitz darstellt. Wie man dem Artikel entnehmen kann, werden die Forschungsergebnisse zur Zeit überprüft. Nach Meister Eckhart [6], dem großen theologischen Lehrer und Mystiker des 13. Jahrhunderts, umschliesst die Seele sechs Kräfte:

Einsicht • Friede • Genügsamkeit • Erinnerung • Verstand • Liebe

Die Kraft der Liebe vergleicht er mit dem heiligen Geist und im Buch der Weisheit lesen wir: Daß die Seele ein Darlehen von Gott an uns ist, das von ihm nach kurzer Zeit zurückgefordert wird. (Weish. 15,8)

Beschleunigung der Seele

Tab. 1 Relativistische Massenzunahme durch Geschwindigkeit (aus M.Niemz: „Lucy mit c" – „c" bedeutet Lichtgeschwindigkeit)

Geschwindigkeit	Körpergewicht
km/h	70 kg Mensch
50% von „c"	Ca. 80, 8 kg
90% von „c"	Ca. 161 kg
annähernd „c"	Ca. 495.000 kg

Während der Nahtod-Erfahrung haben die meisten Betroffenen den Eindruck, mit einer extrem hohen Geschwindigkeit durch einen Tunnel zu rasen. Bei diesem Vorgang löst sich die Seele vom Körper ab, da dieser als Materie durch Zunahme seiner Masse eine so extrem hohe Geschwindigkeit niemals erreichen kann. Das heißt, unsere Seele scheint bis hin zur Lichtgeschwindigkeit die Strecke zu dem immer größer werdenden Lichtpunkt am Ende des Tunnels zu durchqueren. In der speziellen Relativitätstheorie wird dieser Vorgang als relativistische Massenzunahme (träge Masse) bezeichnet. Alles Materielle kann sich nur mit einer Geschwindigkeit bewegen, die kleiner als die Lichtgeschwindigkeit „c" ist. Die Materie nimmt mit ansteigender Geschwindigkeit an Masse weiter zu. Die Lichtgeschwindigkeit stellt bei diesem Vorgang also eine Grenze dar.

Der Tabelle 1 läßt sich entnehmen, daß ein Körper von 70 kg bei 50 % von „c" um 10kg schwerer sein würde. In der Physik nimmt man heute an, daß nur Materie mit einer Ruhemasse von Null – das würde einem Lichtteilchen, also einem Photon entsprechen – Lichtgeschwindigkeit erreichen kann.

Was bedeuten diese Erkenntnisse? Alles Materielle wie unser Körper muß aus diesen Gründen in der irdischen Welt zurück gelassen werden. Nur immaterielle Werte wie z.B. die Seele lassen sich auf „c" beschleunigen.

Welle-Teilchen-Dualismus der Seele

Der Welle-Teilchen-Dualismus des Lichts beschäftigt die Physiker schon seit Jahrzehnten und ist bis heute auch noch nicht übereinstimmend geklärt [7]. Es kommt darauf an, welche Experimente man durchführt. Hierauf kann an dieser Stelle jedoch nicht näher eingegangen werden. Letztendlich hat man sich darauf geeinigt, daß Licht sowohl eine Wellennatur als auch eine Teilchennatur hat, abhängig davon welche Art von Messung vorgenommen wird. Das Licht und auch alle anderen elektromagnetischen Wellen können sich also in Form von Teilchen oder Wellen mit Lichtgeschwindigkeit fortbewegen. Daraus läßt sich wiederum ableiten, daß unsere masselose Seele nicht nur als ein Teilchen zu betrachten ist, sondern auch eine Wellennatur besitzt, die sich im Raum als Kugelwelle ausbreitet. Überträgt man diese Feststellung auf einen theologischen Begriff, so könnte man von einer Omnipräsenz sprechen. Das heißt, wir hätten eine mit „c" zerfließende Seele. Eine im Raum zerfließende Seele ohne die Eigenschaft der Lokalität ist für uns schwer vorstellbar, weil unsere Vorstellungskraft durch Raum und Zeit bestimmt wird.

Aufhebung von Raum und Zeit

Während einer Nahtod-Erfahrung scheinen die Betroffenen, wie man den zahlreichen Berichten entnehmen kann, das Gefühl von Raum und Zeit zu verlieren. Vielfach zieht das ganze Leben in Bruchteilen von Sekunden an dem Menschen vorbei. Über solche Erlebnisse berichten sowohl Patienten als auch Bergsteiger, die einen Absturz überlebten oder in einer Lawine verschüttet waren. Reinhold Messner hat Hunderte authentischer Berichte von Abgestürzten, die überlebten, zusammengestellt, in denen Ähnliches geschehen bzw. gesehen worden sein soll [10]. Die Raum- und Zeit-Begriffe sind für den Menschen die Voraussetzung, um ein Gedankengebäude zu errichten. Ohne diese Koordinaten verlieren wir die Möglichkeit, uns in der Welt zu orientieren. Wir werden mit dieser Auffassung bereits geboren, sie ist für uns so selbstverständlich, daß wir uns erst dann Gedanken darüber machen, wenn wir uns z.B. mit der Relativitätstheorie beschäftigen. Niemz hält es sogar für möglich, daß es im Jenseits die Begriffe von Raum und Zeit gar nicht gibt. Er kann sich vorstellen, daß es sich bei diesem raum- und zeitlosen Zustand um etwas handelt, was in der Theologie als Ewigkeit bezeichnet wird.

Die zentralen Elemente in den Nahtod-Erfahrungen

Wie können wir nun eine Brücke von der Relativitätstheorie und der Bedeutung der Lichtgeschwindigkeit während des Sterbevorgangs zur Theologie schlagen? Wie man weiß, hat die Lichtgeschwindigkeit für alle unbeschleunigt bewegten Koordinatensysteme den gleichen Wert. Die Natur strebt also Einfachheit und Symmetrie an. Vielleicht könnten die Nahtod-Erfahrungen uns hier den Weg weisen. In der Mehrzahl dieser Zustände werden von den Betroffenen zwei zentrale Elemente genannt – das Geben von Liebe und der Erwerb von Wissen. Moody schreibt hierzu: *„Das Lichtwesen ... habe sie (Menschen) ... besonders auf die Bedeutung zweier Dinge hingewiesen: Andere Menschen lieben zu lernen und Wissen zu erwerben". In einem anderen Nahtod-Erlebnis wird Folgendes berichtet: „Gott sagte mir, es gäbe nur zwei Dinge, die wir mitnehmen könnten, wenn wir sterben ... Liebe und Wissen .... Also solle ich über beide so viel wie möglich in Erfahrung bringen."*

Papst Benedikt XVI hat sicher nicht ohne Grund seiner ersten Enzyklika den Titel gegeben: DEUS CARITAS EST. Am Anfang steht das Wort: *„Gott ist Liebe, und wer in der Liebe bleibt, bleibt in Gott, und Gott bleibt in ihm."* (1. Joh. 4,16) Das Wort Liebe hat drei Aspekte, auf die hier nur kurz hingewiesen werden kann: Eros, Agape, Philia. Auf diese Begriffe wird in der Enzyklika sehr ausführlich eingegangen. Agape (Caritas) wird bevorzugt im neuen Testament gebraucht. Der Begriff der Freundschaft (Philia) wird im Johannes-Evangelium vertieft. Diese neue Sicht der Liebe, die sich in dem Wort Agape ausdrückt, zeigt zweifellos etwas Wesentliches von der Neuheit des Christentums gerade im Verstehen der Liebe [8,9]. Der Erwerb von Wissen wiederum ist ein zentraler Begriff der Naturwissenschaften. Die Erlebnisse der Menschen, die einmal eine Nahtod-Erfahrung gemacht haben, scheinen uns Hinweise auf eine Art Brückenfunktion zwischen Naturwissenschaften und Religionen zu geben und damit gleichzeitig einen Bezug zur Frage des Sinns des Lebens. Es ist bemerkenswert, daß die Schilderungen der betroffenen Menschen unabhängig von ihrer Religion sind. Erfahrungen von ungläubigen decken sich sogar mit denen von gläubigen Menschen.

Zusammenfassung

Man geht heute von der Annahme aus, daß sich im Vakuum alle elektromagnetischen Wellen, auch die Lichtwellen, mit Lichtgeschwindigkeit („c") ausbreiten und nichts schneller transportiert werden kann als Licht. Diese Lichtgeschwindigkeit hat jedoch eine Grenzfunktion. Nur immaterielle Körper wie z.B. die Seele, bei der es sich um ein elektromagnetisches Spannungsfeld handelt, kann derart extrem beschleunigt werden. Materie wie unser Körper läßt dieses wegen der relativistischen Massenzunahme nicht zu.

Die masselose Seele, die auch als Welle und nicht nur als Teilchen zu betrachten ist, kann sich als Kugelwelle ausbreiten. Theologisch würde dieser Vorgang der Omnipräsenz entsprechen. Der Verlust des Raum- und Zeit-Gefühls während der Nahtoderfahrung könnte theologisch als die Ewigkeit aufgefaßt werden oder im Buddhismus dem Nirwana entsprechen. Wichtig scheint die Information zu sein, die die Betroffenen erhalten haben und worauf es für den Menschen auf dieser Erde ankommt und was in das Jenseits oder die Ewigkeit mitgeführt werden wird: Das Geben von Liebe und der Erwerb von Wissen. Ratzinger ergänzt diese beiden Werte noch durch einen dritten: die Wahrheit. Es läßt sich vermuten, daß diese Werte den Sinn für unser hiesiges Leben auf Erden bedeuten und möglicherweise auch das Schicksal der Seele im Jenseits bestimmen.

Literatur

1. Niemz, M: Lucy mit c, mit Lichtgeschwindigkeit ins Jenseits. Edition BoD, Norderstedt, Aufl., 2005
2. Craig zit. nach Niemz [1]
3. Kübler-Ross, E.: Über den Tod und das Leben danach. Verlag Die Silberschnur, 10. Auflage, 2002
4. Moody, R.: Das Licht von drüben. Neue Fragen und Antworten. Rowohlt, Reinbek, 2004
5. Korotkow, K.: Die Seele zum ersten Mal fotografiert? Bild, 11.04.2004
6. Meister, E.: Mystische Schriften. Insel Verlag, Frankfurt/M, 1991
7. Röthlein, B.: Die Quantenrevolution. Deutscher Taschebuch Verlag, München 2004
8. Ratzinger, J.: Werte im Zeichen des Umbruchs. Herder, Freiburg im Breisgau, 2005
9. Benedikt XVI, „DEUS CARITAS EST"." Über die christliche Liebe. Erste Enzyklika. Radio Vatikan, www.oecumene.radiovaticana.org, 27.01.2006
10. Messner, R.: Grenzbereich Todeszone. Kiepenheuer u. Witsch, Köln, 1992

8.3 Interview mit Prof. Dr. Niemz[62]

Reimar Banis

Banis: *Wie sind Sie überhaupt auf die Idee gekommen, sich mit Nahtoderfahrungen zu beschäftigen?*

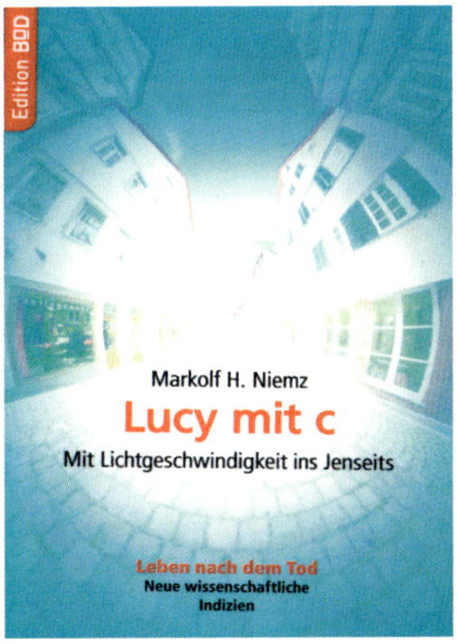

Prof.Niemz Buch „Lucy mit c“

Niemz: Das kommt durch meine eigene Forschungstätigkeit. Wir entwickeln an der Universität Heidelberg unter anderem Medizintechnik-Geräte für Patienten, deren Leben auf der Kippe steht oder die im Koma liegen. Wir versuchen verschiedene Apparaturen in einem einzigen Gerät zu integrieren, welches frühzeitig Warnsignale gibt. Ein Computer kann uns da wesentlich helfen, indem er verschiedenste Daten sammelt und integriert und dann frühzeitig auf Fehlfunktionen hinweist. Das ist schon mal der erste Punkt, warum ich mit solchen Menschen in Kontakt komme. Zweitens entwickeln wir Lasergeräte für die Medizintechnik. Das erklärt vielleicht, warum ich diese Dinge verquickt habe und dann daraus auch dieses Buch „Lucy mit c" entstanden ist.

Banis: *Wie kam es, daß Sie Nahtod und Relativitätstheorie in Beziehung gebracht haben?*

Niemz: Die Bilder, die ich Ihnen heute hier präsentiert habe, sind von der Universität Tübingen berechnet worden und erschienen im Sommer letzten Jahres unter anderem in der Frankfurter Allgemeinen Zeitung (Anm.: Bilder einer virtuellen Reise mit Lichtgeschwindigkeit durch die Tübinger Altstadt). Als ich diese Bilder mit dem Tunnel erstmals gesehen hatte, war mir eigentlich sofort klar, daß dies mit Nahtoderfahrungen deckungsgleich ist, über die ich früher schon gelesen hatte.

[62] 1.11.2006 bei der Vortragsveranstaltung „Psychosomatische Energetik" während der Medizinischen Woche Baden-Baden – Thema des Vortrags von Prof. Niemz "Physikalische Hinweise auf ein Jenseits - zufällig oder glaubwürdig?"

Banis: *Kann sich ein Physiker eine geistige Welt vorstellen?*

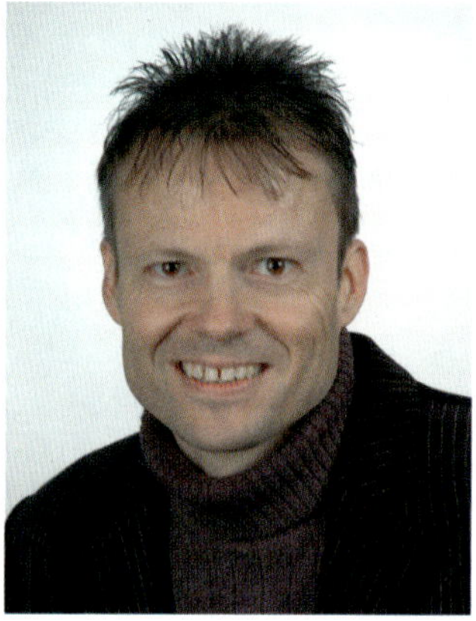

Prof. Markolf Niemz

Niemz: Ich möchte in dem Zusammenhang kurz auf ein Zitat von Hoimar von Ditfurth hinweisen, der einmal gesagt hat, daß die Evolution identisch ist mit dem Augenblick der Schöpfung. Viele Naturwissenschaftler sind in ihrem Inneren gläubig. Ich habe mit vielen auch über dieses Thema gesprochen. Wenn wir veröffentlichen, müssen wir uns natürlich an gewisse Richtlinien handeln, so ist die Reproduzierbarkeit ganz wichtig. Dennoch können wir mit der Physik nicht alles erklären. Man stößt in jedem Gebiet an Grenzen. So gibt es in der Relativitätstheorie die Frage, warum das Licht immer die gleiche Geschwindigkeit hat. Albert Einstein hat das postuliert und dafür den Nobelpreis gewonnen, aber nachgewiesen hat er es nicht und es läßt sich auch nicht beweisen. Sie müßten nämlich, um den Beweis anzutreten, daß das Licht immer die gleiche Geschwindigkeit hat, es in allen Ruhesystemen messen, und es gibt unendlich viele Ruhesysteme. Das Entscheidende ist, daß Einstein daran geglaubt hat und es als Postulat aufgestellt hat. Warum war er davon überzeugt? Weil es die einfachste und symmetrischste Erklärung ist, daß sich das Licht nämlich in allen diesen Systemen gleich verhält. Das ist irgendwo ein Glauben, der darin steckt, den können wir nicht begreifen und nicht fassen. Von daher gehört dieses Geistige für mich ganz klar dazu.

Banis: *Einstein sagte einmal, Gott würfelt nicht, und das war wohl sein Postulat, daß er glaubte, daß die Struktur, die wir erkennen können etwa in harmonikalen Gesetzen, eine Intelligenz erkennen läßt.*

Niemz: Einstein bezog diesen Ausspruch auf die Quantenphysik, er konnte sich zeitlebens nicht damit anfreunden, daß es in der Physik Dinge gibt, die man nicht vorherbestimmen kann.

Banis: *Wie kann man sich die Nichtlokalität des Geistigen vorstellen?*

Niemz: Es gibt ein Experiment in der ganz modernen Physik, in der Quantenoptik, die das sogar sehr nahelegt. Es gibt das Experiment mit den verschränkten Photonen. Es handelt sich um speziell präparierte Lichtteilchen, und das Erstaunliche ist, wir können ein Lichtteilchen irgendwo hinschicken, sagen wir auf den Mond und das andere Lichtteilchen befindet sich auf der Erde. Die beiden Lichtteilchen wissen immer ganz spontan, was das andere gerade macht. Da gibt es also nicht die Möglichkeit, daß da ein Signal mit Lichtgeschwindigkeit übertragen wird, sondern diese Lichtteilchen verhalten sich immer gleich. Wenn sie sie vor die Wahl stellen, an einem halbdurchlässigen Spiegel reflektiert oder durchgelassen zu werden, dann machen die Lichtteilchen spontan das Gleiche. Das heißt, das eine weiß immer genau, was das andere macht. Das ist für mich der Beweis, daß so etwas wie Nichtlokalität wirklich existiert.

Banis: *Dann habe ich noch die Frage nach der Resonanz der Kollegen?*

Niemz: Ganz unterschiedlich. Bei einer ganz anderen Fakultät, nämlich bei den Theologen, bin ich sehr erfreut, daß ich jetzt sehr viele Einladungen habe. Die Erzdiözese Freiburg und ein Kloster Buchen haben mich eingeladen, um dort Vorträge zu halten. Ich freue mich, mit ihnen ins Gespräch zu kommen, denn es gibt sehr viele Anknüpfungspunkte. Es geht bei dem, was ich sage, nicht gegen den Glauben, sondern bestärkt ihn sogar. Dann möchte ich natürlich klarstellen, daß die Aussagen meines Buches natürlich nicht den „Mainstream" in den Natur- oder Geisteswissenschaften darstellen. Von daher ist auch verständlich, daß die meisten Kollegen eher verhalten reagieren. Manche behaupten, daß das ein Zufall ist. Doch die Übereinstimmung zwischen der Relativitätstheorie und den geschilderten Nahtoderfahrungen ist in meinen Augen relativ verblüffend.

Banis: *Vielen Dank für das Gespräch.*

Anschrift des Interviewten:
Prof. Dr. Markolf Niemz
Director of MABEL
Mannheim Biomedical Engineering Laboratories
University of Heidelberg, Germany

9. Die Internationale Gesellschaft für Psychosomatische Energetik stellt sich vor

Internationale Gesellschaft für Psychosomatische Energetik® (PSE)
International Society for Psychosomatic Energetics®

Office: Schlierenhölzlistrasse 8 CH 6052 Kägiswil Email: info@igpse.ch Internet: www.igpse.ch

Im Frühjahr 2004 wurde die Internationale Gesellschaft für Psychosomatische Energetik gegründet. Der gemeinnützige Verein, dessen Tätigkeit nicht auf Gewinn gerichtet ist, bezweckt als erstes die Schulung in der energiemedizinischen Methode der Psychosomatischen Energetik. Dies kann in Form von Seminaren, Lehrveranstaltungen und Vorträgen sowie Publikationen (Artikel, Bücher, Periodika, audiovisuelle Medien, im Internet unter www.igpse.ch) erfolgen. Zweitens dient der Verein als Plattform für die wissenschaftliche Erforschung der Energiemedizin allgemein und insbesondere der Psychosomatischen Energetik. Der Verein unterstützt die wissenschaftliche Zusammenarbeit mit ausländischen Forschern und Arbeitsgruppen. Drittens dient der Verein als Treffpunkt für alle Anwender der Methode. Viertens fördert der Verein humanitäre Projekte.

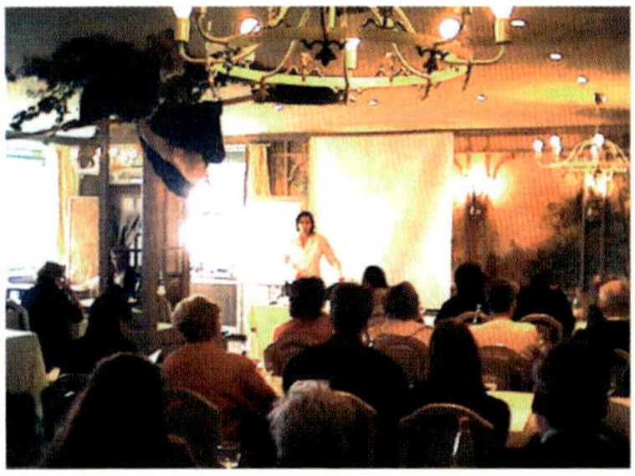

Expertentreffen 2004 am Ammersee

Ordentliches Mitglied kann jeder zertifizierte Therapeut der Psychosomatischen Energetik werden. Zertifizierte Therapeuten sind zur Ausübung der Heilkunde berechtigte Personen (Ärzte, Heilpraktiker, heilpraktische Psychotherapeuten, Naturheilärzte), die den gesamten Ausbildungsweg der Psychosomatischen Energetik absolviert und erfolgreich eine schriftliche sowie mündliche Prüfung bestanden haben. Nähere Angaben zur Ausbildung finden sich im Internet unter www.igpse.ch (der Webseite des Vereins) sowie unter www.rubimed.com (der Firma, die die Produkte der Psychosomatischen Energetik vertreibt).

Das jährlich stattfindende Expertentreffen ist zugleich das jährliche Treffen der Vereinsmitglieder. Das Expertentreffen soll zukünftig zwei Tage dauern und ein Podium für Diskussionen, Vorträge aus unterschiedlichsten Fachgebieten, Filmvorführungen, praktische Demonstrationen usw. bieten.

10. Die Autoren

Renate Balzer

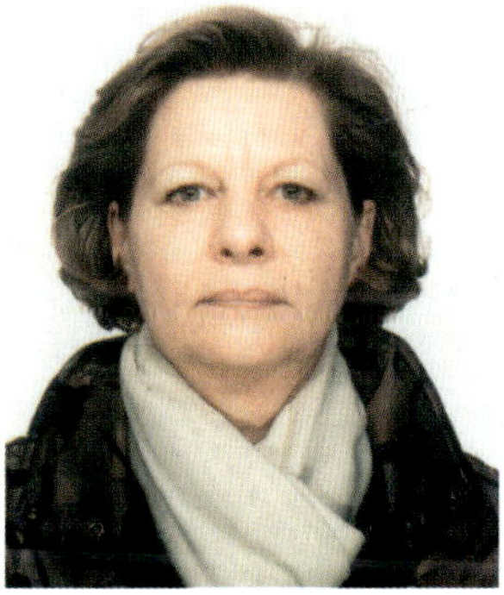

geb. München 1946. Nach jahrelanger Arbeit im Musikgeschäft (Koordination von Symphoniekonzerten und Opern) Ausbildung zur manuellen Therapeutin. Reflexzonenmassage, Metamorphische Massage nach Robert ST. John, Quiromassage, Neurostruktural Technik nach Michael Nixon-Levy, Dorntherapie und Breußmassage, Craneosacral und Somatoemotional Release nach Dr. John Upledger und Strukturelle Körpertherapie nach Dr. Herbert Grassmann. Neben Körperarbeit studierte ich auch Kinesiologie und Naturheilkunde und nahm an einem Intensivtraining in Yuki-Medizin teil (älteste taoistische Medizin). Seit acht Jahren Anwendung der Psychosomatischen Energetik. Arbeit in eigener Praxis.

Renate Balzer c/Julian Romea
9, 6A
E-2003 Madrid
rbalzer@telefonica.net

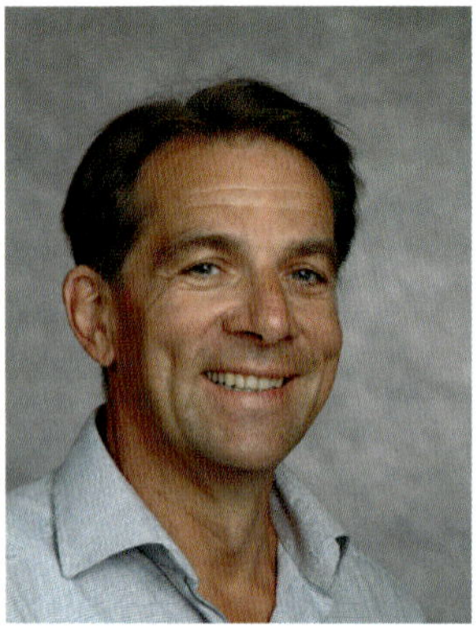

Reimar Banis

Facharzt für Allgemeinmedizin/Naturheilverfahren. Geboren in West-Berlin. Seit 1975 Heilpraktiker nach zweijähriger Ausbildung an der DH Ganztagsschule Bochum. Studium der Humanmedizin an der Universität Heidelberg. Promotion über Thermoregulation und Herde und amerikanisches Staatsexamen (ECFMG) 1984. Von 1985 bis 1999 als hausärztlich tätiger Kassenarzt niedergelassen, seitdem privatärztliche Tätigkeit. Jahrelang ärztlicher Schulungsleiter für die Vegatest-Methode. Mitentwicklung des Segmentelektrogramms und der Thermoregulation. Weltweite Seminartätigkeit über die Psychosomatische Energetik, einer neuen, von Reimar Banis entwickelten naturheilkundlichen Methode. Derzeit in einer privatärztlichen Gemeinschaftspraxis tätig.

Dr. med. Reimar Banis
Zum Scheidberg 9
D-66798 Wallerfangen-Gisingen

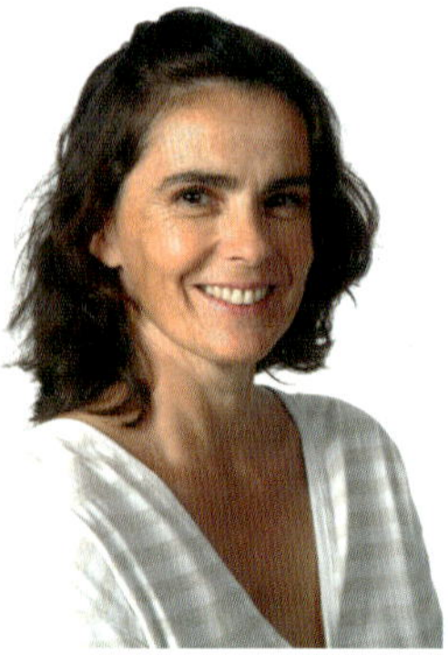

Ulrike Banis

Fachärztin für Allgemeinmedizin/Naturheilverfahren. Geboren in Stuttgart. Studium der Humanmedizin in West-Berlin. Ausbildung in Gynäkologie und Naturheilverfahren, u. a. als Fastenärztin. Seit 1989 niedergelassene Allgemeinärztin. Weltweite Seminartätigkeit und zahlreiche Fachartikel über Psychosomatische Energetik. Zahlreiche öffentliche Vorträge und Fernsehauftritte. Veröffentlichung eines Patientenratgebers über Geopathien ("Erdstrahlen & Co.", Haug-Verlag).

Dr. med. Ulrike Banis
Rathausstr. 21
A-6900 Bregenz

Karin Bliemel

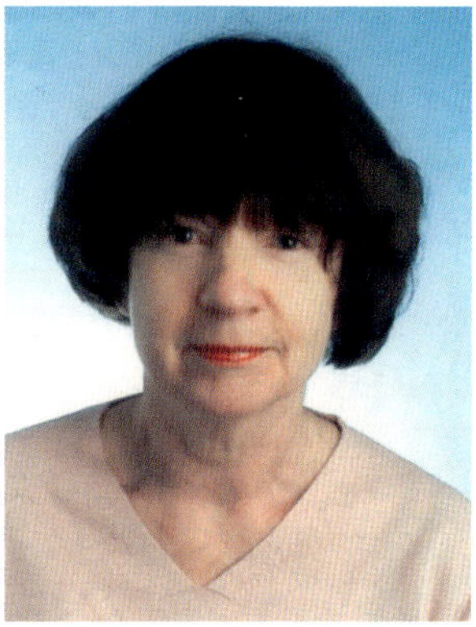

Verheiratet, zwei erwachsene Kinder. Familien- und Psychotherapeutin, NLP und Gestalttherapie. Schwerpunkt der Tätigkeit: Beziehungs- und Kommunikationsberatung mit Team-Partnerin Frau Silke Müller (Kommunikationstrainerin und Atemtherapeutin).

Dr. phil. Karin Bliemel Psychotherapeutin
Große Flurstr. 1
D-66386 St. Ingbert

Maria Blohmke

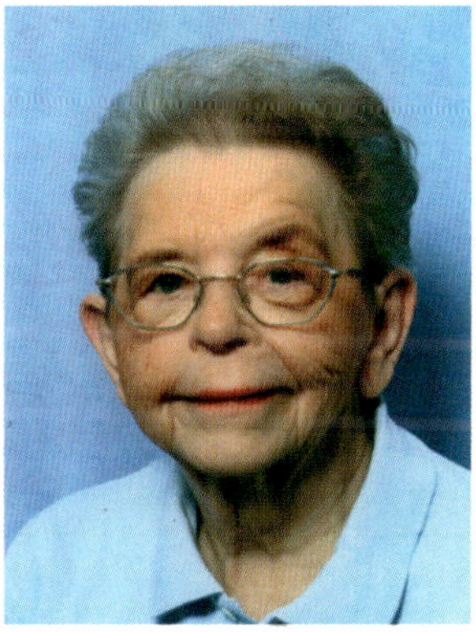

Geboren in Königsberg, Fachärztin für Innere Medizin. Wissenschaftliche Mitarbeiterin der Firma Hoechst. Seit 1963 am Institut für Sozial- und Arbeitsmedizin der Universität Heidelberg, seit 1975 Ordinariaria für Sozialmedizin und Direktorin des Instituts. 1975 Gebietsbezeichnungs Arbeitsmedizin. Forschung auf dem Gebiet der Herzkreislaufkrankheiten mit Hans Schaefer. Autorin eines Standardlehrbuchs der Sozialmedizin. Wissenschaftliche Erforschung der Thermoregulation. Seit 1987 emeritiert.

Prof. em. Dr. med. Maria Blohmke
Westendstrasse 174
D-80686 München
maria.blohmke@netzland.net

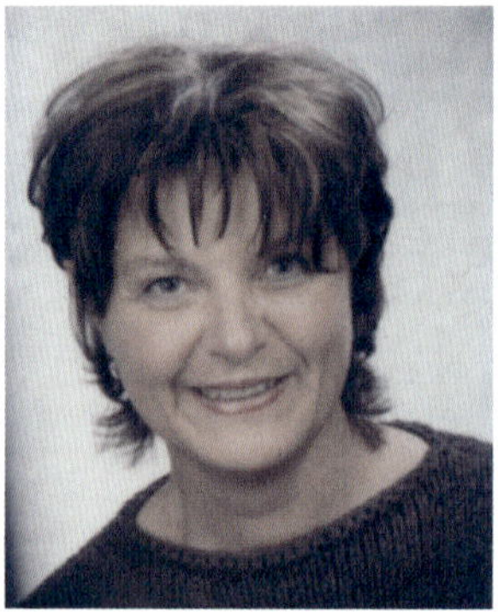

Sylvia Bieber

Als Dipl. Mentaltrainerin, Synergetik-Therapeutin, und Coach seit 1994 in freier Praxis tätig. Die „Psychosomatische Energetik" hat sie als zertifizierte Energietherapeutin seit Anfang 2002 in ihre Praxis integriert. Zusammen mit ihrem Mann, Joachim Seelmann, leitet sie eine Ausbildung zum "Dipl. Wellness- und MentalCoach" und bildet Kursleiter für Wellness-Seminare und PowerMeditationen aus. Auf Kongressen, Messen und anderen Veranstaltungen hält sie Fachvorträge und Referate.

Sylvia Bieber
Amselweg 11
D-63773 Goldbach
www.seelmann-partner.de
bieber@seelmann-partner.de

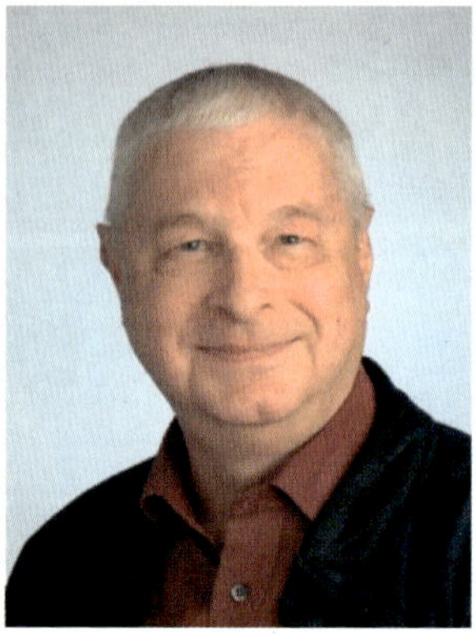

Felix E. Brun

Facharzt FMH Dermatologie. Seit 1991 zusätzliche Aus- und Weiterbildungen in komplementärmedizinischen Verfahren mit Schwerpunkt Bioresonanz (Zertifikat und Psychosomatischer Energetik (Zertifikat). Arbeitet zusammen mit seiner Gattin in eigener Praxis.

Dr.med. Felix E. Brun
Länggasse 4
CH-3600 Thun / Schweiz
brunfu@bluewin.ch

Ursula Brun

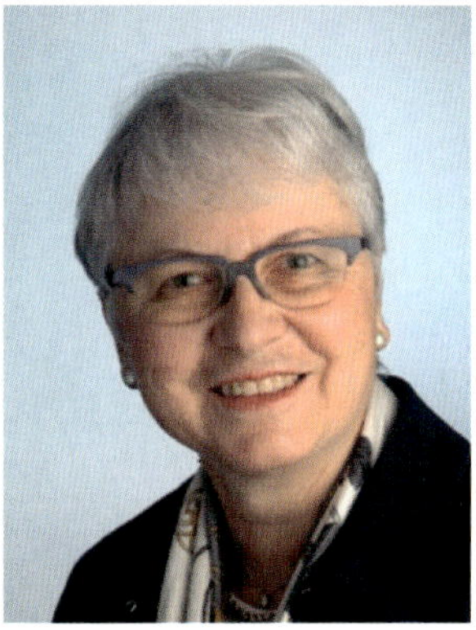

arbeitet als Therapeutin in der Arzt-Praxis ihres Ehemannes. Berufsausbildung: Dipl. Pädagogin. Seit 1980 Aus- und Weiterbildungen in verschiedenen Gebieten des Gesundheitsbereichs. Zwanzig Jahre Meditationserfahrung, zertifizierte Energietherapeutin für Psychosomatische Energetik. Arbeitsschwerpunkte: seit 1991 Bioresonanz-Verfahren und ab 2000 zusätzlich Psychosomatische Energetik. Herausgeberin des Buches „ Du und Gesundheit", ISBN 3- 0344-0092-6

Ursula Brun
Länggasse 4
CH-3600 Thun
brunfu@bluewin.ch

Carola Deiss

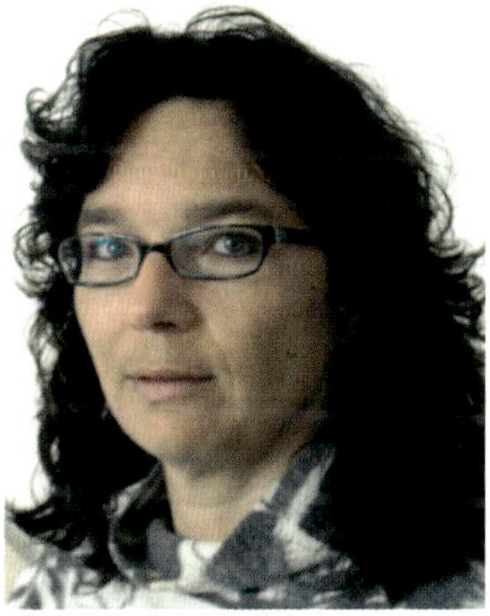

1963 geboren, Teilstudium Humanmedizin, danach Ausbildungen in Wirtschaftsschule sowie Werbefachschule und Arbeit in diversen Werbeagenturen und amerikanischen Großunternehmen. Nach Babypause (2 Kinder) Ausbildung zum Heilpraktiker und Eröffnung einer Praxis. Tätigkeitsschwerpunkte: PSE nach Drs. Banis (zertifizierter Energietherapeut, autorisierter Übungsleiter, Seminartätigkeit in Italien sowie Ausbilder PSE für Tierärzte und Tierheilpraktiker), Hypnose-Therapie sowie Dunkelfeld-Diagnostik mit isopathischer Behandlung nach Prof. Enderlein. Weitere Ausbildungen in Ohr-Akkupunktur, Skenar-Methode, Bachblüten, Kinesiologie, NLP, Handlesen, Parapsychologie, Reiki-Meister u.a. Seit vielen Jahren auch therapeutische Arbeit mit Tieren (v.a. Hunde und Pferde), im Moment Weiterbildung zur Tier-Heilpraktikerin.

Hp Carola Deiss
Praxis für Naturheilkunde
Schachener Str. 153
D-88131 Lindau

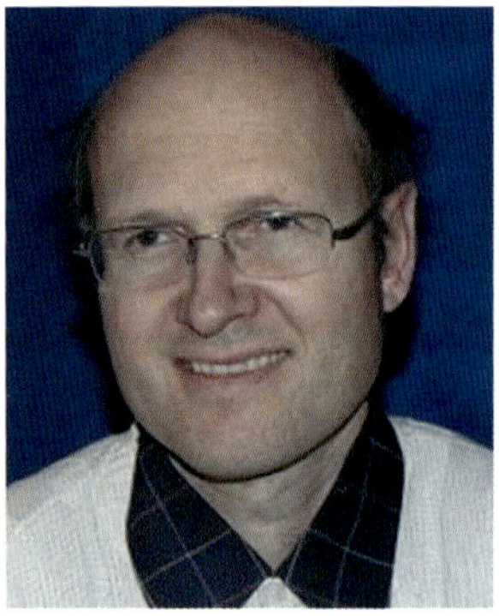

Norbert Guggenbichler

Jahrgang 1958, zahnärztl. Approbation 1982 in Göttingen, seit 1986 in eigener Praxis in Bad Homburg niedergelassen. Promotion 1988, Heilpraktiker seit 1998, zertifizierter Energietherapeut seit 2005. Seit 1998 qualifiziertes Mitglied der internationalen Gesellschaft für Ganzheitliche Zahnmedizin. Schwerpunkte: Homöopathie / PSE, Regulationsdiagnostik: DFM / Vegacheck, Vegatest, Kinesiologie, Schmerztherapie, Metall- und Störfeldsanierung.

Dr. med.dent. Norbert Guggenbichler
Louisenstr. 19
D-61348 Bad Homburg v.d.H.
www.dr-guggenbichler.de
d.guggenbichler@dr-guggenbichler.de

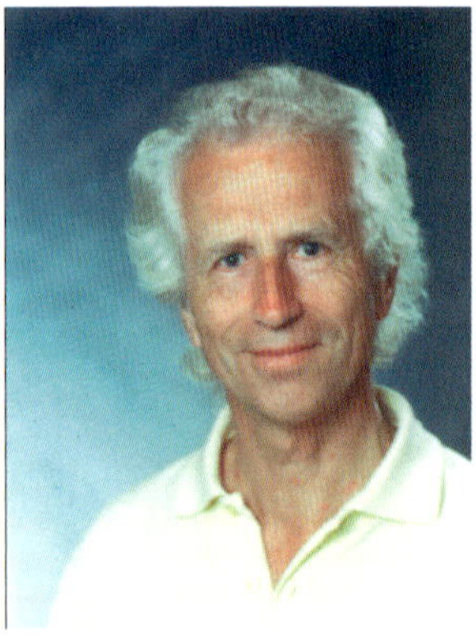

Norbert Harthun

Geboren 1939 in Danzig. 1959-1964 Studium der Nachrichtentechnik an der TH Aachen. 1969 Gründung der „Gruppe der Neuen e.V.", die 25 Jahre die Zeitschrift „Mensch und Technik – naturgemäß" herausgab. (www.GruppeDerNeuen.de) Ab 1970 Dozent an der staatlich anerkannten, privaten Fachhochschule Dieburg (bei Darmstadt; Träger: Deutsche Bundespost). Lehrgebiete u.a. „Analoge Schaltungstechnik", Hochfrequenztechnik" , „Bionik" und „Kybernetik". Privates Interessengebiet: „Vergleichende Naturwissenschaft". 1979 Ernennung zum Professor. 1992 Berufung an die Fachhochschule-Leipzig der Deutschen Telekom AG. Lehrgebiete u.a. „Hochfrequenztechnik", „Funkdienste" und „Kybernetik". Seit 1999 im Ruhestand. Zahlreiche Veröffentlichungen und Vorträge in und außerhalb Deutschlands.

Prof. i. R. Dr.-Ing. Norbert Harthun
Büttnerweg 50
D-04249 Leipzig

Wolf Hemsing

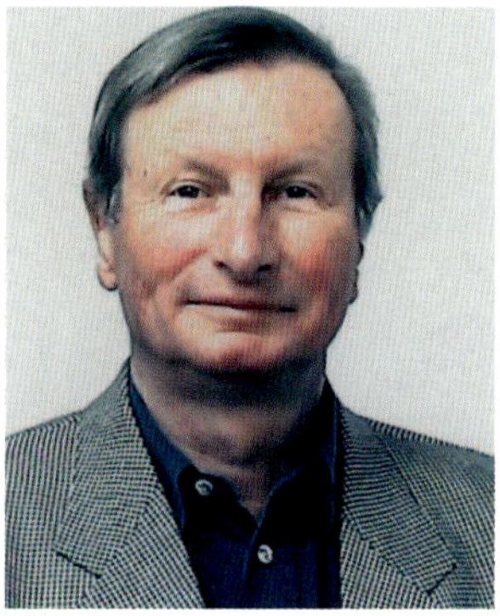

30 Jahre internistische Praxis am Bodensee. Derzeitig im Brezengerwald/Vorarlberg (schwierige Zufahrt). 1979 habe ich bei Dr. Paul Nogier RAC (Reflex-Auriculo-Cardiaque) gelernt und im Jahre 2000 PSE bei Reimar und Ulrike erfahren.

Dr. med. Wolf Hemsing Internist
Unterwolfbühl
A-6934 Sulzberg

Birgitt Holschuh-Lorang

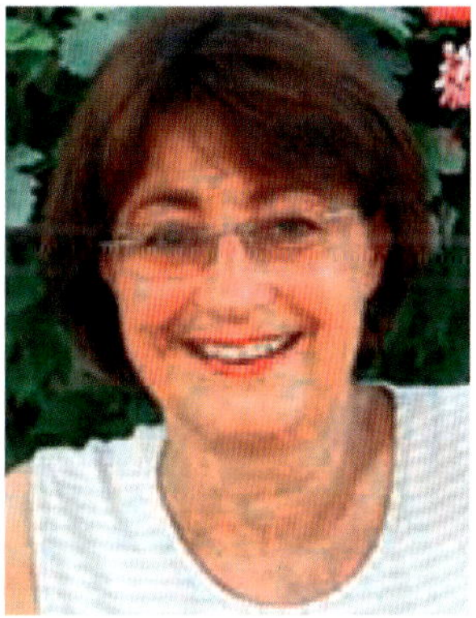

ist Ärztin fur Allgemeinmedizin und Naturheilverfahren mit eigener Praxis im Saarland. Langjährige naturheilkundliche Tätigkeit mit Erfahrungen in Homöopathie, Akupunktur, Radionik und Kinesiologie. Seit 1999 intensive Arbeit mit der Psychosomatischen Energetik nach Dres.Reimar und Ulrike Banis. Seit 2004 Seminarleiterin für diese Methode.

Dr. med. Birgitt Holschuh- Lorang
Ärztin für Allgemeinmedizin
Zum Scheidberg 9
D-6798 Wallerfangen-Gisingen

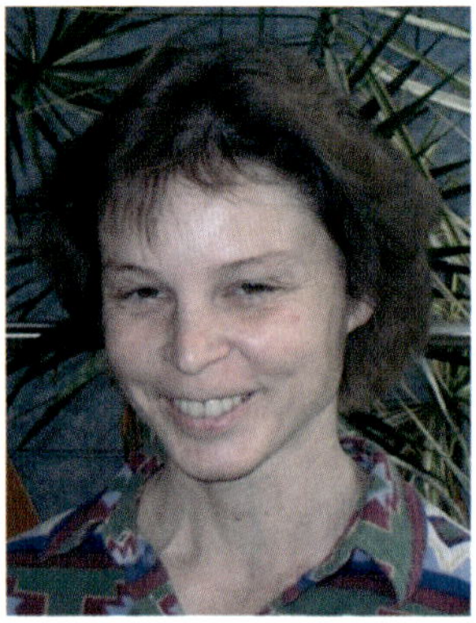

Else Meyer

Medizinische Assistentin, seit 2002 eigene Praxis „Körperharmonie des Lebens". Ausbildung in Angewandte und Medizinische Kinesiologie, PK, Brain Gym, RD, Körperarbeit nach Dorn, Popp und Breuß, Rückführungsbegleiterin, Heilerausbildung „Schule der Geistheilung Horst Krohne", Zertifizierte Energietherapeutin, NPSO Technik, Tierkinesiologie, langjährige Erfahrung im Umgang mit Pferden in eigener Reitanlage. Arbeitsschwerpunkt liegt in der Ursachenforschung bei Mensch und Tier.

Else Meyer
Rohrheimerstr. 48
D-64625 Bensheim
www.koerperharmonie-elsemeyer.de

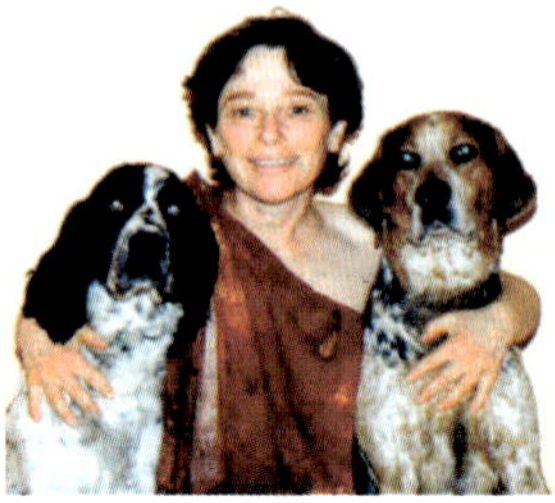

Sabine Middelhaufe

Geboren 1957 in Bochum. Architekturstudium (Abschluß Dipl.-Ing.) Philosophie- und Theologiestudium. Seit 1977 kynologische Forschungsarbeit. Seit 1982 Publikation von Hundebüchern und Beiträgen in div. europ. Ländern. (1984-85 feste Mitarbeiterin von Eberhard Trumler bei der Gesellschaft für Haustierforschung (Präsident Konrad Lorenz).) (Seit 2002 freie Mitarbeiterin eines italienischen Verlags.)

Sabine Middelhaufe
Carrobiolo
I-27050 Menconico (PV)
http://www.sabinemiddelhaufeshundundnatur.net/

Gerlinde Paukert

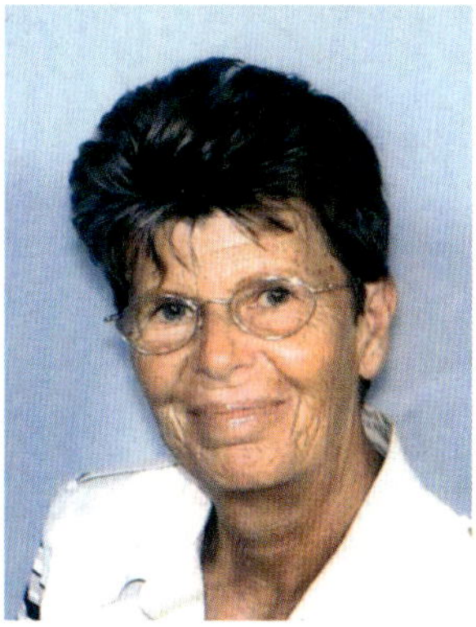

Im Mai 1939 in Kärnten geboren. 1961 Lehramtsprüfung für Mode und Bekleidungstechnik. Von 1962 bis 1977 als Lehrerin und 1978 bis 1995 als Direktorin beschäftigt. 1994 bis 1996 Ausbildung zur Kinesiologin – Instructor für Brain Gym und Touch for Health sowie Besuch ergänzender Seminare und Workshops z.B. Bachblüten, Farbtherapie, Klangschalen, Geomantie, Emo Trance, Chinesische Ernährungslehre, Ayurveda, Mayakalender und Kosmische Gesetze von W. Russell. 2003 Psychosomatische Energetik nach Dres. Banis, für mich die ideale Ergänzung zur Kinesiologie. Ich liebe Einzelberatungen, Workshops mit Kleingruppen und die Arbeit mit Kindern.

Gerlinde Paukert
A-2380 Perchtoldsdorf
gpaukert@aon.at

Edith Rössel

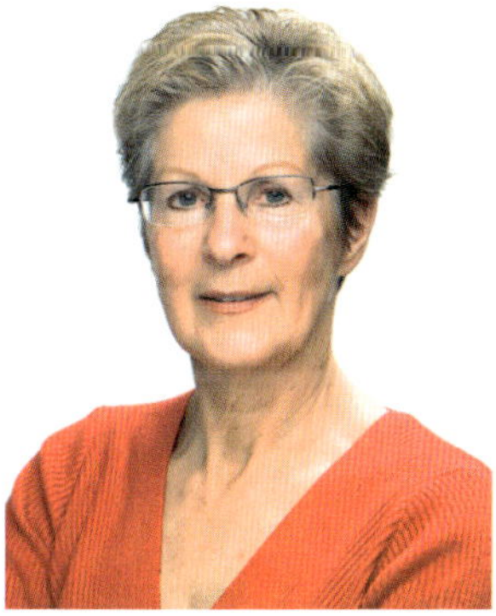

Therapeutin SPAK, A-Mitglied der NVS (Naturärzte-Vereinigung der Schweiz) und des ASK (Arbeits- und Studienkreis für PSE und komplementäre Anwendungen). Berufsausbildung zur medizinischen Laborantin. Arbeit in verschiedenen Arztpraxen (Kinderarzt, Chirurg, Internist, Pathologie), auch als Arztsekretärin. 2 Jahre Canada-Aufenthalt. Seit 1980 Kurse und Ausbildungen in verschiedenen Fachgebieten des Gesundheitsbereiches. Schwerpunkte: dipl. Gesundheitsberaterin AAMI, dipl. Tuina-Therapeutin/TCM, Körperbehandlungen basierend auf TCM. Eigene Gesundheitspraxis seit 1994 Psychosomatische Energetik/REBA-Test seit 2001. Diese Methode hat sich in meiner Praxis zum absoluten Schwerpunkt entwickelt.

Edith Rössel
Therapeutin im Gesundheitszentrum Späni
Luzernerstrasse 14
CH-6010 Kriens
edith.roessel@bluewin.ch

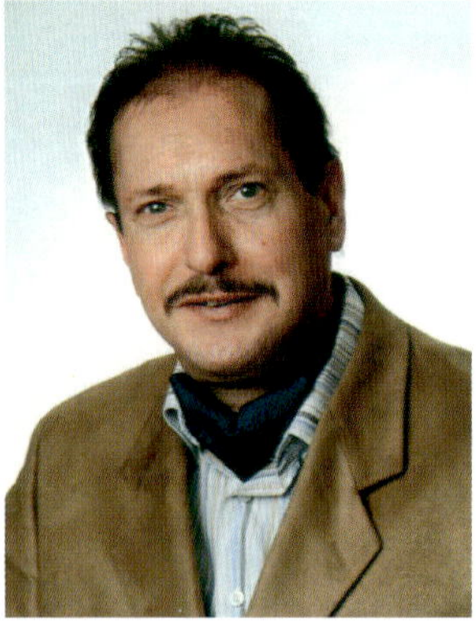

Uwe Schoch

Heilpraktiker sowie Zertifizierter Energietherapeut und seit über 10 Jahren in eigener Praxis in Süddeutschland tätig. Seine Schwerpunkte sind die „Psychosomatische Energetik", die „Sanfte Aufrichtung des Menschen" (Wirbelsäulenbehandlung), Darmsanierung und Heilbehandlungen. Er ist Mitglied der „Internationalen Gesellschaft für Psychosomatische Energetik", genoß seine Ausbildung bei Dres. Banis, arbeitet intensiv mit dieser Methode seit 2003 und ist autorisierter Übungs- und Gruppenleiter für die PSE.

Uwe Schoch
Zelgweg 17
D-79761 Waldshut-Tiengen

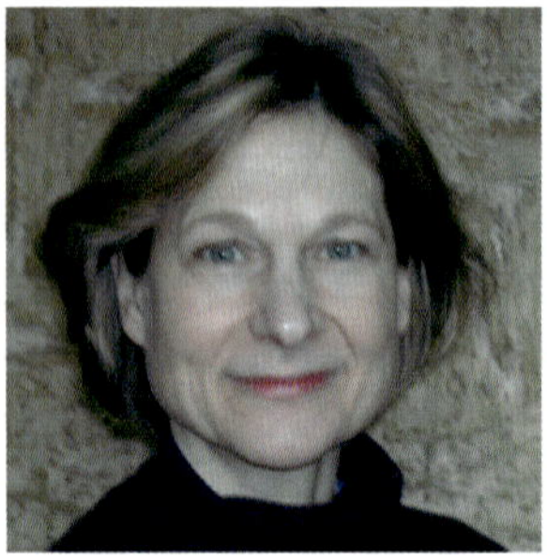

Susanne Süssmann-Seuthe

Dr. med. dent. Niedergelassene Zahnärztin/Zahntechnikerin in Praxisgemeinschaft mit ihrem Ehemann. Arbeitsschwerpunkte: Zahnärztliche Prophylaxe, Ästhetische ZHK, Totalprothetik, Psychosomatische Energetik nach Dres. R. und U. Banis.

Dr. med. dent. Susanne Süssmann-Seuthe
Brauckstr.20
D-58840 Plettenberg
za@dr-sss.de

Rainer Viehweger

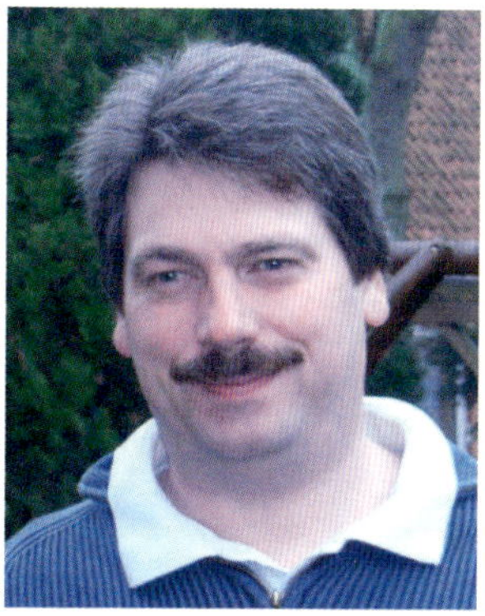

dr./Ungarn ist Facharzt für Orthopädie (Facharztausbildung an der Orthopädischen Klinik der Charité). Von 1993 bis 2002 kassenärztliche Tätigkeit in orthopädischer Gemeinschaftspraxis in Hagenow. Seit 2003 in eigener privater Praxis mit ganzheitlicher Ausrichtung (Hauptaugenmerk: Schmerztherapie) in der Nähe von Hagenow bei Schwerin niedergelassen.

Dr./Ungarn Rainer Viehweger
Lindenstr. 4°
D-19230 Viez
www.praxis-viehweger.de

Karin von Wolff

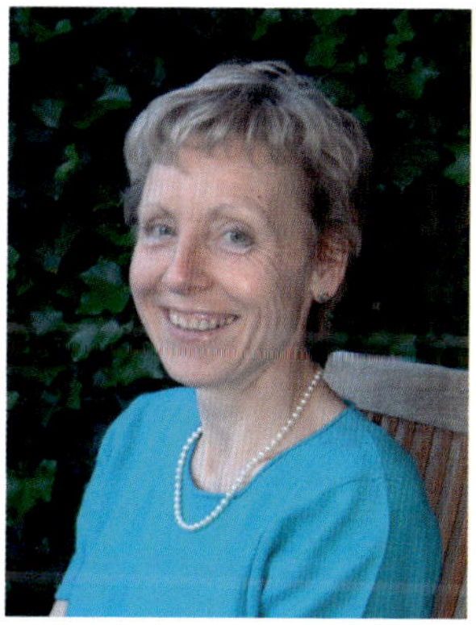

geb. 1957, Medizinstudium in Aachen. Nach einigen Jahren in der Organ- und Schulmedizin (Anästhesie, Innere Medizin, Allgemeinmedizin) Psychotherapieausbildung. Von 1991 bis 2000 Kassenpraxis für tiefenpsychologisch fundierte Psychotherapie, ein wesentlicher Schwerpunkt: Hypnotherapie nach Milton Erickson. Ende der 90er Jahre Weiterbildung in Naturheilverfahren. 2000 Aufgabe der Kassenpraxis, seitdem Privatpraxis für Naturheilverfahren und Psychotherapeutische Medizin, seit 2003 im Praxisgemeinschaft mit meinem Mann (Allgemeinmediziner). Energetische Therapieverfahren wie EFT/Energetische Psychotherapie nach Gallo („Meridianklopfen"). Diverse Ausbildungen in manueller Therapie (SMT nach Dr. Graulich, Dorn-Hock, Dr. Furter), aber mein Interesse geht immer mehr in Richtung energetisch-spirituelle Heilung. Seit 2004 intensive Arbeit mit der Psychosomatischen Energetik, die für mich den Brückenschlag zwischen meinen verschiedenen Behandlungsmethoden bedeutet.

Karin von Wolff
Ärztin für Naturheilverfahren u. Psychotherap. Medizin
Große Str. 56
D-27356 Rotenburg

Literatur der Psychosomatischen Energetik

Herausgeber Dr. med. Reimar Banis

Lesebuch der Psychosom. Energetik

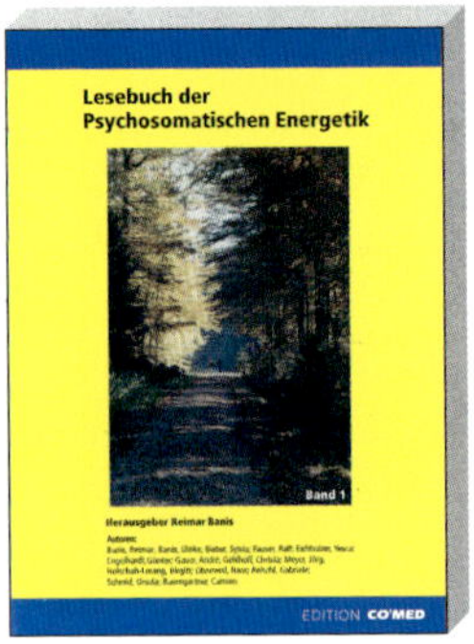

Das erste Lesebuch der Psychosomatischen Energetik (PSE) wendet sich sowohl an Therapeuten wie interessierte Laien. Es enthält zahlreiche Beiträge zur Methode und verwandten Themen. Ein Schwerpunkt ist das aktuelle Thema „Elektrosmog". Weitere Beiträge befassen sich mit der Behandlung von Kindern, vegetativen Störungen, Angsterkrankungen, Erdstrahlen sowie der Therapie von Tieren. Das Lesebuch enthält außerdem die erste Praxisstudie der Psychosomatischen Energetik. Mit ihr konnte erstmals die hohe Wirksamkeit von über 80% bei den gängigen Krankheitsbildern der Allgemeinpraxis dokumentiert werden. Weitere Themen des Buches sind Spiritualität, Karma und der Vergleich der Behandlung durch einen Geistheiler mit der Psychosomatischen Energetik.

Band 1, 233 Seiten, Hardcover, viele farbige Abbildungen

ISBN 13: 978-934672-11-6 **EUR 19,80**

Herausgeber Dr. med. Reimar Banis

Lesebuch der Psychosom. Energetik

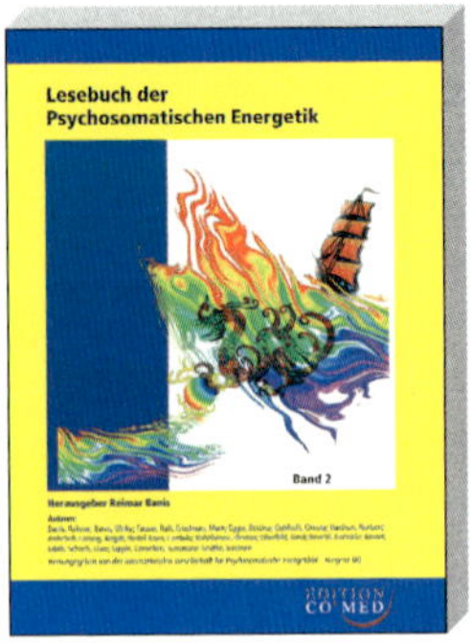

Das zweite Lesebuch der Psychosomatischen Energetik (PSE) ist überwiegend ein Fachbuch, kann aber auch von interessierten Laien gelesen werden. Es enthält zahlreiche Beiträge zur PSE und zu verwandten Themen und informiert über den aktuellen Stand der Methode. Ein Schwerpunkt ist erneut das aktuelle Thema „Elektrosmog". Weitere Beiträge befassen sich mit der Behandlung von Kindern, vegetativen Störungen, Angsterkrankungen, Erdstrahlen sowie der Therapie von Tieren. Besonders intensiv wird die Deutung von Konflikten diskutiert, denn oft ist damit eine Abwertung des bisherigen Lebens des Kranken und naher Angehöriger verbunden. Die PSE hat hier eine wesentlich differenziertere Sichtweise als die meisten konkurrierenden Verfahren. Das Lesebuch erscheint im Auftrag der Internationalen Gesellschaft für Psychosomatische Energetik.

Band 2, 272 Seiten, Hardcover, viele farbige Abbildungen

ISBN 13: 978-3-934672–14-7 **EUR 19,80**

Dr. med. Ulrike Banis

Praxis der Psychosom. Energetik

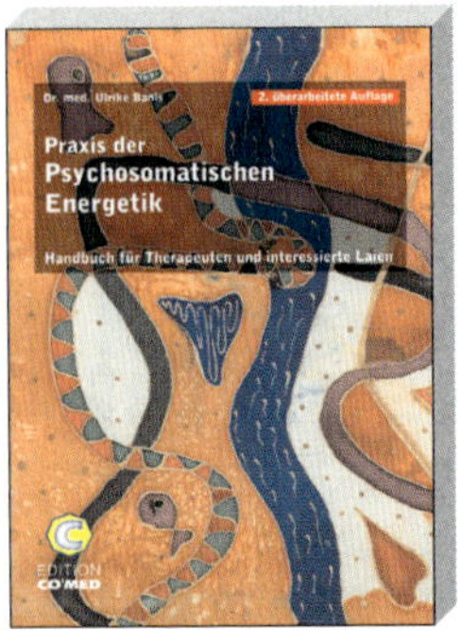

Das vorliegende Handbuch wendet sich an Therapeuten, die sich für die neue Methode der „Psychosomatischen Energetik" interessieren. Das Buch informiert genauso interessierte medizinische Laien über diese neuartige biologische Diagnostik- und Therapiemethode, beschreibt in allgemeinverständlicher Sprache die Entstehung der Methode, das Reba-Testgerät und die verschiedenen Testmöglichkeiten. Anhand von typischen, praxisnahen Patientenfällen wird der logische Zusammenhang zwischen vegetativer Fehlsteuerung und den Krankheitssymptomen des Patienten klar. Daneben gibt das Buch viele nützliche Hinweise zur ganzheitlichen Therapie mit den neuentwickelten „Emotionalmitteln", die seelische Konflikte auflösen helfen.

3. Auflage, 259 Seiten, Hardcover, viele farbige Abbildungen

ISBN 13: 978-3-934672–12-3 **EUR 19,00**

EDITION CO'MED

CO'MED Verlagsgesellschaft mbH
Rüdesheimer Str. 40 • 65239 Hochheim
Tel.: 06146 / 9074-0 • Fax: 06146 / 9074-44
www.comedverlag.de